essentials of
EBP

研究手法別のチェックシートで学ぶ

よくわかる看護研究論文のクリティーク

Critique

第2版

牧本清子・山川みやえ 編著

日本看護協会出版会

第2版の発刊に寄せて

　本書の初版が刊行されてから6年が過ぎ、これまで多くの看護学生、臨床ナース、教員の方々に活用されてきた。しかしその間にも、看護研究の領域では方法論が洗練され、研究内容が多様化し、倫理的な基準も変わってきたことから、本書も時代の変化を反映する必要性がでてきた。

　こうした事情は看護領域だけではなく、医療全体の変革を反映したものである。医学的治療の専門分化が進み、治療が複雑で高度になり、新しい治療は高価なものが増えてきている。患者自身が治療法の選択肢について理解し、どの治療を選ぶかを支援するSDM（shared decision making）という概念も、世界的な医療の流れに適応するものである。

　第2版では、EBP（evidence-based practice——根拠に基づく実践）についての新しい説明に加え、SDMについても解説を追加した。さらに、クリティークは誰にでも同じように期待できるものではないことから、教育背景別のクリティークのレベルについて解説する章を設けた。これは、全米高等看護教育協会（AACN）が提唱する教育レベル別のEssential（必要な技術・主要点）を参考にしつつ、日本の教育背景を考慮に入れて検討したものである。

　さらに、クリティークの技術的な面も強化した。チェックシートを刷新し、例題論文では新たな文献を取り上げることで多様な看護研究を紹介した。また、研究論文についての基本的かつ重要な内容はこの版でも維持し、おもに紹介する文献を新しいものに更新するようにした。

　初版と同様、本書によって看護研究の楽しさをより多くの人々に伝えられ、看護研究の発展の一助となれば幸いである。

2020年5月　牧本清子

初版の序

　看護学生、看護教育研究者、看護職などさまざまな立場から研究論文を読む機会が増えている。看護ケアのエビデンスを探す、看護研究で文献検討を行う、学生を指導するため研究手法を学習したいなど、論文を読む理由も読み方も人それぞれであろう。しかし、読んだ内容の解釈に自信がある人はどのくらいいるだろうか。論文が意図していることや問題点を理解して解釈をし、示された結果を自分の仕事に正しく活用するには、批判的に読むこと、つまり「クリティーク」が欠かせない。クリティークをするというのは、論文を「理解して読む」のとは異なり、「批判的に評価しながら読む」ことである。

　編者らの所属する看護疫学研究室の文献抄読会は、2007年から開始して70回を超えた。これを始めたきっかけは、当時の若手教員（山川）や大学院生が論文の内容を深く読めているか否かに自信がなかったからである。皆のやる気に加え、研究室の教授（牧本）の強力なサポートを追い風に、グループ全員で一つの論文を読むというスタイルができ上がった。そして回を重ねるにつれ、単に論文を読むのとクリティークするのとでは全く異なることがわかってきた。

　このように長年の抄読会で習得した論文クリティークの知識・技術を、チェックシートの形に集約し自己学習できるようにまとめたのが本書である。読者が論文の構成に沿って研究事例を読むことで理解を深められるよう工夫し、また研究手法によってもクリティークの視点が異なるため、手法別のチェックシートを用いたクリティークの事例を豊富に紹介している。

　私たちの文献抄読会が持つ特徴の一つは、学生の他に現役の看護職者も参加することである。皆でクリティークのスキルを身につけながら、同時に参加メンバーの批判的思考、すなわちクリティカル・シンキングの力を鍛えてきた。つまり論文をクリティークすることは、クリティカル・シン

キング能力を高めることでもある。臨床でも教育でも重要視されているこの能力は、本書のチェックシートを用いて論文をクリティークし、同僚や友人と結果を話し合うなかで鍛えることができる。

近年よく聞く言葉として、エビデンスに基づいた実践（evidence-based practice：EBP）があるが、エビデンスの判断にもクリティーク力が要求される。この本で論文を吟味する技術を習得することによって、読者のEBPの一助となれば幸いである。

本書は「インターナショナル ナーシング レビュー 日本版」に連載した内容を最新の視点からすべて更新し、新たに具体的な事例などをふんだんに追加した、包括的なクリティーク実践本となっている。長年、試行錯誤しながら獲得したノウハウをこのような形でまとめられたのは、毎回熱心に参加してくれた抄読会メンバーのおかげである。また、原稿作成の過程では大阪市立大学名誉教授の井上正康先生より助言と激励の言葉をかけていただき、編集のモチベーションを高めることができた。加えて、日本看護協会出版会の村上陽一朗氏が、当研究室の活動を理解し出版の機会を与えてくれたことにも心より感謝の意を表したい。

当研究室のスタッフや学生をはじめ、多くの方々の温かいサポートを受けながら進化してきた内容を一冊にした本書が、看護学に携わる学生や教育研究者、そして臨床家のクリティーク力を向上させるための、ささやかな羅針盤となることを願ってやまない。

2014年6月　山川みやえ　牧本清子

編者・執筆者一覧

編著

牧本　清子　大阪大学 名誉教授

山川みやえ　大阪大学大学院医学系研究科保健学専攻 准教授

執筆

中岡亜希子　神戸女子大学看護学部看護学科 教授

内海　桃絵　大阪大学大学院医学系研究科保健学専攻 准教授

矢山　　壮　関西医科大学看護学部 看護学研究科 講師

今野　理恵　兵庫医療大学看護学部看護学科 教授

土田　敏恵　兵庫医療大学看護学部看護学科 教授

樋上　容子　大阪医科薬科大学看護学部看護学科 講師

植木　慎悟　九州大学大学院医学研究院保健学部門 准教授

井上　満代　兵庫医療大学看護学部看護学科 講師

松中枝理子　日本赤十字九州国際看護大学看護学部看護学科 講師

山田　絵里　大阪大学大学院医学系研究科社会医学講座 特任研究員

塚崎　恵子　金沢大学医薬保健研究域保健学系 教授

松永由理子　九州大学大学院医学研究院保健学部門 講師

高橋　伸平　大阪大学大学院医学系研究科保健学専攻博士後期課程

（執筆順）

目 次

第Ⅰ章　研究にも実践にも必要な論文クリティーク

第Ⅱ章　論文クリティークの知識

第Ⅲ章　論文クリティークの方法

第IV章　論文クリティークの実践

※クリティーク・チェックシートは以下から無料でダウンロードできます。
jnapcdc.com/cq

第Ⅴ章　例題論文を用いたクリティークの実際

※例題論文資料を以下から無料でダウンロードできます。

jnapcdc.com/cq

◉ 各章扉のことば（牧本清子）

◉ コラム（山川みやえ）
英語がいい 101／臨床ナースと一緒にシステマティックレビューを読む 148／統計家と仲良くしておく 187／抄読会成功の秘訣は「コメント必須」287／「コメント必須」からの「チェックシート」作成からの……元に戻る 317

第I章

研究にも実践にも必要な論文クリティーク

看護研究をクリティーク(批判的吟味)することは、その技術を習得するためだけでなく、批判的思考能力や研究力の向上にも役に立つ。この章では、クリティカルシンキングの定義や技術について、優秀なクリティカルシンカーである名探偵シャーロック・ホームズの推理を参考に考えてみよう。看護研究の初心者は論文をクリティークすることで研究の長所・短所を見極め、自身の研究技術を磨くことができるようになる。経験豊かな研究者にとっても、クリティークの作業は常に学びの過程である。また、臨床ナースは経験年数を重ねると、院内の研究発表会で抄録の査読などを依頼される機会も増えるであろう。クリティーク力を磨くことで、単に研究の問題点ではなく、どうすればよりよい研究になるかを指摘できるようになろう。

1. 論文クリティークとクリティカル・シンキング

クリティークは論文のあら探し？

　論文のクリティーク[注1]は英語で「critical appraisal（批判的評価）」という。研究の信頼性、価値、そして特定の状況における適切性について注意深く系統的に調査・考察する過程を意味する言葉である。かつて、1940～1950年代の米国では論文をクリティークすることを"あら探し"だとして批判的にとらえる風潮があったため、当時の看護研究はあまり発展しなかったそうである[1]。しかし現在では、エビデンスに基づく実践（evidence-based practice：EBP）の一環として、その重要性を強調してもしすぎることはない。むしろそれは、すべての学生が獲得すべき技術の一つであると考えられている。

　論文をクリティークするには「クリティカル・シンキング」の能力が必要である。そしてその能力はクリティークすることにより高められるものでもある。ここでは、論文クリティークが研究力を磨くと同時にクリティカル・シンキングを育成するものであることを理解してもらえればと思う。

クリティカル・シンキングの定義

　古今東西の探偵の中で最も有名と言ってもよいシャーロック・ホーム

表1　クリティカル・シンキングの資質（disposition）

① Inquisitiveness（探求心）
② Truthseeking（真実を追究する姿勢）
③ Open-mindedness（偏見のない開かれた心で、いろいろな意見を
　　公平に聞く態度）
④ Analyticity（分析力）
⑤ Systematicity（系統的アプローチ）
⑥ Maturity（思考の成熟性、すぐに一つの意見に飛びつかず熟考する）
⑦ Self-confidence（自己の思考に対する自信）

（文献4より引用）

ズは、架空の人物でありながら、その推理能力の高さにより世界中で多くの人々から尊敬を集めている。作家アーサー・コナン・ドイルがホームズを生み出してから130年近くの年月が経った今でも『どのようにしたらシャーロック・ホームズのように考えられるか？』[2] という本が出版されているほどの人気である。そのホームズの思考能力は一体どこがずば抜けているのだろう？ 彼のような人物をクリティカル・シンカーと呼ぶならば、それは具体的にどのような理由からだろうか？

　クリティカル・シンキングは、哲学と心理学という2つの領域で定義されており、前者では理想的なクリティカル・シンカーの特徴を、後者では実際の思考過程を定義している[3]。米国哲学協会による理想的なクリティカル・シンカーの特徴についてのコンセンサスでは「本質的に詮索好きで、心が開かれており、柔軟性があり、公平で、いろいろなものに精通していたいという願望があり、多様な視点を理解し、他の見解を検討したり判断を保留したりする気がある人」としている[4]。

　同協会は、クリティカル・シンキングに必要な資質をデルファイ法で抽出した（表1）[4]。⑥の「思考の成熟性」は、カテゴリー名から推察しにくいので説明しておくと、すぐに結論に飛びつかずに物ごとを多面的にとらえてから判断する傾向のことである。分析力や系統的に物ごとを考えることは訓練により上達する。探究心、思考の成熟性、そして真実を追求する姿

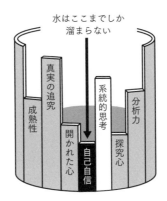

水はここまでしか
溜まらない

成熟性　真実の追究　開かれた心　系統的思考　自己自信　探究心　分析力

図1　クリティカル・シンキングにおけるドベネックの桶

勢なども、教員が適切な質問を行い、ロールモデルとしての役割を果たすことにより育成することができる。

　これら資質を測定する尺度（後述）はFacioneら[5]）によって開発された。筆者がクリティカル・シンキングについて勉強し始めた頃、なぜそれを開発するのか疑問に思ったことがあるのだが、この尺度を用いれば個々の学生の資質の特徴を把握し、弱いところを伸ばしていくことができるのだ。例えば、分析力や系統的思考が非常に優れていても自己の思考に対する自信がなければ、優れた部分の能力を発揮できない[6]）。このことは「ドベネックの桶」[注2]）に例えるとわかりやすい（図1）。7つの資質の中で最もレベルの低い要素によって、クリティカル・シンキングの総体的な能力が制限されることがイメージできるだろう。例えば学習能力が非常に高い学生であっても、自己に対する自信がなければ社会に出て活躍することが難しいという傾向を考える時にそれが当てはまる。ちなみに筆者の長い教員経験では、学生に自信をつけるためには小さな成功体験を積んでもらい、それを褒めることが一般的に有効な方法だととらえている。

　また、資質とは別に「モチベーション」もクリティカル・シンキングには必要、もしくは関連していると考えられている[7]）。学習能力がいくら高く

ても、何かを達成しようというモチベーションが低ければ、自身のキャリアに目標を立てて努力を継続することができない。高い学習能力がどこにも活用されなければ、臨床・教育・研究いずれの分野でもその人が活躍することは困難である。

探偵の推理とクリティカル・シンキング

さて、ここでシャーロック・ホームズの思考能力について具体的に考えてみよう。例えば彼は物語の中で、人を一目見るだけで相手がどこから来てどのような職業に就いているのかを推理できる。ホームズが登場する最初の小説『緋色の研究』では、彼が友人のワトソンと最初に出会った時「アフガニスタンから来た軍医」だと推理した。医師のようであると同時に、軍隊の経験があるようにも見えるほか、ワトソンの顔は英国では普通に見かけることのない日焼けをしている。だが、手首は白いままだ。しかもかなりやつれているうえ、負傷のためか左手の握り方が固く不自然である。英国の軍医が熱帯地域で大変な経験をして負傷するような場所といえば、それはアフガニスタンであろう。

このように、ホームズはいろいろな情報を整理・統合する能力に長け、分析力や系統的思考が素晴らしく優れている。加えて探究心が強くさまざまなことに気がつき、真実を追求していくことができる。さらに、さまざまな思考の選択肢を検討することで他の人が反論できる余地をつくらないことから、思考の成熟性が高いこともうかがえる。また、自身の思考に対する自信が強く、他人を説得する力もずば抜けている。つまりシャーロック・ホームズはクリティカル・シンキングに必要な資質のすべてを兼ね備えていると言える。

では、どうすればホームズのように物ごとを考えられるのだろう？　私たちはそのために、思考を技術としてとらえ習得できるようにする必要がある。ホームズの物語中に記述されていた足型や指紋、化学物質の分析と

いった技術は、やがて現実の警察捜査でも実施されるようになったが、小説の内容がそれらにどの程度関係しているのかは正確にはわからない。しかし、彼の与えたさまざまな影響を論じた書物が今も出版され続けているという事実もまた、この探偵小説の主人公とその思考がもたらす社会的なインパクトの大きさを物語っていると言えるだろう[9]。

クリティカル・シンキングの技術

クリティカル・シンキングの技術は、解釈・説明・推論・評価・自己制御に分類されており、Facioneら[10]はこれらをもとに測定尺度を開発している。クリティカル・シンキングにおける技術カテゴリーの定義は長くやや難解であるため、ここでは下位カテゴリーとカテゴリー別の技術を育成する質問例の一部を紹介する。表2のように、思考の技術を分解してカテゴリー化することにより、クリティカル・シンキングを技術として訓練することができるようになる。実際に研究論文のクリティークにはこれらすべての技術が必要であり、また言い換えれば、クリティークを重ねることで思考に必要なこれらの技術を磨くことができるのだ。

なお、これらの技術は教育学で提唱されている思考の過程[注3]と同じ要素を含んでいるが、比較して不足していると思われるのは、「想起」と「創造」の2つである。記憶の取り出し、認識、そして長期記憶から適切な知識を思い起こすのが思考過程の第1段階である。「想起」は専門知識と関連する。クリティカル・シンキングは専門領域の知識が必要不可欠で[11]、研究方法や専門領域の知識なくして論文のクリティークはできない。「創造」は思考過程の一番上位に位置し、要素を一緒にまとめ、理路整然とした、もしくは機能的な全体を形づくることである。

次に論文クリティークの枠組みからクリティカル・シンキングとその技術との関係を見てみよう。

表2　クリティカル・シンキングの技術のカテゴリー、下位尺度と技術を育成する質問例

カテゴリー	下位カテゴリー	技術を育成する質問例
解釈	・カテゴリー化する ・解読する ・意味を明確化する	・賛成意見と反対意見は何か？ ・その結論を受け入れるための前提は何か？ ・それを言うことの根拠は何か？
分析	・アイデアを調べる ・議論／主張を同定する ・主張と根拠を同定する	・賛成意見と反対意見は何か？ ・その結論を受け入れるための前提は何か？ ・それを言うことの根拠は何か？
推論	・アイデアを調べる ・議論／主張を同定する ・主張と根拠を同定する	・私たちの知る範囲内で、どのような結論が出せるか？ ・この問題の解決のために、さらに必要な情報は何か？ ・私たちの探索していない代替案は何か？ ・個々の選択肢について考え、それぞれどのような結果になるか？
評価	・主張の信憑性を評価する ・演繹的・帰納的な論法を用いて議論の質を評価する	・その主張の信憑性はどれだけあるか？ ・私たちの持っている事実は正しいか？ ・私たちの知る範囲内で、結論にどれだけ自信を持てるか？
説明	・結果を述べる ・手順を弁明する ・議論を提示する	・どのように分析したか話しなさい。 ・正しい答え／解決であったとなぜ思うのか？ ・その結論を下した理由をどのように説明するか？
自己制御 （メタ認知）	・自己モニターする ・自己修正	・このことに関する私たちの立場はまだ曖昧で、もっと明確にできないか？ ・私たちの方法はどれだけよかったのか？　そしてどれだけ遵守したか？

（文献8より抜粋）

論文のクリティーク

　論文クリティークの手順は研究方法により詳細が異なるが、大枠では論文の書き方に沿っており、序論・方法・結果・考察が大きな枠組みである。それぞれの過程で、想起・解釈・分析・推論・評価・説明の技術が必要である。本書では研究方法ごとに詳細なクリティーク事項と事例を紹介しているので、それらのクリティークを「真似る」ことから技術を磨いてほし

表3　クリティークのプロセス、論文の流れに沿った論文クリティークのポイント、およびクリティカル・シンキングの要素

クリティークの プロセス	論文の流れに沿った論文クリティークのポイントと クリティカル・シンキングの要素
前書き、先行研究の まとめ（文献検討）	・適切な先行研究の引用（領域の知識） ・先行研究の限界についてのまとめ（個々の論文の分析・評価、 　その結果を統合する力＝創造） ・研究の必要性（分析、推論、評価）
目　的	・文献検討に基づく明確な目的かどうかの判断（分析）
方　法	・目的に沿った方法であるか（方法論についての知識と分析）
結　果	・結果の提示方法、全体の構成（解釈、分析）
考　察	（考察全体に推論、評価、説明、創造） ・結果を反映した考察であるか？（系統的、論理的思考） ・結果の解釈の妥当性 ・適切な先行研究との比較（領域の知識、系統的思考） ・結果の解釈の代替案 ・研究の長所と限界 ・実践への示唆・今後の研究への示唆（創造性）
論文全体の評価	・論文の学術的な価値、具体的な長所と短所 ・研究の仮説から考察まで、論文全体をとおしての論理的一貫性 　（系統的、論理的思考）

い。表3にそのプロセスとクリティークのポイントを示した。

　熟練したクリティカル・シンカーは、専門領域の記憶の引き出しがデータベース化されていて、新たな研究に関する情報を今まで蓄積した研究の情報と比較し、類似点・相違点、長所・短所を見極め、これらを記憶する。そのデータベースの例としてこの表を見れば、イメージが沸くだろう。論文のクリティークに慣れていない人、専門知識が不足している人は、情報を認識する段階でつまずきやすい。使用されている研究方法が研究目的に合ったものであるかを判断するためには、必要な専門知識をすぐ取り出せなければならない。したがって新人は、研究方法や統計学を学ぶこと以

表4　量的研究のまとめ方の例

著者	出版年	国	目的	デザイン	方法
Cherubini, A. ら	2012	イタリア	イタリアのNH入居者における認知症の診断率と抗認知症薬の使用を調べること。	横断的研究	どの入居者もinter Resident Assessment Instrument Minimum Data Set 2.0を用いて包括的な高齢者評価を受けた。U.L.I.S.S.E.プロジェクトは1年の観測的多施設後ろ向きコホート研究で、3か所（病院、在宅、NH）での高齢者のケアの質を調査した。Umbriaプロジェクトも観測的研究で、ランダムに選定されたウンブリアの全NHにおける高齢者の30%を評価した（06年の5月〜9月）。両研究で、長期入居者（終身NH入居者など）は含め、65歳以下は除外。
Huber, M. ら	2012	ドイツ	NH入居者に対するベンゾジアゼピンと抗認知症薬、抗精神薬の処方の頻度を調査すること。	後ろ向き研究	ドイツ健康保険会社の2008年のデータを後ろ向きに分析した。現在の調査では、これらのデータの一部は大きなドイツの健康保険会社からペンネームで書かれた形で利用した。

前に必要な情報は何かを探すことから始める。ここに「新人」と「エキスパートナース」との相違がある。

文献のクリティークから文献検討へ

　文献のクリティークができるようになると、次のステップは文献検討、いわゆる文献レビューである。修士論文や博士論文を書く時に、よい文献検討なくしてよい研究論文は書けない。文献検討は特定の研究のトピックについて系統的に文献検索を行い、研究成果をまとめるものである。最近

データ収集方法	収集項目	対象者
・データは紙媒体で収集 ・両方の研究で、RAI MDS2.0 のイタリアバージョンを用いて標準化包括的評価が行われた	・機能状態：MDS-ADLの長い形式スケールを用いた。 ・認知機能：7-point MDS Cognitive Performance Scale（CPS）. ・併存疾患：Cumulative Illness Rating Scale（CIRS） ・医療記録にある診断	U.L.I.S.S.E. 研究（イタリアの3つの場所〈病院、在宅、NH〉で高齢者に対するケアの質を探索した1年間の観察、多施設、前向きコホート研究）と、ウンブリア地方調査（全ウンブリアNHに入居している高齢者の30%をランダムに選択して評価した観察研究）に参加したNHに住む、65歳以上の2215人（;1749,466）。
処方、調剤された薬のデータは診断、ケアに必要な情報と組み合わせられて保険会社が記載している。(BKK)という大規模なドイツの保険会社からデータを得た。	・個人データ ・処方薬剤：調剤パッケージ量、ATCコード、オフィシャルATC分類と定義された日常の量（DDD）に含められている指示 ・記載された診断	2008年1月1日 ～ 12月31日までにドイツのNHに4週間以上いる65歳以上で期間中保険会社の会員だった人。障害のためにNHや在宅で治療している人は除外した

（つづく→）

はシステマティックレビュー[注4]の手法が使われるようになったので、筆者らによる解説書『エビデンスに基づく看護実践のためのシステマテックレビュー』[12]を参照されたい。まず、収集した文献を論文ごとに情報整理していく。表4は学生の修士論文の文献検討に用いたものの一部である。実際の表はかなり大きいため、ここでは項目を一部省略しているが、基本的な事項として以下の9項目を書く。

① 著者名
② 雑誌名・巻・ページ番号、雑誌発行年

表4　量的研究のまとめ方の例（つづき）

分析方法	結　果
ベースライン時の評価のみ使用	ICD9に沿って認知症と診断されたのは50.7%（n = 1123）。1123人中、抗精神薬使用者：40.0%、ベンゾジアゼピン使用者：24.1%、抗うつ薬使用者：16.9%、睡眠薬使用者：14.0%だった。 ・治療された対象者は56人（対象者の5%）で主な薬はChEIs、1人のみメマンチンだった。 ・認知症の方が認知症でないものより頻繁に抗精神病薬で治療され（40% vs 23%、P <.0001）あまりベンゾジアゼピンで（24% vs 28%、P < .035）、抗うつ薬（17% vs 25%、P < .0001）、睡眠薬（14% vs18%、P < .022）.治療されなかった。 ・薬の中央値数は認知症でないものより低かった（4 vs 5、P < .0001）。
2009年齢やケアのレベルに沿った研究コホートの区分は、2009年のドイツの全NH入居者の人口と比較した	13,042人のNHRを対象とし、373,004個の処方箋を分析。12,764人（97.9%）は少なくとも1つの薬を処方された。どの患者も平均9±5個の薬が処方された。抗認知症薬は5,546個（1.5%）処方され、最多はメマンチン（2,355個、抗認知症薬の42.5%）、次にガランタミン（1,188個、21.4%）、ドネペジル（1,089個、19.6%）、リバスチグミン（714個、12.9%）ギンコ（200個、3.6%）と続いた。1,327人のNH入居者に処方され、614人がメマンチン、227人がガランタミン、334人がドネペジル、187人がリバスチグミン、53人がギンコだった。1,242人は1つ、86人は最小で2つの抗認知症薬を処方された。 認知症と診断されたNHRのうち、1,221人（15.2%）は少なくとも1つの抗認知症薬が処方された。106人のNHRは症状がないのに抗認知症薬が処方されていた。

③ 研究テーマ

④ 研究目的

⑤ 研究方法

⑥ 標本数

⑦ 主要結果

⑧ 考察

⑨ コメント

　レビューの目的によっては、さらに比較する項目を追加する。例えば使用している尺度とその結果について比較する場合は、尺度の項目を追加する。また、英語の論文を書く場合はMEDLINEの情報をダウンロードし

結　論	限　界
この発見はイタリアの NH 認知症入居者の診断不足と治療不足を説明する。潜在的な説明は、認知機能の体系的アセスメントの不足、抗認知症の償還の制限、償還手順そのものの複雑さ、重度の認知症患者の高い割合を含んでいる。高齢の NH 入居者はいまだ認知症などの状態に対する最先端の診断や治療への適切なアクセスが不足している。	11.3%. われわれの分析は抗認知症薬をもらうのに公共ヘルスケアシステムによる償還をうけている軽度～中等度の AD 患者に限定したため、%は 11.3%まで上昇した。
本研究は NHR における向精神薬の広い仕様について論じた。さらに NHR の認知症はどのセカンドペイシェント？の抗精神病薬の処方に関連していた。このことは認知症に関連した症状の二者択一の治療を分析するさらなる研究の必要性を強調する。	データは実際の服用ではなく処方薬剤に基づいているが、NHR のパーソナルケアのために両者間で矛盾を小さくすべきである。この研究は診断を利用できたが腎や肝機能の低下のような処方に影響のあるさらなる指標を利用できなかったため、個人の臨床背景を考慮できなかった。この研究は他の研究の調査と NHR の人口統計学的特徴が並行していたことを示したが、この研究で集めた全 NH はドイツにあるため、特定の国の状態に結果が影響された可能性がある。

て、抄録は目的・方法・結果などに貼り付ければよい。

　雑誌の発行年はこの表のように独立したコラムに入れ、年代別順に並べ替えて相違を検討する際に活用する。その他、国やサンプルサイズ（数値のみ入力している場合）によっても研究を並び替えることができるし、Excel のフィルター機能を活用すれば、郵送調査など特定の研究方法や尺度を使用している研究を選び出すことも可能である。さらに、文献検討について執筆する時に国や標本数、研究方法などを簡単に集計・記述することができる。また考察を書く際に先行研究と比較する必要があるので、必要な情報をすぐに探し出せる。

　このように、文献のクリティークや文献検討は技術として体系的に習得できる部分が多いが、実際に文献の分析・評価・創造という過程を身に

つけるには、かなりの訓練を要する。つまり、研究成果をまとめるために
は、この分析・評価・創造の過程におけるクリティカル・シンキングをフ
ルに活用する必要がある。

クリティカル・シンキングの参考文献について

クリティカル・シンキングについては、1990年代に筆者が興味を持った
時点より継続して研究が進められている。ここではその基本的な事柄し
か紹介できなかったが、最近の研究のまとめとしてFacione[13]によるクリ
ティカル・シンキングの紹介や、Lai[14]の文献レビューを読むことをお勧
めする。どちらもWebで公開されており、包括的なクリティカル・シンキ
ングの研究成果が理解できるであろう。

●注釈

1) 論文のクリティーク：批判的に論文を吟味すること。

2) ドベネックの桶：桶の中に水を張るとき、桶板のうちの1枚がどれだけ長くても、最も
   短い板によって水かさが決まる。植物の成長速度や収量は、必要とされる栄養素のうち
   与えられた量の最も少ないものにだけ影響されるとする「リービッヒの最小律」の説明
   に用いられる例え。

3) ベンジャミン・ブルームによる思考の6段階モデル：1956年に提唱されたその思考過程
   の分類は、22カ国語に翻訳された。教育者やカリキュラムの開発者、管理職に大きな影
   響を与え、教育者にとって授業の計画や評価の指針となった。その後2001年にマルザー
   ノらにより改定版が出版され、60年近くたった現在でも国際的に教育界へ大きな影響を
   及ぼしている。日本語版も出版されている[15]。

4) システマティックレビュー：特定のトピックに関するすべての研究のうち、科学的根拠に
   基づく計画に沿った原著論文だけを対象にまとめたレビューのこと。エビデンスレベルが
   高くEBPにとって重要なリソースとなる。詳しくは、そのつくりかたと使い方をわかり
   やすく解説した『エビデンスに基づく看護実践のためのシステマティックレビュー』(牧本
   清子編、日本看護協会出版会) を参照されたい。

●引用文献

1）Burns, N., Grove, S.K. The practice of nursing research: conduct, critique, and utilization: 4th ed. W.B. Sanders, 2001.

2）Konnikova, M. Mastermind: how to think like sherlock holmes. Penguin Books, 2013.

3）Lai E. Critical thinking: a literature review. [a web document] Research Report, 2011. (http://www.thinkwatson.com/wp-content/uploads/CriticalThinkingReviewFINAL. pdf)[2014.2.24確認]

4）Facione, P.E. The delphi report: critical thinking: a statement of expert consensus for purposes of educational assessment and instruction: executive summary. [a web document] California Academic Press, 1990. (http://assessment.aas.duke. edu/documents/Delphi_Report.pdf)[2014.2.24確認]

5）Facione, N.C., Facione, P.A., Sanchez, C.A. Critical thinking disposition as a measure of competent clinical judgment: the development of the California Critical Thinking Disposition Inventory. Journal of Nursing Education, 33(8), 345-350, 1994.

6）前掲5）

7）前掲3）

8）Facione, P. Critical thinking: what it is and why it counts. [a web document] Insight Assessment, 2013. (http://www.student.uwa.edu.au/__data/assets/ pdf_file/0003/1922502/Critical-Thinking-What-it-is-and-why-it-counts.pdf) [2014.2.24確認]

9）O'brien, J.F. The scientific sherlock holmes: cracking the case with science and forensics. Oxford University Press, 2013.

10）前掲5）

11）前掲3）

12）牧本清子編. エビデンスに基づく看護実践のためのシステマティックレビュー. 日本看護協会出版会, 2013.

13）前掲8）

14）前掲3）

15）Marzano, R.J., Kendall, J.S.（著）, 黒上春夫, 泰山裕（訳）. 教育目標をデザインする―授業設計のための新しい分類体系. 北大路書房, 2007.

（牧本清子）

2. 論文クリティークで研究プロセスを学ぶ

論文を「読む」ことについて考える

　読者の皆さんは文章をどのように「読む」だろうか。本や新聞、人からの手紙、メールなど、いろんな種類の文章があり、その文章がどんな目的で書かれているかによって読み方も異なるだろう。一方、それは読み手側の目的によって異なってくるものでもある。例えば、新聞の文章は「誰が、いつ、どこで、何を、どのようにした」という5W1Hに基づき、現象をできるだけ正確かつ詳細に伝えるという目的があるが、書くことが苦手な人や多くの漢字を知らない人は、文章のお手本として読むこともあるだろう。そのように、さまざまな文章が学術教材として使われることも少なくない。

　ここでは、筆者らのこれまでの取り組みをもとに、学術雑誌に掲載されている論文をどのように読むのかを考えることを通し、研究プロセスを学ぶ機会としてのクリティークの意義について述べたいと思う。

学術論文とは何か

　まず、学術論文について簡単に説明をしよう。学術論文とは「原著論文、速報、短報など、独創的な研究で科学上意義のある結論又は事実を含むも

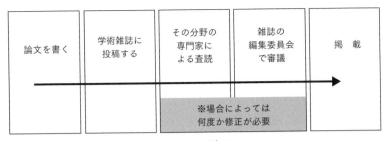

図 1 論文が学術雑誌に掲載されるまでの流れ

の」[1] であり、学術雑誌に掲載されている論文のことである。学術雑誌とは研究者の執筆した論文を掲載する定期刊行物で、分野ごとの専門家を読者対象とするため、一般的な書店の店頭に置かれることはほとんどない。

　ここで扱う、すなわちクリティークの対象となる論文は、主に「原著論文」を指している。学会誌などに掲載されている論文のほとんどが原著論文である。「著者による独創的な研究から得られたもので、科学技術の進歩、発展に寄与する成果・内容を含むことが、投稿された学術雑誌の編集者（査読者を含む）に認められた論文」[2] のことである。図 1 に学術論文が学術雑誌に掲載されるまでの流れを示した。

　原著論文（以下、論文とする）が掲載される過程では、必ず査読というプロセスを経る。査読とは、論文の内容を専門家が審議し、研究方法が適切であるか、倫理的な問題はないか、結果や考察が妥当であり、その分野において独創的かつ革新的な内容であるかといったことをチェックするものである。さらに、看護学の発展や臨床実践に貢献し得るものかどうかについても審議する。つまり、論文は学術雑誌に掲載される過程において、すでにクリティークされているのである。

なぜ、論文をクリティークするのか？

　では、すでにそのように査読されたものを、なぜ私たちは再度クリ

ティークする必要があるのだろう。学術雑誌、特に海外で発行されている医学系・看護系の雑誌にはランクがつけられており、それは掲載されている論文が他の雑誌にどのくらい引用されているかによって決められる（日本国内の雑誌には、まだこのように明確なランキングはない）。引用件数によって導き出されたその指標をインパクトファクター（impact factor：IF）と呼び、数値が高い（引用件数が多い）ほどランキング上位となる。

　IFの高い雑誌ほど多くの人に読んでもらえることを意味するため、研究者の投稿先はそのような雑誌に集中する。すると雑誌側は掲載数を絞り込む必要が生じ、その加減が雑誌ごとの査読レベルの違いとなって表れる。

　一方、特に専門性の高い雑誌（精神病や糖尿病、認知症など各看護領域を対象とする専門雑誌）では、編集者の興味によって掲載が決まるものもある。筆者がこれまで見てきた経験では、研究方法が不明確でいくつかの深刻な問題や統計手法の間違いがあるにもかかわらず、おそらくテーマの面白さにより掲載されたのだろうと思われる論文もあった。つまり、学術論文はたとえ査読されていても内容にかなりのばらつきがある。すべての学術論文が洗練された研究方法により書かれているとは限らない。対象者数が多く研究方法も素晴らしいが、それほど興味深い結果が書かれていなかったり、得られた結果を臨床実践にどう活用したらよいのかわからない論文もある。そのため、学術論文をクリティークすることが重要になる。

　ちなみに査読の厳しい雑誌には、研究デザインや方法によって決められた査読基準が明確に設けられている。

論文クリティークのさまざまな目的

　冒頭の問いに戻ろう。学術論文を読む目的にはどのようなものがあるだろうか。考えられる事柄を以下に挙げてみよう。

〇その領域についての知識を勉強したい

例：「妄想などの精神症状があるアルツハイマー病患者に対する、非薬物
　　療法について調べたい」「効果的な保健指導として、最近ではどのよ
　　うなことをしているのか知りたい」

〇研究方法を勉強したい

例：「不安のある患者に対してアロマセラピーの効果を検証したいのだ
　　けど、どうしたらよいか知りたい」「手術部位感染についての大量の
　　データがあるのだが、どのように分析したらよいか知りたい」「尺度
　　を開発したいのだけど、どのような方法がよいのか知りたい」

〇論文を書く際の参考にしたい

例：「事例研究（ケーススタディ）は、どんなことを書けばよいのか知り
　　たい」「観察研究で認知機能レベルと罹病歴の関係性についてデータ
　　収集したが、どのように書けばよいのか知りたい」

〇システマティックレビューを書くために論文をクリティークしたい

　知識の獲得を目的としている人もいれば、研究方法を勉強したいとい
う人もいるだろう。論文をどのように書けばよいかを学びたい人にも、
さまざまな論文を読むことはとても参考になる。また、システマティック
レビューを書きたい人にもクリティークは必須事項である。なぜなら対象
となる一つひとつの研究の質を適切に評価していかなければならないか
らだ。
　このように書くと「クリティークは研究方法を勉強したい人だけに必要
なのでは？」と思われるかもしれない。しかし臨床現場でのケアに必要な
知識を獲得したい場合にも、クリティークは同様に重要なのである。
　具体的なケースを示してみよう。例えば、不安のある患者にはどんなケ

表1　例：不安のある患者に対してアロマセラピーの効果を検討した研究

研究デザイン	結果
無作為化比較試験	アロマセラピー実施群20人と非実施群20人では不安の改善に有意差はみられなかった
前後比較研究	患者50人に対してアロマセラピーを実施したところ、アロマセラピー実施後は実施前に比べて不安は改善した
2例の事例研究	アロマセラピーの効果は高く、2例とも不安が改善した

アが効果的なのかを知りたいとする。そこで、関連する学会で他者の研究成果を聞いたり、医学中央雑誌やMEDLINEといった学術データベースで検索してみると、いくつか複数の「不安のある患者に対するアロマセラピーの効果」を検討した論文が見つかった（表1）。

　これは、研究デザインによって結果が異なるという例である。どの研究デザインの結果が信頼できるのだろうか。研究デザインによってエビデンスレベル（研究結果の信ぴょう性）が違うことはよく知られている。エビデンスレベルについては、さまざまなものがあるが、ここではU.S. Preventive Services Task Force（USPSTF）のProcedure Manual[3]に掲載されているものを紹介しよう（図2）。これをもとに考えると、表1の例では無作為化比較試験の結果が最もエビデンスレベルが高いと言える。しかし、次のような場合はどうだろうか。

研究1

　不安のある患者40人に対する無作為化比較試験で、アロマセラピーとして20人にアロマジェルを使用したマッサージを実施し、残りの20人には不安軽減の効果がない香りのアルマジェルでマッサージを実施したところ、実施群のほうが対照群に比べ不安が有意に改善した。

研究2

　不安のある患者80人に対する無作為化比較試験で、アロマセラピーとし

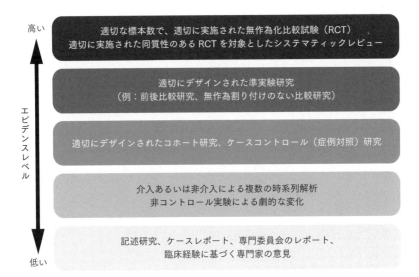

図2　エビデンスレベル
（U.S. Preventive Services Task Force：USPSTF の Procedure Manual より引用・改変）

て40人にアロマジェルを使用したマッサージを実施し、残りの40人には不安軽減の効果がない香りのジェルでマッサージを実施したところ、実施群と対照群とでは不安の改善に有意差がみられなかった。

　研究1は不安のある患者にアロマセラピーは効果があったと述べている。一方、研究2では不安が改善した傾向があるだけで有意な差はみられなかったとしている。研究デザインは同じ介入研究の無作為化比較試験だが、違いは研究2のほうが研究1に比べて対象人数が多いことだ。研究はできるだけ対象人数の多いほうがよいため、研究2の結果を信じることにしようと思う人がきっといるだろう。

　この、「研究2のほうが人数が多いから、こっちの研究が信じられる」という判断が、実はクリティークをしていることになる。より信頼できる方

法で実施された研究を、対象人数という視点をもとに検討しているからである。このように限られた情報から知識を得る場合でも、単純にその結果だけを鵜呑みにはできないことがわかるはずだ。

信頼できる研究方法かどうかで結果の解釈が変わる

しかし、研究の信頼性の高さは「対象者の人数」だけで判断はできない。論文を構成している、研究の成果を示す要素にはさまざまなものがある。以下にその大枠を示す。

- 序論（introduction / background）
- 目的（objective / purpose）
- 方法（method）※倫理的配慮（ethical consideration）も含む
- 結果（result / finding）
- 考察（discussion）

これらの内容が研究デザインに沿って適切に記述されているかどうかを確認しなければ、その研究が信頼できるものなのかはわからない。特に、「方法」については研究デザインごとに網羅しなければならない要素があるため、クリティークする際は十分に気をつける必要がある。研究デザイン別のチェックリストは、レベルの高い学術雑誌では査読の基準として設けられている。

研究方法が適切に記述されていなければ、その研究自体に価値があるかどうかわからない。例えば、無作為化比較試験を実施しているという記述があるならば、対象者が本当に無作為に介入群と対照群とに振り分けられているか（無作為割り付けという）をしっかりと確認しなければならない。もし無作為割り付けについての記述が不明瞭な場合、その研究は結果が信頼できなくなってしまう。

「方法」をクリティークすることの重要性についてもう少し説明しよう。研究方法には主に次の要素がある。

- 研究場所
- データ収集期間
- 対象者
  - 対象者の選定基準
  - 分析から除外した対象者
- データ収集項目
- データ収集手順
- データ分析方法
- 倫理的配慮（必要な場合）
  ※介入方法の場合は介入内容や介入時期も必要

　研究結果が信頼できるかどうかを検討するためには、研究方法が適切に記述されていなければいけない。研究目的に合った対象者が選定されているか、研究目的を達成するに十分な対象者数が確保されているか、無作為割り付けが適切にされているか、どんなデータをどのように集めたのか、分析方法は適切か、データに合った統計手法が用いられているかなど、そこにはさまざまな視点がある。

論文クリティークで研究プロセスを身につける

　本書において「読むこと」の対象は学術論文に限っている。冒頭で述べたように、学術論文の価値は科学技術の進歩と発展に寄与する成果や内容を含んでいることである。看護研究であれば臨床実践に寄与し、看護学の進歩に貢献するものでなければならない。研究方法が素晴らしく洗練されていても「だから、何なの？」「この研究をする意味はあるのかな？」と思

われる論文もある。そのような問題点を読み取るためには、論文作成に必要なプロセス（序論・目的・方法・結果・考察）を理解することが求められる。その論文が客観的に信頼できるものなのか、意義のあるものなのかという視点で、私たちは「読む」必要がある。それがクリティークをする、ということなのである。

　言い換えるなら、研究プロセスはクリティークをすることで身につけることができる。それは終局的に自身が研究をする時にも役に立つことになり、研究力をアップしていくことにもつながるのである。

●引用文献

1）科学技術振興機構. 学術論文の構成とその要素. 科学技術情報流通技術基準, 2010. (http://sti.jst.go.jp/sist/handbook/sist08/sist08.htm#ST08_3)［2014.3.5確認］

2）前掲1）

3）U.S. Preventive Services Task Force. Procedure manual: section 4 evidence report development: 4.3 assessing evidence at the individual study level [a web page] Methods and processes, 2011. (http://www.uspreventiveservicestaskforce.org/uspstf08/methods/procmanual4.htm)［2014.3.5確認］.

（山川みやえ）

3. 臨床実践における論文クリティークの意義

　「論文のクリティークなんて臨床で必要なの？　大学の先生がすればよいのでは？」臨床現場で働く看護職の中には、このような気持ちの人も少なからずいるかもしれない。しかし筆者は「論文をクリティークすることは臨床実践で必要なことだ」とはっきりと言いたい。ここでは、昨今の臨床看護を取り巻く状況とともに、その理由を述べたいと思う。

「ベストプラクティス」を実践するために役立つ学術論文

　臨床実践で最も必要なのは、患者の状態を改善するために効果のあるケアを継続的に実施することである。現場のナースはそのために、日々業務改善や勉強会などを通じて、よりよいケアを取り入れるための努力を惜しまない。実践に携わる人は、どのようなケアをどのように実施するのか、それは本当に効果があったのかという問題意識を常に持ちながらケアに当たる。そしてあらゆる視点から患者の観察を行う必要がある。

　つまり、臨床実践の現場に身を置く人にこそクリティカル・シンキングは必要であり、その能力はクリティークによって伸ばすことができるのである。

　「自分たちのケアは本当によいのだろうか」という疑問を深めて実践に活用する取り組みは世界中で実践されている。すなわち evidence based nursing（エビデンスに基づく看護：EBN）と言われる考え方である。最近では医療の現場は大きく様変わりをし、もはやEBNやevidence based medicine（エビデンスに基づく医療：EBM）だけでは表現しきれない、患者も含めた多職種の意思決定により進めていくevidence-based practice（エビデンスに基づく実践：EBP）が主流になっている[1]。

　エビデンスとは科学的根拠のことで、調査や実験に基づいて「根拠」があると考えられていることを指す。一方、最近よく耳にするベストプラクティス（最良の実践）は、特定のケアについてエビデンス情報を収集し、臨床に導入するメリットや障害（費用や上司の理解など）を検討したうえで、組織として継続的に実施して、成果を評価するというプロセスを繰り返していくことである。つまり、ベストプラクティスはEBPの基盤の上に構築されるのである[2]。それは実践と研究のギャップを埋める架け橋となり、研究を意味のある実践に変換することを目的として、研究者と実践者が協働できる基盤をもたらすものである[2]。

　では、そのベストプラクティスにつながるEBPをどうやって実施していくのだろうか。主に以下に挙げる2つの方法が考えられる。

① 経験から効果のあるケアを蓄積していき、特定のケアについて看護研究で効果の有無を検証する
② ガイドライン、教科書や商業誌・学術雑誌からエビデンスを見つける

　経験を通して効果のあるケアを蓄積していくことは、臨床実践の中で日常的に実施されているのだが、それらがエビデンスにつながるものであるかどうかは経験のみでは評価できないため、客観的に効果があるとことを示す必要がある。したがって、エビデンスにつながる結果を自分たちでつくっていくことも必要だ[3]。そのため、近年は経験に基づくケアの効果を検討することを目的として、多くの病院や施設、在宅などの現場で看護研究が実施されているが、臨床実践者だけでそれを実施していくのはなかな

か難しい。

　また、教科書やさまざまな雑誌から得た方法を実際に自分たちの実践で試してみるという、いわゆる既存のエビデンスを検証する場合もあるだろう。このように、エビデンスとは臨床から発信し臨床で検証していくものであり、その繰り返しによってエビデンスが強固なものとなり、やがてベストプラクティスへとつながっていくのである。

　教科書やさまざまな雑誌から得た方法を、実際に自分たちの実践で試してみる場合、まずそれらに記載されていることが信頼できる情報であるかどうかを確認する必要がある。例えば、人工呼吸器を装着している人への効果的な口腔ケアについて書かれた教科書や商業誌があったとする。そこには、口腔ケアの方法として手順や評価方法などに加えて、ほぼ必ず引用文献が記載されており、そのリストには情報の根源となっている学術論文や文献レビュー（システマティックレビューも含む）があるはずだ。もしなければ、その情報についてのエビデンスレベルは不明であるため、できるだけ引用文献のある情報を選ぶことが望ましい。

　このように文献の引用がある情報は、一定の科学的根拠に基いていると言えるのだが、しかし論文を引用している教科書や記事の著者が、内容を読み誤っているという可能性も否定できない。もちろん、そうならないように発表前には何度もチェックをするものだが、科学は凄まじいスピードで進歩しているため、10年前に常識だったことが今では非常識であるケースは少なくない。

　ちなみに世界規模で見ると、ある医療を検証するための無作為化比較試験（randomized controlled trial：RCT）は年間約1万件も実施されている[4]。さらにRCT以外の研究、事例研究などの小規模なものも含めると莫大な数となるが、それでも未だ検証がされていないケアは数多く存在する。

　これらの論文一つひとつを読み、同じテーマでも結果が異なる研究がいくつもある中で、そのテーマにエビデンスがあるかどうかを判断するのは非常に困難である。その場合は、あるテーマにおけるエビデンスの状況が

一見してわかる、システマティックレビューを読むといいだろう[5]。

臨床実践で学術論文を読む目的とクリティーク

　臨床実践において学術論文を読む機会としては、以下のような場合が考えられる。

　① 知識の獲得のため
　② 学術論文の書き方の参考にするため
　③ 看護研究をする際の引用・参考文献として
　④ 看護研究の査読をする（発表前のもの）

　このうち、①や②の場合に関しては、「論文クリティークで研究プロセスを学ぶ」(p.16) を参照してほしい。

看護研究をする際の引用・参考文献として使用する場合

　臨床ナースの読者で、看護研究をした経験のある人はよくわかると思うが、研究をまとめる際には「研究背景」や「考察」などにいくつかの引用文献を用い、他の研究と比べて自分の研究は何が優れているのかを記述する必要がある。

　しかし、果たして引用しようとしている文献はパーフェクトな研究だろうか。書かれていることをそのまま素直に受け取ってしまう人もいるかもしれないが、そこには落とし穴がある。どんな研究にも限界がつきものである。よくある例を紹介しよう。

　　療養病棟には口腔内が乾燥している高齢者が多いため、口腔ケアを改善したいと思い「洗口液A」を使ってみることにした。しかし、まだその

「洗口液Ａ」に効果があるかどうかの研究は少なく、ケーススタディがいくつかあるのみだった。しかも、それらのケーススタディの結果は一致しておらず、効果があるという研究もあれば、効果はないという研究もあった。このように「洗口液Ａ」についてのエビデンスはない状況であった。そのため、従来病棟で使っている「洗口液Ｂ」と比較してどちらが効果的かを確かめたいと考えた。

　病棟の患者を「洗口液Ａ」群と［洗口液Ｂ］群の２つに分けて、口腔ケアを実施した。研究期間は１週間で、その前後での口腔内の様子を口腔ケアの評価ツールで評価した。２群に分けた際には、両群の患者層の平均年齢や疾患の分布が同じくらいになるようにした。しかし介入する前に、Ｂ群の患者に死亡したり転院があったりして、対象者の平均年齢などが大きく変わってしまった。

　このように、当初の予定どおりのデータ収集ができなかった、というようなことは珍しくない。看護研究は、実験室で行われる研究のように研究者側でコントロールできるものではなく、患者をはじめさまざまな人間の営みを観察・調査するものである。どの研究にも必ず限界があり、レベルの高い学術雑誌に載っている論文だからパーフェクトな研究に違いない、ということはあり得ない。

　読者の皆さんには、これを念頭に置いて論文を読んでほしい。そうすれば自分が引用する研究がどの程度信頼できるものかということに気づく。研究方法のあらゆる点が不透明な場合、その研究結果がどのようにして導き出されたのかがわからない。そういう論文は引用する時にかなり慎重にならなければならず、場合によっては引用できないことも起こり得る。

研究方法を参考にする場合の倫理的配慮

　もう一つ、文献を十分にクリティークしなければならない理由がある。

それは倫理的配慮からである。最近ではどの学術雑誌でも、投稿する際にその研究で起こり得る倫理的問題への配慮が問われるため、それらの記載が不十分な論文は最近ほとんど見かけない。倫理的配慮が必須項目として明文化されるようになったのは1990年代以降であり、2004年には日本看護協会が「看護研究における倫理指針」[6]を発表している。

　看護研究では、特に計画の段階において倫理的配慮が重要となる。例えば先ほどの口腔ケアの例で考えてみよう。「洗口液A」の効果を検討したいが方法がわからない。そこで、同じような介入研究を探してその方法を参考にしようと思いついた。先行研究を探して読んでいると、倫理的配慮の記載が必須でない時代の論文に、対照群には洗口液は使わず歯磨きのみという記載があった。これは"対照群には洗口液も何も使用しない"ということなので、「洗口液A」を使用した介入群のほうが何らかの働きかけをしているため、よい結果になることを意図した介入方法であると考えられる。

　最近ではこのように「何もしない」ということはないが、"usual care"とだけ書いてあり、その内容が何もないものもしばしば見かける。しかし現在の介入研究においては、対照群にも介入群と同レベルのケアを適用しなければ倫理的に問題となるわけなので、usual care の内容をできるだけ具体的に記述する必要がある。その介入（ここでは「洗口液A」を使用した口腔ケア）以外は、まったく同レベルのケアを提供する必要がある。つまり、対照群には通常のケアを行う必要があるため、従来より使われていて一定の効果がある「洗口液B」を使うなどの配慮が欠かせない。対照群に振り分けられた患者に対して一定基準の医療を提供しない場合は、倫理的な問題となる（図1）。

　このような例に対し、倫理的問題について検討ができなければ、倫理的配慮に欠ける先行研究の研究方法を参考にしてデータを収集してしまうことになる。自身の看護研究において引用・参考文献を使用する場合には、それらをクリティークしたうえで用いる必要がある。

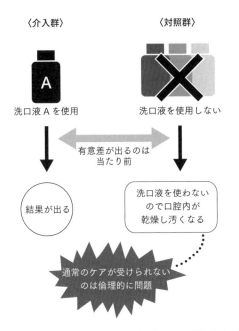

〈介入群〉 〈対照群〉

洗口液 A を使用　　　　洗口液を使用しない

有意差が出るのは
当たり前

結果が出る

洗口液を使わない
ので口腔内が
乾燥し汚くなる

通常のケアが受けられない
のは倫理的に問題

図1　倫理的に問題のある研究デザイン（研究方法に
　　　問題があるので参考にできない）

看護研究の査読をする場合（発表前のもの）

　最後に、看護研究の査読をする場合にもクリティークが非常に役に立つ
ことについて触れよう。最初に述べたように、「エビデンスの素」になるも
のは臨床から発信をし、「すでにあるエビデンス」は臨床で検証するという
ことがベストプラクティスにつながる。そのために臨床では看護研究が盛
んに実施されるようになってきた。クリニカルラダーにも看護研究が組み
込まれ、病院単位で独自に看護研究発表会が開催されているところも多
い。演題を募集して（強制的な場合も多いようだが）、投稿規定も作成し、
査読制を通して発表を行うというプロセスを経ており、学会さながらのシ

ステムが組まれている。

　その中で査読を担当するのは、認定看護師、大学院などで専門的な教育を受けた専門看護師、あるいは教育担当者である場合が多い。他にも看護研究を直接指導する中堅看護師や師長、主任などの管理職も考えられるだろう。いずれにせよ、それは実のところ非常に大変な作業である。

　病院で行われる看護研究の査読者は、学術論文のようにすでに一度査読を経たものではなく、できたてほやほやの研究をクリティークしなければならない。たとえ院内に限られていても発表してよい論文かどうかを判断する責任の重い役割を担うため、悩んでいる人も少なくないだろう。

　だがそんな人も普段の看護実践の中では、看護過程に沿って難しい患者アセスメントを日々実践されているはずだ。ある現象をさまざまな視点から客観的にとらえ、現状を判断するアセスメントとはまさにクリティークすることと同じなのだ。つまり臨床実践と看護研究は同じ思考過程を必要としている。図2は臨床実践と看護研究のプロセスとそれぞれに必要な思考パターンである。臨床実践と看護研究がいかに類似しているかがわかるだろう。

モチベーションを上げる査読の必要性

　もう一つ、臨床での検討から生まれたばかりの看護研究を査読する場合のポイントがある。先に述べたように、看護研究はクリニカルラダーにも組み込まれており、3年目以降に実施することが多い。その頃の看護師は、仕事も覚えてある程度スムーズに業務が回せるようになってきている。看護研究はクリティカル・シンキングを磨き、さらにキャリア・アップを図る機会でもあるし、日々の実践を客観的にとらえ、効果的なケアができたかどうかを振り返るための非常に大きなモチベーションになり得る。

　そんな看護師たちにとっては、査読をする者の態度が非常に重要である。クリティークは単なるあら探しではなく、その研究の限界が何かをと

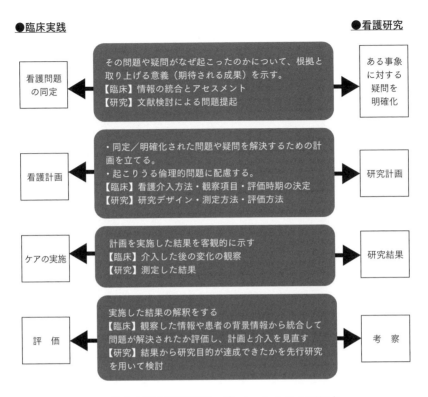

●臨床実践　　　　　　　　　　　　　　　　　　　　　　　●看護研究

| 看護問題 の同定 | ← | その問題や疑問がなぜ起こったのかについて、根拠と 取り上げる意義（期待される成果）を示す。 【臨床】情報の統合とアセスメント 【研究】文献検討による問題提起 | → | ある事象 に対する 疑問を 明確化 |

看護計画　←　・同定／明確化された問題や疑問を解決するための計画を立てる。
・起こりうる倫理的問題に配慮する。
【臨床】看護介入方法・観察項目・評価時期の決定
【研究】研究デザイン・測定方法・評価方法　→　研究計画

ケアの実施　←　計画を実施した結果を客観的に示す
【臨床】介入した後の変化の観察
【研究】測定した結果　→　研究結果

評　価　←　実施した結果の解釈をする
【臨床】観察した情報や患者の背景情報から統合して問題が解決されたか評価し、計画と介入を見直す
【研究】結果から研究目的が達成できたかを先行研究を用いて検討　→　考　察

図2　臨床実践と看護研究のプロセスにおける類似点

らえ、さらによい結果を出すにはどうすればよいか、よい実践につなげるためにはどうすればいいかを模索するための、あくまで前向きにベストプラクティスを目指すものであることを忘れてはいけない。

　臨床看護研究を査読する際には、第Ⅲ章以降で紹介するクリティークのポイントをもとに研究方法に応じた改善点を挙げ、査読を受ける臨床実践の研究者が、自分の研究には何をどこまで明らかにすることができて、課題はどこにあるかをイメージできるようにすることが重要である。生産的で前向きなコメントをするために、研究の限界について偏りなくとらえる

必要がある。

　論文のクリティークは、看護研究に必要な視点やクリティカル・シンキング能力を養うものであるが、それは同時に臨床実践において必要な思考を磨くものでもある。臨床実践では、物ごとを多面的にとらえるバランスの取れた思考が重要である[7]。クリティークはそのように臨床実践能力をアップさせ、看護研究も含めベストプラクティスにつながるための推進力となる。

●引用文献
1）Sigma Theta Tau International. EBP Position statement. 2007.
2）Driever, M.J. Are evidence-based practice and best practice the same?. Western Journal of Nursing Research, 24(5), 591-597, 2002.
3）山川みやえ. ベストプラクティスの共有でケアの質向上を：国内外のエビデンスを看護実践に活かすには. 看護管理, 23(13), 1145-1147, 2013.
4）Grol, R., Grimshaw, J. From best evidence to best practice: effective implementation of change in patients' care. Lancet, 362, 1225-1230, 2003. DOI:10.1016/S0140-6736(03)14546-1
5）牧本清子（編）. エビデンスに基づく看護実践のための システマティックレビュー. 日本看護協会出版会, 2013.
6）日本看護協会. 看護研究のための倫理指針, 2004.
7）Ingham-Broomfield, R. A nurses' guide to the critical reading of research. Australian Journal of Advanced Nursing, 26 (1), 2008.

（山川みやえ）

第II章

論文クリティークの知識

　臨床疑問の明確化はEBPの基盤を
なすものである。この章ではまず米国
で学部教育に組み込まれている具体
例を紹介する。次に、臨床で活用でき
るエビデンスを評価するため、研究方
法とエビデンスレベル、そして研究結果
を実践でどの程度推奨できるかを提
示するグレード（GRADE）について紹
介する。また、エビデンスのレベルの最
上位に位置づけられるシステマティッ
クレビューと一般的なレビューの相違
も示している。EBPはエビデンスの臨
床応用だけでなく、患者・家族の嗜
好や専門家としての思考を統合する
ものである。日本でも近年導入されて
いるSDM（shared decision making）
が提唱された背景や、臨床的エビデ
ンスが乏しいときにどのような方略で
ケアを検討すべきかなども解説してい
る。クリティークのレベルについては、
米国の学部から博士課程までの教育
達成目標を参考に、教育背景ごとに期
待される達成目標を検討する。

1. 研究疑問の明確化と情報収集の方法

PICO とは？

　ここでは、臨床で生じた疑問を明確化し文献検索するために定型化された研究疑問の作成方法（PICO）と、基本的な文献検索の方法、そして無料で使用できる文献検索データベースを紹介する。

　臨床で生じた疑問に対する最良のエビデンスを探すために、定型化された様式がある。量的研究の検索には PICO、質的研究では PEO を使用することが推奨されている。PICO は略語で、以下の 4 つの要素を持つ。

- ・患者の特徴（P：Patients）
- ・効果があると思われるケア・介入（I：Intervention）
- ・何によって？（E：Exposure、曝露〜観察研究に使用）※
- ・比較するケア（C：Comparison）
- ・ケアの効果となる指標（O：Outcome）
- ※：Intervention の代わりに Exposure を用いて PECO と呼ぶこともある。

　米国の看護の学部教育では、受け持ち患者に対するケアのエビデンスを検索するために、文献検索の方法から PICO の作成までカリキュラムに組み込まれている。しかし文献検索をするときにいつも PICO が必要なわけ

ではない。

PICO が不要のとき

　以下のような背景の知識を探すときには、教科書、総説や解説などを参考にするだけで、PICO は不要である。

　　○　一般的な疾患やケアの基礎知識を知りたい、確認したい
　　○　特定の現象（看護師の燃え尽き症候群）などについて知りたい
　　○　認知症患者の BPSD に対するケアについて知りたい

　ここで PICO を用いて臨床疑問を明確にする具体例を紹介し、そして PICO を作成してからのステップを紹介する。介護抵抗のある認知症高齢者を担当することになったと仮定しよう。入浴や口腔ケアへの抵抗があり、スタッフもよい方法はないか模索している。看護師としてできることは、音楽療法などの非薬物的介入であり、そこで PICO を作成し文献検索を行うことにした。臨床疑問を明確にするために、認知症高齢者の介護抵抗に対する非薬物的介入の効果について、PICO を**表1**のように記入してみた。

　P は介護抵抗のある認知症高齢者で、I の非薬物的介入は音楽療法などのほかに、ユマニチュード、バリデーションなども含む。C は比較するケアなので、I の介入を受けていないことで、通常のケアと比較することが多い。O は介入の成果をみるもので、介護抵抗の改善を測定する方法を知っておく必要がある。入浴拒否であれば、入浴の成功の割合や、介護抵抗を測定する尺度などでもよい。

　表1の例で示しているように、PICO を作成するためには認知症高齢者に対する非薬物的介入や介護抵抗の評価の方法についてある程度の知識が必要である。さらに、検索のキーワードを考えたり、論文を評価することも必要である。

表1 臨床疑問を明確にするための量的研究のPICO：介護抵抗のある認知症患者に対する非薬物療法の効果について知りたい場合の例

	PICOTT	定　義	具体例（介護抵抗）検索キーワード
P	Problem Population Patients	介入したい集団（地域住民／入院患者、糖尿病など特定の疾患を持つ患者、特定の徴候、年齢、性別なども含む）	介護抵抗のある認知症高齢者（施設入居者）
I	Intervention	新たな介入・治療など（手術、リハビリテーション、特定のサービスなども含む）	非薬物的介入（音楽療法、アロマセラピーなど）
C	Comparison	比較するケア（通常の治療、異なる治療の選択肢、偽薬などの治療）	通常のケア
O	Outcome	研究により何を立証しようとしているか？（期待する結果）	介護抵抗の改善（入浴の回数、尺度による測定など）

質的研究について検索したい場合

　PICOは介入の効果など量的研究の検索に用いる様式であるが、認知症患者の家族への支援を考えるうえで、家族の体験を理解することは重要である。また、体験を理解したい場合などは質的研究になるため、表2に提示しているPEO形式を参考にするとよい。

PICOを使った文献検索の7ステップ

　PICOは、臨床疑問を明確にするだけでなく、エビデンスを探し評価するまでの以下の7ステップを含む。

　1.PICOを作成し臨床疑問を明確にする
　2.PICOの4要素に適切なキーワードを同定する
　3.検索の計画をたてる

表2 質的研究の検索のための定型的質問 PEO：認知症患者をケアする家族看護者の体験を知りたい PEO の事例とキーワード

	PEO	定　義	事　例	キーワード
P	Population	対象者とその特徴（年齢や性別などを限定）	家族介護者	Family caregiver Informal caregiver
E	Exposure	特定の要因への曝露、問題	認知症患者の在宅でのケア	Caring a family with dementia
O	Outcomes or themes	病気や治療の体験、QOL など	介護の体験	Caring experience at home

4．検索を実施する
5．検索結果をみて、検索方法を改良する
6．文献をレビューする
7．エビデンスを評価する

検索の計画：どのようなデータベースを使用するか

　日本の看護系大学の図書館は、欧米の図書館と比較すると文献検索データベースが極めて少ない。しかし無料で検索できるデータベースがあるので、臨床で文献検索する図書館がない人でもインターネットに接続しているパソコンがあれば、かなりの文献が検索できる（表3）。臨床におけるエビデンスを探すだけであれば、これらのデータベースで十分であるが、システマティックレビューなどをする場合は、有料の複数のデータベースを活用する必要がある。表4（p.42）に本格的な文献検索によく活用されるデータベースの種類と特徴を紹介した。

　これらのデータベースの使い方は、日本語の YouTube で紹介されていたり、グーグルで検索するとダウンロード可能な PDF ファイルで紹介されているのでマスターしておこう。Google Scholar は複数のサイトを検索し、検索結果が重複している場合は重複を取り除いて提示するので、

表3　医学・看護系の文献を検索できる無料のデータベース

データベース	検索言語	特　徴
Google Scholar	日本語／英語	論文、学術誌、出版物の全文や多くのデータにアクセスして検索できる。データベースへの登録基準や登録数は不明であるが、多くの日本語の学術雑誌も検索できる。(https://scholar.google.co.jp/)
PubMed	英語	米国医学図書館が無料で提供する医学系データベースで、国際的に評価された専門誌が登録されている。キーワード検索で、素人が医療情報を入手しやすくしてある。2020年1月には検索アルゴリズムが強化されたリニューアル版の PubMed が稼働した。(https://pubmed.ncbi.nlm.nih.gov/)

Google検索よりおすすめである。

　図1（p.43）に、Google Scholarによる日本語キーワード検索結果を提示している。2016年以降に絞ると182件の論文がある。論文のタイトルや右側の［PDF］をクリックすると、論文にリンクされ、無料でダウンロード可能なものはすぐにダウンロードできる。検索結果の中でも特に研究疑問に関連している論文を見つけたら、図の赤枠で囲んである "Related article" をクリックすると関連した文献が表示される。同様の検索を英語のキーワードで実施すると19,000件以上ヒットした。

　エビデンスレベルが高い論文は英語版の国際誌に投稿されている場合が多いので、エビデンスを評価できるようになるためには英語論文の読解力を高めることが必要である。Google Scholarは素人にも使いやすいのが利点であるが、関係のない論文も多くヒットするのが欠点でもある。

検索方法の改良の必要性

　ヒットする文献が少ない場合は、実際に研究が少ない、適切なキーワードを使用していない、年代など制限をかけすぎるなどの理由が考えられ

表4 看護領域の研究やシステマティックレビューの検索でよく使用されるデータベース

データベース	開始年	特　徴
医中誌 WEB*	1983	日本の医学文献データベース。医学・薬学・歯学および看護学・獣医学などの関連領域の定期刊行物から登録した文献情報を検索できる
MEDLINE	1964	PubMed の大部分を MEDLINE が占めている。医学系の論文が系統的に検索できるよう統一された用語でインデックスされていることが特徴である
CINAHL Plus	1981	アメリカを中心とした世界の看護関係文献検索データベース。看護学を中心とした 17 の健康関連分野の書籍・看護学論文・選抜された会議録・看護基礎実践本・北米の博士論文などを含む
Scopus	1980年代	世界最大級の抄録・引用文献データベース。全分野（科学・技術・医学・社会科学・人文科学）、逐次刊行物タイトル、会議録、書籍タイトルなどを含む
Cochrane Collection Plus		EBM を先導してきた Cochrane Library の最も包括的なデータベース。医療分野における質の高い SR（CDSR）や臨床試験のデータベース（CCRCT）など含む
PsycINFO	1800年代	アメリカ心理学会が提供する心理学・社会科学、周辺領域雑誌、図書・学位論文などの記事を収録
EMBASE	1947	ヨーロッパで刊行されている薬学系の論文が充実。使用料が高額で、1 週間単位で使用することも可能
MedNar（無料）		医療関係の政府刊行物などの灰色文献（gray literature）の検索に強い。Google など 50 以上のデータベースを同時に検索し、"federated search technology" を用いた質の高い検索結果を提供する。検索するデータベースすべての結果を照合・ランク付けし、重複を削除して結果を提示する（https://mednar.com/mednar/desktop/en/search.html）

＊医中誌 WEB のみ日本語で検索できる。MedNar 以外はすべて有料サービスである。

る。逆にヒット数が多すぎる場合は、実際に研究論文が多数あったり、キーワードが多くの意味を含んでいる（適格なキーワードを使用していない）ことなどが考えられる。実際に論文数が多い場合は、過去5年や3年のものに絞るとよい。ヒットする論文数が多いときにはシステマティック

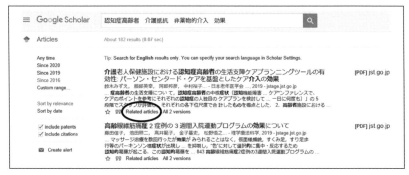

図1　Google Scholar を使用したキーワード検索の事例

レビューの論文が掲載されていることが多いので、その最新のものを読む
ことを推奨する。

PubMed の利点

　PubMed は個々の論文を MeSH（Medical Subject Heading）と言われ
る統一された言葉でラベルづけをし検索できるため、Google より関連の
ある論文に絞り込みやすい。さらに検索条件を gender（男・女）、age（小
児・成人・高齢者）などにより制限することも容易で、関連のない論文を
排除しやすい。日本の大学の医学系図書館が、インターネット上で使い方
を日本語で紹介しているので活用しよう（本項末の参考資料参照）。

　検索のキーワードを考えるとき、研究領域の専門の知識が必要となる。
認知症とすれば、認知症の専門医から診断を受けた者だけを含むのか、ア
ルツハイマー型など特定の認知症を対象とするのかなど具体的な選定条件
を検討する必要がある。参考として表5（p.44）に BPSD に対する非薬物
的介入の効果について選定・除外となる条件をリストした。

　PubMed の優れている点は、不要な論文のふるい落としがしやすく、
検索結果の絞り込みも簡単なことである。さらに、検索結果をダウン

表5　BPSD に対する非薬物的介入の効果について検索する際の選定・除外例、
およびキーワード例

項目	選　定	除　外	キーワード
疾患	認知症と診断された人（専門医の診断を必要とするか？認知症の診断基準の有無やどの診断基準を用いているか、アルツハイマー型認知症など特定の認知症のみに限定するか？）	MCI（軽度認知機能低下）	Dementia Alzheimer' s disease Cerebrovascular dementia
BPSD	尺度で測定された BPSD（NPI-NH、CMAI など）	看護記録のみの評価、インタビューなどによる質的評価	BPSD Care resistance aggression
介入	非薬物的介入全てか、特定の介入方法か（光療法、アロマセラピー、音楽療法、ペット療法、マッサージ、回想療法、マッサージ療法など）	ロボットセラピー	Non-pharmacological intervention, Music therapy, Aroma therapy
年齢	高齢者 (>=65)	若年性認知症患者を除外することになる	elderly
言語	英語、日本語		
出版年	制限なし	結果として、BPSD 測定尺度の開発後の論文に限定される	

ロードしたり、無料のアカウントを作成し保存することもできる。図2に
PubMed のキーワード検索の結果を示している。左上のグラフは、絞り込
みする・しない場合の論文数の年代別ヒストグラムで、論文数の増加がわ
かりやすい。"Free full text" をチェックすると、無料でアクセスできる論
文に絞り込みができ、"Full text" はオンラインでアクセスできる論文に絞
り込める。まずは関心のあるテーマで、システマティックレビューが専門
誌にインデックスされているかどうかを、PubMed でキーワード検索する
ことをお勧めする。

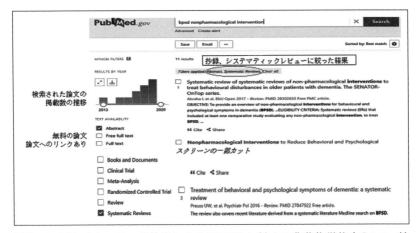

図2　PubMedキーワード検索による"BPSDに対する非薬物学的介入"で、抄録のあるシステマティックレビューに絞った検索結果

まとめ

　この章では文献検索をするためにPICOを用いて臨床疑問を明確にする方法、インターネットへのアクセスがあれば無料で活用できる文献検索データベースを紹介した。論文をクリティークするためには論文を探すことができるようになる必要がある。

●引用文献

1) Miller, S.A. PICO Worksheet and search strategy. National Center for Dental Hygiene Research [a web document] 2001. (file:///C:/Users/Owner/AppData/Local/Microsoft/Windows/INetCache/IE/8LTLTUWU/pico.pdf) [2020.6.3確認]
2) 諏訪敏幸. 看護研究者・医療研究者のための系統的文献検索概説. 近畿病院図書室協議会, 2013.
3) 東京慈恵医科大学学術情報センター. PubMedの使い方Manual Series 8, 2017年7月. (http://www.jikei.ac.jp/academic/micer/pubmed1.pdf) [2020.2.19確認]

（牧本清子）

2. 研究方法とエビデンスレベルの理解

エビデンスレベルについて

ここではエビデンスのレベルの復習とシステマティックレビューやガイドラインで使用されるGRADE（推奨レベル）を簡単に紹介する。主にエビデンスに基づく実践（EBP）の3要素を紹介し、エビデンスがない場合などどのように対処したらよいか考えてみたい。

日本ではEBPといえば「最新のエビデンス」としての意味合いが強調されるが、EBPは本来、患者・家族・地域の価値や好み、そして看護の専門性をエビデンスに統合してケアを提供することを意味している。そこで本章では、事例を通してEBPのそうした本質が学べるようにしたい。またEBPの一部でもあるSDM（shared decision making）について紹介する。

エビデンスのレベルについては多くの学会が独自の基準を提唱しているが、ここでは図1に示す一般的な疫学的因果関係に基づくモデルで、研究の分類方法がわかりやすいものを挙げよう。学術雑誌に掲載されている一次研究や二次研究であっても質にはばらつきが大きいため、各自が研究の質を評価できるようになることが求められる。

試験管研究・動物実験
人間に対する効果や副作用が不明のため、エビデンスのピラミッドに入

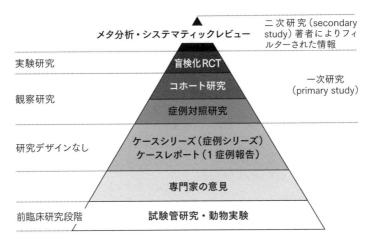

図1 エビデンスのレベルと研究の種類

（Forrest & Miller, EBDM in action: Developing competence in EB Practice ebdLibrary LLC, 2016. を改変）

れていないことが多いが、新薬開発における動物実験の結果がニュースなどで報告されることもあり、ここでは前臨床研究段階として位置づけた。

ケースレポート・ケースシリーズ

　通常1名の症例についての報告で、ケースシリーズは3例以上の症例に関する報告とされている。エビデンスレベルは低いが、新しい疾患の発見、薬の予想外の副作用や作用などが報告されるため、中には歴史的に高く評価されるものもある[2]。例えば1981年のケースシリーズで、若い白人男性同性愛者におけるKaposiによるサルコーマの報告は、エイズウイルスの発見のきっかけとなった。

症例対照研究・コホート研究・盲検化RCT

　一次研究は、研究者が研究対象者に関するデータを収集した研究であ

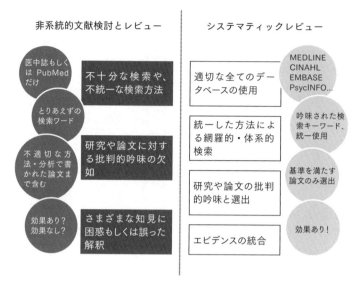

図2　陥りがちな文献検討・レビューと、システマティックレビュー
　　　との違い

る。そのうち、症例対照研究とコホート研究は観察研究に属し、介入研究
（盲検化 RCT）よりもエビデンスレベルが低い。そして二次研究は一次研究
よりエビデンスレベルが高く、研究疑問に関連した複数の一次研究の研究
論文を収集し結論を導き出す。また、最近の傾向として一次研究で収集さ
れたデータを論文の著者から集め、データ解析しまとめる場合もある。

メタ分析・システマティックレビュー

　二次研究のメタ分析とシステマティックレビューとの関係を理解してい
こう。簡略化したシステマティックレビューの方法と、一般的なレビュー
である非系統的文献検討の方法は図2のように対比できる。システマ
ティックレビューは明確な研究疑問に対し、再現性のある方法で、網羅
的・系統的な文献検索を行う。事前に設定した文献の選定基準や論文の質

表1　システマティックレビューと一般的なレビューとの違い

特　徴	システマティックレビュー	一般的レビュー（総説）
質問	焦点をあてた臨床的質問	一般的に広い視点
文献検索	検索方法は・検索式・使用するデータベース・検索日・制限など再現可能な情報を「Methods」に記述。また、一般的に多くの論文が検索される	あまり記述しない。再現性も必要ない
論文の選定	選定基準に基づき論文を選定（論文のタイトルと抄録で、論文を取り寄せするか選別する）	一般的に特定していない
論文の評価	厳密な批判的吟味によりバイアスを評価（一定の基準に達した論文のみをレビューの対象にする）	一般的に基準に基づいた評価はしない
データの抽出	事前にどのようなデータを収集するか決めておく	特になし
結果の統合	統計学的統合（メタ分析）を含むこともある質的統合	統計学的統合はない
結論	エビデンスに基づく	エビデンスに基づくこともある
著者の人数	3名以上（2名以上が論文の選定と評価を個別に実施し結果を照合する。話し合っても結果が一致しない場合は第三者の意見を聞く）	1名で実施可
時間	数カ月から1年以上かかることもある	比較的短い
プロトコール	事前にプロトコール（計画書）を作成し、事前に投稿・発表したり、PROSPERO に登録（International prospective register of systematic reviews：イギリスのヨーク大学が維持管理しているシステマティックレビューのプロトコールのデータベースで、専門誌によっては PROSPERO に登録することを義務づけている）	事前に作成することはない

　の評価により論文を選出し、結論を導き出す。システマティックレビューと一般的なレビューとの詳細な比較は**表1**に示した。
　メタ分析は、**図2**の方法で選出した論文のアウトカムに対する統計学的

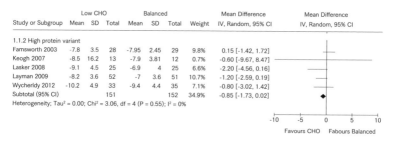

	Low CHO			Balanced				Mean Difference	Mean Difference
Study or Subgroup	Mean	SD	Total	Mean	SD	Total	Weight	IV, Random, 95% CI	IV, Random, 95% CI
1.1.2 High protein variant									
Famsworth 2003	-7.8	3.5	28	-7.95	2.45	29	9.8%	0.15 [-1.42, 1.72]	
Keogh 2007	-8.5	16.2	13	-7.9	3.81	12	0.7%	-0.60 [-9.67, 8.47]	
Lasker 2008	-9.1	4.5	25	-6.9	4	25	6.6%	-2.20 [-4.56, 0.16]	
Layman 2009	-8.2	3.6	52	-7	3.6	51	10.7%	-1.20 [-2.59, 0.19]	
Wycherldy 2012	-10.2	4.9	33	-9.4	4.4	35	7.1%	-0.80 [-3.02, 1.42]	
Subtotal (95% CI)			151			152	34.9%	-0.85 [-1.73, 0.02]	

Heterogeneity; Tau² = 0.00; Chi² = 3.06, df = 4 (P = 0.55); I² = 0%

Favours CHO   Fabours Balanced

**図3　低糖質ダイエットとバランスのとれたダイエットの体重減少の
効果のメタ分析事例**（文献3より引用）

な要約を行うものである。図3の例は低糖質ダイエット群とバランスのと
れたダイエット群との体重減少の効果を比較した結果の一部で、高蛋白低
糖質ダイエットとバランスのとれたダイエットを比較したメタ分析を示し
た[3]。それぞれの研究の右の横棒は95%信頼区間で、1研究から推定した
2群の差は横棒の範囲であることを表している。縦の線は0で、横棒が0
を含むと2群の体重減少の平均値に差がないことを意味する。4研究いず
れも0を含み、そしてこれら小研究の合計標本数が低糖質群151名、バラ
ンスダイエット群152名で、5研究を統合した2群の差は95%信頼区間の
−1.75から0.02の範囲である。つまり0を含んでいるので効果があると
は言えない。

　メタ分析とシステマティックレビューは別のものとしている専門誌もあ
るが、近年ではシステマティックレビューを推進する団体（コクランコラボ
レーションなど）は、メタ分析はシステマティックレビューの一部と位置
づけている。

エビデンスレベルとグレード（GRADE）の相違

　前述したように、エビデンスレベルは個々の研究方法に基づいて決めら
れる。グレードはSRやガイドラインなど複数の研究結果をもとに推奨の

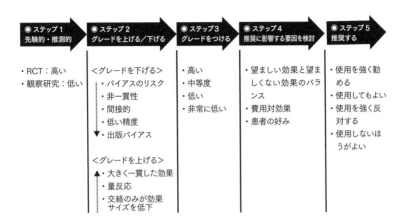

図4　GRADE の使い方（ステップ1〜3は臨床的アウトカムごとに行う。文献4をもとに作成）

レベルを決めることで、GRADE（Grading of Recommendations Assessment, Development and Evaluation）working group が結成され、統一された方法で各国が推奨のレベルを決めるようになっている。ここでは GRADE のステップを紹介する（図4）。

　まず、ステップ1で研究方法に基づきエビデンスレベルを決める。次にステップ2でバイアスのリスク（RCTで無作為割り付けが適切にされているかなど）、非一貫性（研究間で効果が異なるなど）、間接的（（研究の試験参加者、介入、アウトカム指標が診療ガイドラインや他の医療の推奨などを適用する状況にどれだけ類似しているかなど）といった問題がある場合はグレードを下げる。逆に研究間で結果が一致していたり量反応があるなどの場合はグレードを上げる。

　ステップ3では、アウトカムごとにグレードを決める。そしてステップ4で作用と副作用のバランスを考慮し、費用対効果など考慮に入れ推奨レベルを決める[4]。GRADE のソフトウェアも開発されていて、コクランコラボレーションやJBIでは、SRの投稿にグレードの作成を要求している。

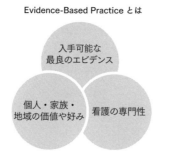

Evidence-Based Practice とは

図5　エビデンスに基づく実践の3要素
（Sigma Theta Tau International の定義）

エビデンスに基づく実践の3要素

　根拠もしくはエビデンスに基づく医療（evidence-based medicine：EBM）、やエビデンスに基づく看護（evidence-based nursing：EBN）は、エビデンスに基づく実践（evidence-based practice：EBP）として使われることが多くなった。EBPという言葉は浸透してきているが、誤解されていることも少なからずある。EBPの定義として、図5に示すように「入手可能な最良のエビデンス、看護の専門技術、そして対象となる個人・家族・地域の価値観や好みを統合すること」という趣旨の定義はEBMやEBNでも同様である。ここで患者や家族の価値観や好み、そして看護の専門性がEBPの中でどのように関わっているのか検討してみよう。

入手可能な最良のエビデンスだけでは不十分な理由
　入手可能な最良のエビデンスの必要性については前述のとおりである。最良のエビデンスは、ケアする患者にすぐ活用できるものは少ない。多くの臨床試験の対象は、複数の疾患の治療を受けていない、疾患の重症度が高くない中年男性であることが多い。

高血圧の治療の場合、高齢女性で複数の慢性疾患で服薬治療を受けている患者であれば、メタ分析の結果をそのまま活用してよいか検討が必要である。薬の副作用によっては患者や家族のQOLに大きく影響することもある。抗認知症薬の副作用として、患者の攻撃性が高くなる場合などは、家族に対する影響が大きい。医療者の専門的知識や経験はエビデンスレベルが高い場合でも必要であり、エビデンスレベルが低かったりエビデンスが不在の場合は中心的な役割を果たす。

個人・家族・地域の価値観や好みを考慮に入れる必要性とは

　患者の価値観や好みなどが、エビデンスとどのような関係にあるのか疑問に思う人も多いが、医師の価値観だけで治療方法を決められない時代になっていることが背景にある。現代のがんの治療に代表されるように、医療技術が発達し治療の選択肢が格段に増え、生存率が高くなったり寛解がえられるようになってきている。また長期間病気とともに生活するようになってきた。

　リウマチの治療を例にとって考えてみよう。以前リウマチは、進行性で関節破壊が徐々に進み、関節の痛み・拘縮を経験する患者が多かった。2000年代から生物学的製剤が徐々に普及し、近年では多くの患者が寛解するようになり、疼痛や関節破壊を予防することができるようになった。しかし、新薬は高価であり、副作用として重症感染症のリスクも高くなる。また、皮下注射で投与する種類が多く、患者が自己注射できるようになる必要があることや、初期には薬の作用・副作用のモニターで頻回に通院する必要もある。そしてどの薬剤もリウマチを完治させることはできないため、生涯にわたりさまざまな薬剤の投与を受けながら生活することになる。

shared decision making（SDM）

　図6のように、リウマチ治療を受ける患者にとっては、治療への負担感

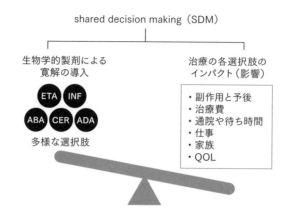

図6 SDMにおける患者・家族・地域の価値や好み
（リウマチ患者における生物学的製剤の治療の選択肢と各選択肢が与えるインパクト）

や期待など複雑に絡み合っている中で、生物学的製剤の治療を受けるか、受けるとすればどの薬剤にするかといった検討課題は多い。

　このような時代背景により、医療専門職者が患者とともに治療の選択肢を検討し、患者・家族・地域の価値観や好みを考慮した選択をするshared decision making（SDM）が提唱されるようになった。医師は一人の患者の診察にあまり時間をかけられない現状の中で、看護師は単に薬の作用・副作用の情報を提供するだけでなく、患者の治療に対する価値観や好みを理解し、治療の選択を支援することが看護専門職の役割である。

看護の専門性

限られたエビデンスに基づく判断

　EBPにおける看護の専門性とは何を意味するのであろうか？　エビデンスは主に新薬の効果検証が中心で、看護ケアに関する確立されたエビデンスはまれである。ケアに関する多くのガイドラインが出版されているが、

表2　尿道留置カテーテルの管理に関する米国CDCと英国NHSの
　　　推奨事項の判断が相違する項目

推奨事項	米国・CDC* 2009	英国・NHS** 2007
カテーテル挿入の記録	検討するよう推奨	Yes
尿道口の消毒	未解決	No
カテーテルの固定	Yes	No

*Centers for Disease Control and Prevention; **National Health Service
（文献5の表1より、推奨事項が一致しない項目を一部抜粋）

エビデンスのレベルは低いものが多い。Loらは、尿道カテーテルの短期留
置に関するガイドラインに関して米国から2つ（CDC、および米国感染症
学会）と英国から1つ（UK National Health Service）、計3つのガイドラ
インをレビューしている[5]。米国のCDCが検討した23項目中、17項目が
英国のガイドラインでも検討されている。このうち表2に示した3項目に
関しては、CDCと英国のガイドラインでは見解の相違がみられた。カテー
テル挿入の記録に関しては、米国と英国では図4で示したステップ5の
「推奨レベル」に相違がある。尿道口の消毒は日本では通常のケアとして実
施しているところもあると思われるが、英国では不要、米国では未解決と
なっており、またカテーテルの固定は意見が分かれている。エビデンスレ
ベルの高い研究がないためこのような相違が出てくるので、各施設で検討
するしかない。

臨床治験の対象者となる患者と実際にケアする患者の相違の問題

　高齢者、女性、合併症や合併症の薬剤を服用している人たちは臨床試験
の除外基準に設定されていることが多い[6]。エビデンスを見つけても、臨床
でケアする患者に臨床試験の結果をそのまま当てはめることができず、個
別のリスクアセスメントが必要である。

エビデンスの活用は、集団での治療成果を個人に当てはめる（治療成果の保証がない）

　例えば7割の患者に効果がある治療法は非常に有効な治療といえるが、3割の患者にとっては効果がみられないことを意味する。治療効果が高くても、個人に対して効果を保証できない。高価で副作用の心配もあり、SDMが必要であることは明白である。

エビデンスがないときの判断
〜エキスパートナースはどうするか？

病態生理学や論理的思考で説明できるケア

　日常の看護ケアでは、エビデンスレベルの低い研究で効果が評価されていたり、エビデンスが存在しないことが多い。ここで紹介する事例は、臨床看護師が一連の看護介入を実施・評価したものの一部である。ある大阪の病院で中心静脈カテーテル（CVC）関連血流感染（CABSI）のサーベイランスを行ったところ、頸部にCVCを挿入している患者や透析患者にCABSIが高いことが判明した[7]。ここではCABSIに対する介入の一部を紹介する。

　感染管理のエキスパートナースは、まず臨床の看護師との話し合いを行い、首にカテーテルを挿入している場合、ドレッシング交換をするときには、よく動かす部位ということもあって、ドレッシングが捲れている場合が散見されているなどのコメントがあった[8]。入院している透析患者は入浴ができず、タオル清拭では十分に汚れが落ちず、カテーテルの挿入部位の消毒のとき、垢などの有機物で消毒薬の効果が発揮できないことが指摘された。これらの問題に対し、2種類のドレッシングを使用してかませるように固定すると（図7）、ドレッシングがめくれにくくなった。

　異素材のドレッシングを組み合わせているため、ドレッシング交換時にはドレッシングをはがしやすいことも明らかになった。また、入浴できな

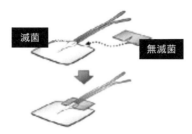

図7　2種類のドレッシングによる頸部カテーテル固定

い患者に対しては、石鹸を泡立てて皮膚を洗浄し、アルコール綿花で拭いて皮膚の汚れが残っていないか確認するようにした。これらの介入により、感染率は統計学的に有意に低下した[9]。このように、病態生理の知識を活かしながら、初めて直面する問題に対しても解決の筋道を立てて論理的に思考し、エビデンスがなくとも判断し、より良い実践を進めていくのがエキスパートである。

過去の経験、類似した症例を参考

　看護師としての臨床経験が重要視されるのは、一般的な症状や徴候のパターンからの逸脱などについて、知識と経験が瞬時に識別できるようになることである。例えば高齢者のケアでは、意識レベルの変化や認知機能の低下が、呼吸器や尿路感染などと関連していることが多いことを臨床経験から認識している者が多い。

　エキスパートナースと呼ばれている人たちは、患者一人ひとりの類似点・相違点、ケアへの反応を自身の記憶の中でデータベース化している。嚥下障害患者のケアで経験豊かな田中康代氏が300例以上の嚥下障害のケアの症例を持っていて、新しい患者をアセスメントするときは、今までの症例との類似点や相違点をすぐに指摘でき、どのようなケアをすれば改善するか助言することができる、と聞いたことがある。

嚥下に関連した解剖整理学の本を読み漁ったり、自身が食べたり飲んだりしてるとき、どのように身体が機能しているのかを考えたり、自身のような嚥下の機能に近づけるためにはどのようなケアをすればよいのかなど試行錯誤した結果でもある。臨床のルーティンの仕事をこなすだけでなく、クリティカルに経験を分析・蓄積することにより、臨床経験が役立つのである。

extrapolation（補外法、推論）

　補外法とは、ある集団における研究成果について条件の異なる集団への応用可能性を問うことである。成人男性を主体とした臨床治験の成果は、小児・老人・女性への応用可能性を問うことが多い。例えば成人で効果が検証された新薬や医療用カテーテルは、小児における臨床試験の実施について補外法が検討されている。小児は臓器が未発達であり、薬の代謝も異なるため、成人での成果がそのまま応用できない。欧米では、これらの案件に関する補外法のガイドラインも作成されている[10]。

　身近な補外法の例として、成人の股関節置換術後のケアについて紹介する。小児の口唇裂形成術後に創部への負担を少なくする目的で母乳や哺乳瓶による授乳を禁止している病院が多い。一方、欧米の一部の病院では、成人の股関節置換術後で手術当日に麻酔覚醒後歩行開始し、24時間以内に退院させるところもある。関節創部への負担は歩行時70kgを超す患者も多いと思われるが、術後の創部の合併症は報告されていない。つまり成人患者で術式が異なるが、創部にかかる圧力の影響については小児の口唇裂形成術後についても推論可能である。

　このように、補外法を適応すれば、指しゃぶりなどで創部にかかる負担は問題ないと思われる。システマティックレビューでは、術後に授乳を継続しても創乖離のリスクは増加しなかった[11]。加えて、指しゃぶりや手が創部に触れないよう腕の関節を抑制する病院も多い。1 RCTではあるが、指しゃぶりや腕の抑制の有無と術後の合併症の発生率との関係はみられな

かった。

　中国・武漢を発生源とする新型コロナウイルス感染（COVID-19）は、2020年6月の時点で治療法が確立されていない。タイでHIVの感染の発症を抑える薬がCOVID-19感染者に試され、効果があったことが報告されている。コロナウイルスは大きく分けて2つに分類され、一つは人間がよく風邪をひく原因となっているもので4種類あり、もう一つは動物から人間に感染するようになったSARS-CoV、MERS-CoV、そしてCOVID-19である[12]。

　COVID-19はSARS-CoVやMERS-CoVと同じコロナウイルスであるため、これらのウイルスのアウトブレイク時に試験的に投与された薬を今回患者の同意を得て試している段階である。これも補外法の例であり、このような薬の使い方をopen label（適応外使用）という[13]。

まとめ

　この章ではエビデンスレベルの復習、GRADEとEBPの3要素やSDMについて事例を交えながら解説した。看護ケアではエビデンスが乏しいことが多い。看護の専門性、病態生理学的や臨床経験に基づく判断、補外法など無意識に活用していることもある。新たな医療が急速に臨床に浸透していく時代であり、時代に乗り遅れないような努力が必要である。

●引用文献

1) Forrest, J.L., Miller, S.A. EBDM in action: Developing competence in EB Practice. ebdLibrary LLC, 2016.

2) Wang, Y. Advance modern medicine with clinical case reports. Quantitative Imaging in Medicine and Surgery, 4(6), 439-443, 2014. DOI: 10.3978/j.issn.2223-4292.2014.11.10

3) The PLOS ONE Editors Correction: Low carbohydrate versus isoenergetic balanced diets for reducing weight and cardiovascular risk: a systematic review and meta-analysis. PLoS ONE, 13(7), e0200284, 2018. DOI: 10.1371/journal.

pone.0200284

4) Golden, G., Howick, J. Understanding GRADE: an introduction. Journal of Evidence-Based Medicine, 6, 50-54, 2013.

5) Lo, E., Nicolle, L.E., Coffin, S.E., et al. Strategies to prevent catheter-associated urinary tract infections in acute care hospitals: 2014 ppdate. Infection Control and Hospital Epidemiology, 35(5), 464-479, 2014.

6) Kennedy-Martin, T., Curtis, S., Faries, D., et al. A literature review on the representativeness of randomized controlled trial samples and implications for the external validity of trial results. BioMed Central, 16, 495-509, 2015.

7) Tsuchida, T., Makimoto, K., Toki. M, et al. The effectiveness of a nurse-initiated intervention to reduce catheter-associated bloodstream infections in an urban acute hospital: An intervention study with before and after comparison. International Journal of Nursing Studies, 44, 1324-1333, 2007.

8) 前掲7)

9) 前掲7)

10) Food and Drug Administration. Leveraging existing clinical data for extrapolation to pediatric uses of medical devices guidance for industry and food and drug administration staff [a web document] 2016. (https://www.fda.gov/media/91889/download) [2020.1.確認]

11) Matsunaka, E., Ueki, S., Makimoto, K. Impact of breastfeeding and/or bottle-feeding on surgical wound dehiscence after cleft lip repair in infants: a systematic review. Journal of Cranio-Maxillofacial Surgery, 47(4), 570-577, 2019.

12) Centers for Disease Control and Prevention. (https://www.cdc.gov/coronavirus/types.html) [2020.2.22確認]

13) NHKニュースweb. 新型ウイルス 治療薬は？ エイズ発症抑える薬の有効性評価急ぐ. (2020年2月18日5時30分).

（参考資料）

・田中靖代. 看護・介護のための摂食・嚥下リハビリ 食べるって楽しい！. 日本看護協会出版会, 2001.

（牧本清子）

3. 教育背景別に要求されるクリティークのレベル

　日本でも看護師の教育背景は多様化してきており、職種や教育レベル
で要求されるクリティークのレベルも異なると思われる。米国の大学の看
護教育の認可を行うThe American Association of Colleges of Nursing
（AACN）の学部・修士課程・博士課程の教育におけるEssentials（主要点、
必須）の中で、クリティークに関連したものを参考に、日本の看護教育の
研究のカリキュラムや臨床現場を考慮に入れてクリティークのレベルを検
討した。

米国の看護教育課程

　米国の看護師免許取得のコースは、現在2年制の短期大学と4年制の
学士過程がある。学部や修士課程において、AACNの主要点にliberal
education（リベラル教育）があり、職業や専門に直接結びつかない教養
や科学（心理学や社会学も含む）が、学習力の基盤形成、社会でリーダー
シップを執るうえでも重要としている。
　2年の短期大学と比べて、学士過程は管理・リーダーシップ・公衆衛生・
社会科学・クリティカルシンキングそしてコミュニケーションのコースが
あり、これらの技術が高齢化・医療の複雑化に直面している米国の医療
で重要になると思われている。米国医学研究所（Institute of Medicine、

2015年に全米医学アカデミー "National Academy of Medicine" に名称変更）の報告[1]では、2030年までに看護職の8割が学士であることが望ましいとしている。

　しかし、2013年の報告では、正看護師の最高学歴別の分布で、学部卒は全体の44.6%、短大卒が37.9%、修士・博士が10.6%、専門学校卒が6.9%で[2]、目標には届いていないようである。

学部

　米国AACN[3]の学部には9つのEssential（以下、主要点）があり、主要点Ⅲでは、EBPの学識（Scholarship for Evidence Based Practice：「scholarship」は、学問を通じて得た高い見識、物事を深く見通し本質をとらえるの意）では学部卒に必要とされる実践における課題の同定、エビデンスの評価と統合、アウトカムの評価に関わるものである。学部教育ではエビデンスがどのように発展するのかについて基本的な理解を目標としている。これは、研究の過程、臨床判断、職種間の考え方、患者の指向を実践に応用することを含む。いずれも大学院レベルでのさらに複雑な応用の基礎となるものである。

　日本の学部教育の保健師看護師統合カリキュラムでは、疫学と統計学が入っているが、基礎的な知識の習得であり、クリティークのチェックシートにあるさまざまなバイアスの評価は困難である。クリティークに関連した目標としては、臨床での疑問に関して基本的な文献検索や情報収集ができることや、エビデンスのレベルとGRADE（推奨レベル）が理解できることである。

　医療短大や専門学校の看護過程は疫学や統計学の講義が少なく、論文のクリティークにはこれらの知識を補う必要があるだろう。

修士課程

　米国AACN[4)]では、修士課程では9の主要点のうち、以下の2つの主要点がクリティークに関連している。主要点Ⅲの「質改善と安全」で、質改善では質の評価に関連した方法、ツール、パフォーマンス測定、そして標準について明確に述べることができる。主要点Ⅳ「知識の統合と実践への応用」では、修士課程修了者は研究結果を実践現場に応用する、実践の問題を解決する、チェンジエージェントとなる、結果を広めることを認識する。

　その他、主要点Ⅳの「知識（研究成果など）を臨床応用できるようにし、実践に統合」は、看護実践のための意味あるエビデンスを構築するために、文献データベース検索から抽出されたエビデンスを厳密にクリティークすることである。近年、新たな診断・治療法が臨床に取り入れられて、入院期間が短縮され、患者・家族への負担が増加している。

　日本でも、修士課程の目標は研究成果を臨床応用できることであろう。このことは臨床疑問に対し、国内外の文献を検索し、研究結果を臨床の場面に応用することを意味する。文献で報告されている研究のsetting（背景）や対象者の特徴と臨床との相違を検討し、勤務している臨床に適切な提案ができることである。

　専門看護師としてSDMの一貫を担うために、患者・家族の診断・治療法に関する考え方や好みを理解し、選択肢の検討と判断を支援する。

博士課程

　AACN[5)]では、主にDNP（Doctor of Nursing Practice）の主要点を記述している。PhD（教育・研究中心の博士課程）と実践中心のDNPの違いについて、PhDは理論、メタ理論、研究方法、統計などを強調し、広範囲にわたる研究を博士論文などで報告する。一方、DNPは統合的な実践の経験と集中的な実践経験をつむことを要求される。

日本でも、博士課程修了者はエビデンスを構築できることが期待される。博士論文では研究疑問に対する文献をレビューし、研究疑問に対するエビデンスを構築する。しかし博士号取得後すぐに独立して研究を実施できることは米国でも期待されていない。ポスドクとしての経験や、メンターについて共同研究に参加して研究力を磨き、研究で指導的な役割が果たせるようになると考えてよい。

事例──臨床疑問から文献収集・文献レビューへ：リウマチ患者への生物学的製剤投与による感染のリスクを検討する

　リウマチ患者への生物学的製剤の投与が感染のリスクを高めることは、臨床の看護師も一般的な知識として知っている。しかし生物学的製剤の副作用をネットで検索しても「結核とB型肝炎に注意」としか書かれていない。

臨床疑問
　○感染のリスクは実際どの程度なのか（何パーセントの患者が感染するのか？）
　○結核以外に、罹患する感染症はあるだろうか？　あるとすれば、どの部位の感染症で、どのような病原体に感染するのであろうか？

　これらの臨床疑問は、患者にセルフケアを教育するスタッフであれば、誰でも思うことであろう。関連する臨床疫学の論文はほとんどが英語で書かれており、学部卒の看護師には文献検索や論文を読むのにも困難を伴うかもしれない。しかし修士課程では、海外の学術論文を検索しエビデンスを探すことができるようになるべきである。また日本の学会が多くのガイドラインをネットで公開しているので、それらも検索するべきである。博士課程では、文献の情報を統合し、エビデンスを臨床に応用できるようになるのが目標である。

では、Google Scholarで文献検索（キーワード：rheumatoid arthritis biological treatment risk of infection）をしてみると、生物学的製剤の重症感染の副作用に関する大規模コホートの調査結果が4本ヒットした。重症感染症は入院治療が必要な感染症と定義されてあり、重症感染症の感染率と感染部位について、イタリアのリウマチ患者の大規模コホート2件[6,7)]、英国のコホート1件[8)]、米国2件[9,10)]を入手した。日本で同様の文献を検索してみると、リウマチの高齢者の追跡調査の論文が検索された[11)]。

生物学的製剤の投与による重症感染症（入院治療が必要）のリスク因子

　イタリアの大規コホート[12)]で多変量解析の結果として3つの危険因子が抽出された。

1. 生物学的製剤の種類や量、その他の薬剤との併用によるリスクの相違
2. 高齢（65歳以上は40歳未満と比べ約4倍のリスク）
3. ステロイドの投与（累積投与量、投与量）

　重症感染率は対象者により追跡期間が異なるため、100 person-years（100人年）で計算されていた。100人年観察は100名を1年間観察し、何名が感染するかを表したものである（**表1**）。ここではわかりやするため％で表示した。重症感染症の罹患率は1〜8％と大きく異なる。感染の危険因子は、患者の年齢、合併症（糖尿病・呼吸器疾患・心臓疾患など）、生物学的製剤の種類や投与量、薬剤の併用、ステロイドの累計投与量、収入などが報告されている。イタリアは地域全員のデータで、米国や英国は生物学的製剤を投与された患者をリクルート・追跡しているため、全患者のデータではない。

　平均年齢は日本以外ではあまり差がなく、どのコホートも標準偏差は約10歳であった。米国のYunのコホートが、高齢者・障害者の国保（Medicare）の被保険者、生物学的製剤を投与され、その後薬剤の種類が

表1　イタリア・米国・イギリスと日本の1病院における高齢リウマチ患者の平均年齢、入院を必要とする重症感染症の発生率、調査年

著　者	研　究	標本数	平均年齢	感染率／100人年 (95％CI)		調査年
Carrara, et al. 2019	イタリア、ロンバルディア地域	4,656	55.8	0.9%		2004-2013
Ozen, et al. 2019	米国リウマチデータバンク（DMARDS）	11,623	58.9-60.3	2-3%		2001-2016
Rutherford, et al. 2018	英国 登録コホート	19,282	56-60	5.5%	(5.3-5.7)	2001-2016
Kawashima, et, al. 2017	日本高齢者・生物学的製剤	64	74.5	8.0%	(4.7-13.5)	2001-2016
	日本高齢者・非生物学的製剤	119	73.6	6.3%	(4.1-9.5)	
Yun, et al. 2016*	米国高齢被保険者（Medicare）でRA*	31,801	60.4-66.8	3-19%		2006-2011

＊ Yun, et al. 生物学的製剤投与歴（+）で、新たな薬剤に変更した高齢被保険者／注：Oze, et al. と Rutherford, et al. の平均年齢は薬剤の種類ごとの平均年齢の最小と最大，感染率も薬剤の種類ごと

変更になった患者で、感染率が高いグループは約2割の感染率である[13]。

重症感染症の感染部位の分布を比較

　日本の高齢者リウマチ患者の生物学的製剤の投与患者と非投与患者、およびイタリアと英国のRA患者で生物学的製剤投与を受けている患者における、部位別の感染症を比較してみた（図1）。呼吸器感染はどのグループも一番多いが、2番目に多い感染症はグループにより大きく異なり、日本の高齢者と英国は皮膚の感染症、イタリアのQuartuccioのグループは胃腸管感染、Carraraのグループは敗血症である。感染率自体に患者の年齢、生物学的製剤の種類や投与量、薬剤の併用、ステロイドの累計投与量などが影響することが報告されているため、これらの要因を反映していると推察される。

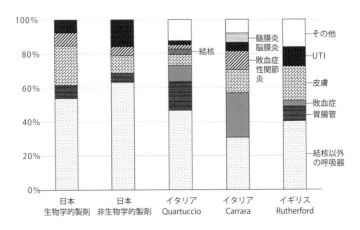

図1　リウマチ患者における入院を必要とする重症感染症の部位
　　　の分布：イタリアと日本の文献のデータと比較

（日本のデータは Kawashima, et al. 2017、イタリアは Carrara et al. 2019;
Quartuccio, et al. 2019、イギリスは Rutherford, et al. 2018）

重症感染の感染率以外のアウトカム

　文献を読んでいると、感染率と感染以外にもケアのアウトカムとして重
要な因子が見つかった。主要なものは、①外来における抗生剤の使用者割
合、②感染による入院回数、③重症感染での入院日数、④入院後30日以内
の死亡率であった。

外来における抗生剤の使用者割合

　生物学的製剤を投与されている患者の中で入院を必要としない感染症の
感染率についてはイタリアの報告では、抗生物質を2週間以上投与された
患者の割合は18.8%[14]、米国の生物学的薬剤を変更した患者コホートでは
外来での感染治療44%〜49%であった[15]。2〜4割程度は抗生物質が必
要な感染症に罹患するようである。

入院回数と重症感染での入院日数

　これら2つのアウトカムは米国の報告のみであった。Yunらによると薬剤の種類別の入院回数は、薬剤別に回数1〜2回が8.3%〜12.1%、≧3回は0.5%〜0.8%であった。入院日数は平均9日〜10日で標準偏差は10〜18日であった。

入院後30日以内の死亡率

　感染発症30日後の死亡率の報告は英国のコホート全体で10.4%（95% CI:9.2-11.6%）、米国の高齢者保険コホートで4〜8%であった。英国コホートでは部位別に死亡率が大きく異なり、敗血症・菌血症が45%（95% CI：33-61%）で、皮膚が2%（95% CI：1-3%）であった[16]。

看護ケアへの示唆

　文献のレビューにより、患者への指導で単に感染に気をつけることを言えるようになっただけでなく、重症感染の率や部位、危険因子などが明らかになった。これらを根拠に生物学的製剤の潜在的な恩恵と薬剤の副作用についてバランスをとり説明できるようにする必要がある。そして感染の症状を自己モニターし、症状が出現したとき早期受診するよう指導する。また感染に関連したケアの指標として、外来での感染治療の割合、入院回数、平均在院日数、30日以内の死亡率などもケアの指標としてモニターすべきである。

　ここで行った文献のレビューは、システマティックレビューのような系統的文献検索を実施していないため、さらに多くの論文が存在するかもしれない。感染率の差は、国により医療保険の適応、一般的なリウマチの治療方法、生物学的製剤の治療を受けれる基準などの要因を反映しているかもしれない。少なくとも、生物学的製剤の治療では結核とB型肝炎以外に多様な感染のリスクがあり、SDMを実施するうえで知っておくべき知識である。

まとめ

　教育背景別のクリティークのレベルを検討した。多くの疾患で新たな治療法が提唱されるようになり、新たなエビデンスを探す努力が必要な時代である。本章の文献検索結果で明らかなように、欧米では新薬の効果や副作用のモニターのための大規模コホートが構築され、その成果が報告されている。しかし、日本の大規模コホート調査の報告はないため、海外の文献を読み日本のケアに活用する方法しかない。大学や専門の学会で、臨床での疑問からエビデンスを構築していくことを推奨する。

●引用文献

1) Institute of Medicine 2010. The future of nursing leading change, advancing health, report brief october [a web dociment] 2010. (https://www.ncbi.nlm.nih.gov/books/NBK209880/pdf/Bookshelf_NBK209880.pdf) [2020.5.22 確認]

2) The US Nursing Workforce-Bureau of Health Workforce-HRSA. Health Resources and Services Administration [a web document] 2013. (https://bhw.hrsa.gov/sites/default/files/bhw/nchwa/projections/nursingworkforcetrendsoct2013.pdf) [2020.2.24 確認]

3) The American Association of Colleges of Nursing. The essentials of baccalaureate education for professional nursing practice [a web document] 2008. (http://www.aacnnursing.org/portals/42/publications/baccessentials08.pdf) [2020.5.22 確認]

4) The American Association of Colleges of Nursing. The essentials of master's education in nursing [a web document] 2011. (http://www.aacnnursing.org/portals/42/publications/mastersessentials11.pdf) [2020.5.22 確認]

5) The American Association of Colleges of Nursing. The essentials of doctoral education for advanced nursing practice [a web document] 2006. (https://www.pncb.org/sites/default/files/2017-02/Essentials_of_DNP_Education.pdf) [2020.5.22 確認]

6) Carrara, G., Bortoluzzi, A., Sakellariou, G., et al. Risk of hospitalisation for serious bacterial infections in patients with rheumatoid arthritis treated with biologics. analysis from the RECord linkage on rheumatic disease study of the italian society for rheumatology. Clinical Experimental Rheumatology, 37, 60-66, 2019.

7) Quartuccio, et al. Risk of serious infection among patients receiving biologics for chronic inflammatory disease. Journal of Advanced Research, 15, 87, 2019. DOI: 10.1016/j.jare.2018.09.003

8) Rutherford, A.I., Subesinghe, S., Hyrich, K.L., et al. Serious infection across biologic treated patients with rheumatoid arthritis: results from the british society for rheumatology biologics register for rheumatoid arthritis. Annals of the Rheumatic Diseases, 77(6), 905-910, 2018. DOI: 10.1136/annrheumdis-2017-212825

9) Yun, H., et al. Comparative risk of hospitalized infection associated with biologic agents in rheumatoid arthritis patients enrolled in medicare. Arthritis & Rheumatology, 68(1), 56-66, 2016. DOI: 10.1002/art.39399

10) Ozen, G., et al. Risk of serious infection in patients with rheumatoid arthritis treated with biologic versus nonbiologic disease-modifying antirheumatic drugs. ACR Open Rheumatology, 1(7), 424-432, 2019. DOI: 10.1002/acr2.11064

11) Kawashima, H., Kagami, S., Kashiwakuma, D., et al. Long-term use of biologic agents does not increase the risk of serious infections in elderly patients with rheumatoid arthritis. Rheumatology International, 37, 396-376, 2017. DOI:10.1007/s00296-016-3631-z

12) 前掲6)

13) 前掲9)

14) 前掲6)

15) 前掲9)

16) 前掲8)

（牧本清子）

第Ⅲ章

論文クリティークの方法

魅力的な研究テーマが、論文を読んで
みる気にさせるために重要であること
は常に変わらない。この章では、明確
な研究疑問が提示されているか、研
究目的にあったデータ収集であるか、
標本抽出の偏りがあるかどうかなどを
クリティークするための基礎知識を紹
介する。研究手法ごとにクリティークの
方法が異なるため、手法それぞれの長
所・短所を理解して読む力を身につ
けてほしい。また、ここではとくに看護
職の関心が高い質的研究について詳
細に解説している。質的研究のメタ分
析が増えている昨今、一つひとつの研
究をクリティークする力を持つことは
重要である。そのほか「結果」の見せ
方や「考察」のクリティークについての
解説は、自身で論文を書くうえでも参
考になることが多いであろう。

1. 魅力的な研究テーマと研究枠組み

　ここで述べる「研究テーマ」とは、例えば臨床現場でライフワークとして取り組みたい課題といった「問題意識」のことではなく、研究論文のタイトルである。著者が何に興味を持っているのか、何を明らかにしたいのかが一目でわからないタイトルは良いものとは言えない。研究論文においてタイトルはその研究を一貫したものにする柱となる。

　魅力的だと感じる論文タイトルは読む人によって異なる。例えば、自分が抱える臨床ケアでの疑問を、研究にどう結びつければよいか悩んでいる場合、関連するキーワードがタイトルに入っているだけで、その論文に飛びつくこともあるかもしれない。また、自分が明らかにしようとしていることとほとんど一致するタイトルであれば、どんな手法を使いどのような対象者からどんな結果を得たのかと、期待してその論文を読もうという気になるだろう。

　しかしその結果、意に反してがっかりさせられることはないだろうか？その原因を振り返ると、タイトルと内容が一致していなかったり、内容がタイトルほど魅力的でない場合がある。論文クリティークを行うことで、自身が研究を実施し論文を書く際、人に読んでもらえるような魅力的なタイトルをつけるための参考となる。

表1 魅力を感じた、もしくは疑ってかかった論文タイトル例と研究論文の評価

タイトル	論文の評価*
「Weaker circadian activity rhythms are associated with poorer executive function in older women」（高齢女性においてより脆弱な慨日活動リズムはより乏しい実行機能に関連している）	B
「The effect of memantine on sleep behaviour in dementia with Lewy bodies and Parkinson's disease dementia」（レビー小体型認知症とパーキンソン病の認知症における睡眠行動に対するメマンチンの効果）	A-
「Validation of the 4AT, a new instrument for rapid delirium screening: a study in 234 hospitalised older people」（4ATの検証、迅速なせん妄のスクリーニングの新しい手段：234人の入院中の高齢者における研究）	B+
「Nurse empowerment, job-related satisfaction, and organizational commitment」（看護師のエンパワーメント、仕事満足度、組織の取り組み）	F

（＊評価は、あくまで抄読会メンバーによるものである）

わかりやすくて魅力的なタイトル

　筆者らが論文抄読会で取り上げる文献を選ぶ際、多くの場合はデータベースに自身の研究領域に合致するキーワードを入力し、出力されたタイトル一覧の中から選定する。近年、雑誌によってはタイトルのつけ方も投稿規定に書かれていることがある。副題に研究デザインあるいは対象者を入れる必要があるなどさまざまだ。いずれにしても、タイトルは論文の内容を適切に表しているものでなければならない。

　表1の論文は、筆者らが実際に「タイトルに惹かれた、もしくは怪しいと思った」という理由で抄読会で取り上げたものだ。

　例えば「Weaker circadian activity rhythms are associated with poorer executive function in older women」は、睡眠に関する権威のある雑誌「Sleep」に収録されたものである[1]。概日リズムが認知機能の一つである実行機能と関係があると言い切っているので、認知症の予防に興味のある

者なら、研究者でなくても読んでみたいほど興味をそそる研究論文と思われた。

　しかし、この論文に対する筆者らの評価はB（普通）であった。以下がそのときのコメントである。

- タイトルは明確で良いが、"Are weaker circadian activity rhythms associated with poorer executive function in older women ?" と疑問形にしたほうが、その結果は「どうなんだ？」という読者の好奇心を駆り立てるのではないか。
- 統計方法として変数の処理方法が未記載であり、再現性がない。
- コホート研究であるが、チャートで示されておらず、また脱落についても記載がなく全貌が不明。バイアスについて検討されていない。

　インパクトファクター[注1]は5.7（当時）というレベルの高い雑誌であったが、方法論に問題があった。そのため、タイトルでは「関連がある」と言い切っている事柄に対して「本当にそうか？」という疑問が沸き起こる。皮肉にも、やはりコメントにあるように疑問形にしたほうが良かった。

　逆にタイトルで損をしているものもある。同じく**表1**の「Validation of the 4AT, a new instrument for rapid delirium screening: A study in 234 hospitalised older people」である[2]。これはせん妄に用いる4ATという新しい尺度の妥当性を調べた、尺度開発の論文である。「234人の入院高齢患者に対して行った」と書いているが、尺度の開発には相応のサンプルサイズが必要であり、とりたてて234人という数が多いわけではない。なぜ、わざわざ目立つようにサンプルサイズをタイトルに加えたのかわからない。この論文を抄読会の題材に選んだ学生は「なぜだろう」と怪訝に思い、あまり期待できないと思いつつ、せん妄の新しい尺度開発ということで興味を持ったようだった。

　4ATは非常に短いせん妄の尺度として多言語に翻訳されているほどの

表2　魅力的な論文タイトルの要素

1. 研究対象者が明確
2. 意外性とインパクトがある
3. 論文タイトルの中に研究で取り扱う概念が含まれている
4. 研究デザインが論文から予測できる
5. 疑問形など、読み手を惹きつける表現が用いられている
6. カレントトピックである

尺度であり、対象者もリハビリ病棟や老年病棟に4カ月以上入院している70歳以上の者に限っていた。そう考えると、結果的に234人のデータ収集は大変だったとわかった。可能なら対象病棟も含めていれば、この「234人」がすごい数字であることが理解できただろう。タイトルの言葉から、研究者が何をしたのかイメージを持てるようにすることが大事であるが、同様にある種の感動をもたらすものも注目を集めるのである。

　魅力的なタイトルにより、論文を多くの人に読んでもらえるチャンスが与えられることは間違いない。研究に取り組む際に、結果を広く発信できるようタイトルのネーミングのことを念頭におくことは重要である。この例からも研究テーマを端的に示しつつ魅力的に表現することが大切な要素であると学べるだろう。タイトルには、研究テーマが正確に示されていて、それを明らかにしようとする内容がわかりやすく書かれている必要がある。そうするためには、研究枠組みをしっかりと構築し、論文に反映させる必要がある。研究枠組みが研究タイトルにふさわしい魅力的なものでなければ、読み手をがっかりさせてしまうのである。表2に魅力的な論文タイトルの要素を挙げた。

しっかりとした研究枠組みと明確な概念

　ここでいう研究枠組みとは、研究全体で明らかにしたいものは何かを明示したものである。すべての研究が理論や概念モデルに基づいてはいない

が、どの研究も枠組みを持っており、理論に基づいた研究では理論的枠組みという。また、特定の概念モデルに基盤を持つ研究では、概念枠組みということが多い。研究枠組みを示すことはその研究方法をしっかり記述することにもつながる。さまざまな研究方法の解説は第Ⅲ章以降を参照してほしい。

では、概念とは何であろうか。広辞苑によると「事物の本質をとらえる思考の形式。事物の本質的な特徴とそれらの連関が概念の内容（内包）」などと示されている。看護研究において概念は理論構築の要素とみなされていることが多いが、単に研究で扱う変数を概念ととらえている研究者もいる。どちらにしろ、学術論文の中で扱われる概念はその論文の中で一貫した意味を持ち、何らかの根拠に基づいて読み手が納得できる操作的定義を持つことが必要になる。

例を挙げよう。表1（p.74）の「Nurse empowerment, job-related satisfaction, and organizational commitment」[3]は古い論文であるが、これを選んだ学生はその当時、組織の取り組みが看護師のやる気に影響を与えているのかどうかを時代を追って知りたかったので、これはまさに自分が求めていたものだと思って飛びついた。しかし、抄読会での評価はF（問題外）であった。その理由は、以下のとおりである。

・看護師にとって何が問題であるのか、なぜエンパワーメントが必要なのかが書かれておらず、不明瞭。
・序論のところで、エンパワーメントと仕事満足度の関係が先行研究ではどのようになっているのかが書かれていなかった。
・エンパワーメントの定義が不明瞭であり、仕事満足度にしか触れられていない中で、いきなりエンパワーメントが登場する。
・尺度を多種類用いているが、エンパワーメントや仕事満足度の何を収集していたのかが、まるでわからなかった。

この論文はかなり評価が低かったが、それは扱いたいテーマに対して研究で網羅している範囲を明確にしなかったため、いったい何のデータを収集しているのかわからない、ということになってしまったからだ。

　これは極端な例であったが、今でもこのような問題は散見する。特に看護研究では、抽象度が高くイメージしにくい概念を扱うことが多く（例：レジリエンス、コーピングなど）、そのような場合に、それらをどう測定するのか決める際には、必ず概念枠組みが必要である。中核となる研究テーマを明確にしなければ測定するものも明らかにならず、それでは砂上に城を築くようなものであり、結果的にこの論文のようにひどい評価になる。

　では一体、概念をどのように定義すればよいのか？ という質問が読者から聞こえてきそうだが、まずは先行研究で述べられている下位概念の関連を明確化するのである。できれば図などを用いて可視化することが必要だ。先行研究がまったくない場合であっても、理論的に説明できる定義を提唱することが大事である。

　研究の中核となる概念が明確に定義されていなければ、研究自体が意味をなさないことに注意すべきである。研究論文の概念枠組みや仮説が明確に記述されているか。こうした視点でもクリティークする必要がある。

序論で独創性を見極める

　看護研究のテーマを選ぶ視点で最も大切なことは何だろう。それは、その研究が革新的かつ創造的であるかどうか、先行研究で明らかにされた知識体系にどのような新たな貢献をするのかを記述することである。

　研究論文を読む際、これらは「序論」で提示されるべき「研究の必要性」の視点でクリティークされる。取り扱われる変数の操作的な定義づけとともに、研究目的の明確化がその重要ポイントである。そこでは、これまでの先行研究からなぜこの研究テーマを扱う必要性があるのか、それにつ

いてどのように結論づけているかをクリティークする必要がある。研究論文で述べられていることを鵜呑みにするのではなく、先行研究で何がどこまで明らかになっているのか、的確にまとめて記述されているかをチェックする。能動的に研究論文をクリティークするためには、まずは疑ってかかる姿勢を持ってほしい。

　また、研究の必要性に対して引用文献が適切かどうかや、述べられていない事柄があれば、なぜ言及されていないのか疑問を持たなければならない。その際、先述した研究テーマを選ぶ視点を常に持っていてほしい。なぜならそこに看護研究の意義があるからである。次にその例を示したい。

　魅力的な論文タイトルの例として、先にも取り上げた論文「Nurse empowerment, job-related satisfaction, and organizational commitment」は、組織の取り組みと仕事満足度、そして看護師のエンパワーメントとの関係性がテーマなので、何十年ものあいだ全世界で看護師不足が深刻化していることを考えると非常に興味深い。序論では当然そのことに触れるのかという期待が膨らむ。

　詳しくは原文を読んでもらいたいが、序論ではやはり看護師不足や看護師のバーンアウトについて書かれていたので、時代を反映したものといえる。離職につながらないよう若い学生を惹きつけ、かつ現職の看護師も継続して働けるような「何か」が必要であるという文脈で始まっている。その「何か」がエンパワーメントであると思われるが、この序論の引用文献では、エンパワーメントが組織の機能と人事管理の方法において検討されているとしている。

　さらにこの研究では、心理理論を使ってエンパワーメントを個人の成長と発展のプロセスとみていたということだった。しかし、この研究で扱う仕事満足度と組織との関連についての適切な先行文献がなく、複数の先行文献からは、この研究内で取り上げるエンパワーメントと仕事満足度や組織のコミットメントとの関連がまったくわからなかった。つまり、十分に引用文献を検討していないことも明らかである。

表3　序論をクリティークするポイント

研究で扱われる変数の理論的根拠
・操作的定義の明確な記載
研究の必要性
・看護的な意義を有するか ・先行研究でこれまでに何が明らかになっているか ・適切な引用文献を用いて研究の必要性が述べられているか
研究枠組みの明確化
・扱われる変数間の関係性や変数の動向の明確な提示（図示） ・選択された研究デザインの適切さ

　私たち看護者は、常に看護実践にどのように研究結果が還元されるかを考えているからこそ、適切なプロセスを踏まえて得られた研究テーマに魅力を感じる。なおかつ、研究結果がこれからの看護を考えるきっかけとなる学術論文に出会えた時に喜びを感じるのだ。表3に、そうした事柄に関するクリティークのポイントを挙げた。

適切な研究デザイン

　研究枠組みに適したデザインが選択されているか、つまり、テーマに適した概念（あるいは変数）が選択され、その概念間の関連性を明らかにするためのデザインが適切なのかを見極める必要がある。最近では副題に研究デザインが記されていることが多いので、明らかにしたいこと（研究テーマ）に適したデザインか否かが、タイトルを見ただけでわかる場合も多い。

　例えば、表1（p.74）の「Weaker circadian activity rhythms are associated with poorer executive function in older women」は、概日リズムと実行機能の関連性を明らかにしたいわけなので、観察研究ということになる。実際、この研究はコホート研究のデザインを使っている（コホートについてはp.199を参照）。しかし、コホート研究の場合は、研究方法においてどのような集団（コホート）が、どのくらいの期間追跡されて曝露要因と疾患の発生や事象に関するデータを収集し、どのような人がどのくらい脱落したのかということを明確に記述すべきである。

　研究参加者のリクルートから最終のデータ収集までの参加者数・脱落者数、脱落の理由をフローチャートにすることが推奨されているが、この研究では記述もなく、図式化もされていなかった。これでは、研究の参加者のバイアスをチェックすることができない。

　「The effect of memantine on sleep behaviour in dementia with Lewy bodies and Parkinson's disease dementia」[4]では、レビー小体型認知症とパーキンソン病の認知症には睡眠時の行動障害が特徴的な症状であるが、これに対するメマンチンという薬剤の効果の有無を明らかにしたかった。効果の検証なので、当然介入研究であると推測でき、実際にランダム化比較試験（randomized controlled trial：RCT）であった。RCTであるとわかれば、その研究デザインのチェックシート（第Ⅳ章を参照）を用いて読み進めればよい。

魅力ある論文に出会うために

　論文を読んで「がっかりする」場合というのは、その研究テーマを明らかにしようとするプロセスが、科学的な根拠や適切な研究デザインを持たないケースだと言えるだろう。研究論文をクリティークするに当たっては、その研究の必要性を見極め、疑問を持ち、他の論文からの情報を得ておくことが必要である。それと同時にどのような研究方法ならその研究の目的を達成できるのかを、関連するあらゆる理論や概念、そして研究方法

に対する知識をもとにクリティークすることが重要になる。

　序論で研究の必要性が明確に示されており、研究上の問いや仮説が組み立てられた研究枠組みに基づき、研究方法が適切であれば、魅力的なタイトルどおりの論文への一歩である。予想を上回り、読み手が考えてもいなかった画期的な方法や結果が示されている学術論文に出会いたいと思う。

●注釈

1) インパクトファクター (impact factor)：ある雑誌について、過去2年間にどれくらい頻繁に引用されているかを示す尺度で、同じ分野の他の雑誌とその重要度を相対的に比較できる指標。

●引用文献

1) Walsh, C.M., Blackwell, T., Tranah, G.J, et al. Weaker circadian activity rhythms are associated with poorer executive function in older women. Sleep, 37(12), 2009-2016, 2014.

2) Bellelli, G., Morandi, A., Davis, D.H., et al. Validation of the 4AT, a new instrument for rapid delirium screening: a study in 234 hospitalised older people. Age and Ageing, 43(4), 496-502, 2014.

3) Kuokkanen, L., Leino-Kilpi, H., Katajisto J. Nurse empowerment, job-related satisfaction, and organizational commitment. Journal of Nursing Care Quality, 18(3), 184-92, 2003.

4) Larsson, V., Aarsland, D., Ballard.C, et al. The effect of memantine on sleep behaviour in dementia with Lewy bodies and Parkinson's disease dementia. International Journal of Geriatric Psychiatry, 25(10), 1030-1038, 2010.

（山川みやえ・中岡亜希子）

2. 研究方法のクリティーク

① 研究疑問の明確化から倫理的配慮まで

研究方法は論文のカギを握る

　研究方法が適切であるかどうかは、研究目的に合った結果を導けるかどうかという点で非常に重要である。不適切な研究方法で出された結果では、解釈のしようがなく考察にも影響してしまう。研究方法の良し悪しが、その論文の価値をすべて握っている。これまで筆者が参加した文献抄読会で取り上げられた文献の中でも、方法論に問題があると指摘されたものは多い。どこに問題があったのか、見てみよう。

　一つ目は「Effect of individualized social activity on sleep in nursing home residents with dementia（認知症の老人ホーム入所者における個別的社会活動の睡眠への影響）」[1]という論文である。この研究の目的は、睡眠に関する問題（日中睡眠の減少、夜間睡眠の増加、日中／夜間睡眠比率の低下）に対する個別的社会活動（鏡を見る、手紙を書く、花輪をつくるなど）の介入効果とその費用を明らかにすることであった。

　対象は米国南東部にある7つのナーシングホームに入所している認知症の人147名であり、対象を無作為に介入群と非介入群に振り分け、介入前後で対象者の睡眠パターンを比較していた。お金と時間、手間をかけた意欲的な研究と言えよう。しかし筆者らによるクリティークでは、以下のような研究方法上の問題点が指摘された。

・研究期間が明示されていない。

・対象者の選択過程の記述がない。対象は7つの施設の入所者だが各施設における対象者の選択方法についての記述がない。そのため、1施設内に介入群と非介入群が混在していたのか、施設ごとに介入群と非介入群に分けたのか不明である。

・介入の統制についての記述がないため、1施設内に介入／非介入群が混在している場合、介入はどうやってしたのか、また、どのようにして非介入群に介入の影響を及ぼさないようにしたのか疑問である。

・認知症者を対象にしていることから、介入に際して困難が生じることが容易に推測されるが、このような介入研究中の問題についての記述と、その対処法について書かれていないことに疑問を感じる。

・この研究は、ある介入の効果を検証するものなので、介入のアウトカムには患者の状態の観察が必要であり、多数の観察要員が必要だったはずである。一つの病棟にそのような大勢の観察者がいれば対象者（患者）に影響を与えると思われるが、そのことについての記述がない。

・介入する前のベースラインである5日間の睡眠状態しかみていない。介入中の睡眠状態の変化も測定すべきではないか。

　この論文では、その研究方法が妥当であるかどうかをクリティークするために必要な情報の記載が不足していたことがわかる。特に介入研究であったこと、介入手順やデータの収集方法などが記述されていなかったため、介入の精度管理の問題が推測され、測定方法の信頼性・妥当性の評価ができなかった。そのため結果についても検討することができなかった。

　一方、抄読会で書き方が参考になると評価された論文「Loneliness and risk of Alzheimer disease（孤独とアルツハイマー病のリスク）」[2]では、前述の論文とは研究方法の記述が大きく異なっていた。この論文はこれまで取り上げられることのなかった主観的な孤立、孤独感とアルツハイマー病のリスクに着目した論文である。研究対象者は米国のイリノイ州シカゴ市

およびその周辺地域の高齢者市民施設からリクルートした、認知症のない高齢者823名であった。研究デザインは前向きコホート研究で、リクルート時に孤独感、社会的孤立、その他うつなどの共変量について尺度を用いて測定し、認知機能は年に一度さまざまな尺度を用いて測定していた。研究方法についての筆者らの評価は以下のとおりであった。

・掲載誌「Archives of General Psychiatry」は2006年のインパクトファクターが13と高い雑誌であったため、さすがに論文の形式や書き方は整理されており、論文構成に必要なエッセンスはほとんど盛り込まれていた。
・データ収集期間は4年半であるが、対象者の平均観察期間は3年に満たなかった。アルツハイマー病の発症をエンドポイントとすると、より長期間のコホート研究が望まれる。

　この論文は、研究期間が短かったが論文構成の必要項目は記述されていた。もう一つ、抄読会で良い評価であった論文「Research on treating neuropsychiatric symptoms of advanced dementia with non-pharmacological strategies, 1998-2008: A systematic literature review（重度認知症者の神経精神症状に対する非薬物療法についてのシステマティックレビュー）」[3]を紹介する。この論文は、進行した認知症において神経精神症状を治療する非薬物的な介入についての文献を評価した、システマティックレビューである。

・扱っている論文数は、目的に沿って21文献に選定されており、論文の選定プロセスは丁寧に述べられ、選定基準も厳密であった。
・量的研究を対象とした介入の効果を検証するシステマティックレビューでは、無作為化比較試験（randomized control trial：RCT）や準RCTが含まれることが多いため、メタ分析を実施する場合も多い。本研究におい

てはメタ分析を実施していなかったが、その理由の記載がなかった。
・このレビューは1999年に別の研究者グループが実施したレビュー後の、非薬物療法の進歩や新たな知見について検討したものである。必要な研究ではあるが、新たな視点を提供するような新奇性には欠ける。

　紹介した3つの論文では何が違うのだろうか。抄読会での総評を比べてみると、必要な項目の記載があるか否かが評価の良し悪しを決めるようである。3つ目の論文は文献レビューであるが、原著論文と同様に方法を明確に記述する必要がある。どの項目が書かれていればよいのか、注目すべき点はどこなのか、これまでに筆者らが抄読会で取り上げた論文を例に、研究方法のクリティークについて考えてみよう。表1に研究方法のクリティークのポイントを示した。以下、詳述する。

研究目的／仮説は明確か？

　研究疑問とは、研究に取り組む際に研究者が明確にしたい疑問のことである。研究疑問の内容は研究テーマをどのように設定するのかに関連する。つまり、その研究での目的を具体的に記述できるかどうかが問題である。研究者は研究疑問を設定する際に、まだ明らかになっていないことや矛盾のある結果について、先行研究を用いて記述することが求められる。
　前出の論文「Loneliness and risk of Alzheimer disease」の場合、この研究の目的は高齢者における孤独が、アルツハイマー病リスクの増加に関連しているという仮説を検証することである。序論では、社会的孤立と認知症リスクの増加、認知機能低下に関連があることが明らかになっているが、感情的な孤立・孤独感（loneliness）と認知症の発症との関連については知られていないことが先行研究を用いて明確に記述されていた。
　研究目的の部分では、先行研究を用いた研究背景の記述と目的の整合性が重要であること以外に、主要な変数および変数間の関係、研究対象とな

表1　量的研究をクリティークするポイント

◉**研究目的／仮説は明確か？**
・研究目的の背景／重要性は先行研究を用いて記述されているか？
・研究対象となる母集団が明記されているか？
・観察あるいは測定する変数について述べられているか？
・独立変数と従属変数の関係について述べられているか？

◉**研究目的に適した研究デザインであるか？**
・研究目的に適合しているか？
・データ収集のタイミングは適切か？

◉**標本の大きさと抽出方法について**
・必要な標本数の計算はされているか？
・標本は研究目的に適しているか？
・標本の抽出方法は適切か？
・標本の選択基準（包含基準と除外基準）は明記されているか？

◉**倫理的配慮**
・倫理委員会の承認を得ているか？
・介入研究の場合、対象者への介入方法に倫理的な問題はないか？

◉**データ収集方法**＊

◉**データ分析**＊

※の項目は「データの収集と分析」で解説。文献4・5より引用、一部改変

る母集団について明確に記述されているかどうかが、クリティークのポイントに挙げられる（**表1**）。記述的研究では、変数の頻度や罹患率、平均値に焦点を当てるが、その他の量的研究の多くは変数間の関係を問うことを目的としている。

　例えば「Loneliness and risk of Alzheimer disease」では、高齢者（母集団）における「孤独感」（独立変数）と「認知機能低下」（従属変数）の関係について明らかにすることが目的であると明記されていた。研究デザインは在宅で4年間追跡した長期的コホート研究であり、「孤独感」が将来の「認知機能低下」に及ぼす影響について検討するのに適したデザインであった。

研究目的に適した研究デザインであるか？

　研究内容によって、用いる研究デザインはいくつかに絞られる。論文をクリティークする時は、その論文がどのようなデザインを採択したのかを把握し、各デザインの特徴を踏まえて結果や考察の解釈をすることが必要である（表2）。

　研究デザインは、論文の要旨や本文に書かれていることが多い。しかし、これまで抄読会で取り上げた論文の中には、記載されているデザインと実際に実施したデザインが異なっていたのではないか、と思われる論文があった。「Predictors of neuropsychiatric symptoms in nursing home patients: Influence of gender and dementia severity（ナーシングホーム入居者における精神症状の予測因子：性別と認知症の重症度の影響）」[6] を例にとってみよう。この論文の目的は、ナーシングホームに入所している認知症患者の精神症状に対する、認知症の重症度と性別の影響を評価することであった。

　研究デザインは横断コホート研究（cross-sectional cohort study）と記載されており、オランダのナーシングホームの認知症患者に対する、精神症状の出現頻度との関連を評価するための、大きな研究プロジェクトの一つであった。コホート研究とは、研究対象者の群（コホート）を一定期間にわたって追跡調査するタイプの研究である[8]。この論文の場合、8カ月のデータ収集期間中に、2週間の対象者観察期間を設定し、観察期間中の精神症状について担当看護師にインタビューを行っていた。しかし、その後の追跡調査についての記述がなかったため、筆者らの抄読会では「コホート研究とは言えない」という意見で一致した。

標本の大きさと抽出方法

　研究者は研究目的、研究デザインが決まったら次に標本数を決定する。

表2　主な研究デザインとその特徴

研究デザイン			利点	欠点
実験的研究	比較試験	無作為化	・背景がそろった対象患者を得られやすい ・因果関係を検証するためには、最もよいデザインである	・倫理性、実行可能性において、この方法が適さない場合がある ・研究の実施に費用と時間を要する
観察的研究	分析研究	コホート研究	・曝露とアウトカムとの時間的順序がわかる ・一つの研究で複数のアウトカムについて評価できる ・発生率、リスク比、リスク差に関する情報が得られる ・適切に行われた研究なら、因果関係の立証に有効である	・まれに発生するような事象の研究では、大規模な標本サイズと長い追跡期間が必要になり、多大な労力と費用を要する ・他の分析研究に比べ、追跡脱落バイアスが生じる可能性が高い ・曝露の分類ミスの可能性がある（例：追跡研究中の曝露の変化があった場合）
		症例対照研究	・比較的迅速に行うことができ経済的である ・まれに生じる事象を調べるのに適している ・適切に行えば、因果関係を明らかにするのに役立つ	・多くの偏りがある（例：想起の偏り＝症例群は対照群と比べ、さまざまな曝露について思い出そうとする） ・さまざまな偏りがあるため、適切な対照群の選択が困難である
	記述研究	横断研究※	・比較的迅速かつ経済的に行うことができる ・他の方法に比べ確率標本を比較的容易に用いることができるので、代表的な標本を抽出することができ、結果を一般化しやすい	・曝露とアウトカムの発生順序がわからないため、因果関係を決定することはできない
		事例研究	・症例に関する詳細なデータを収集することができる	・結果の一般化が難しい

（※横断研究は分析研究に分類される場合もある。文献7をもとに作成、一部改変）

いくら厳密に研究を行っても、標本数が小さすぎれば結論を出すことができず、逆に標本数があまりに大きいと収集するデータが膨大になり、費用がかさんでしまう。

標本抽出とは母集団全体を代表するような母集団の一部を選び出す過程である[9]。研究で得られた知見がどれほど母集団の特徴を反映し得るかは、研究対象者の選び方に左右される。選択基準（包含基準と除外基準の総称）はブレのない研究対象者を選択するという意味で非常に重要である。

図1に「Effects of three approaches to standardized oral hygiene to reduce bacterial colonization and ventilator associated pneumonia in mechanically ventilated patients: A randomized control trial（人工呼

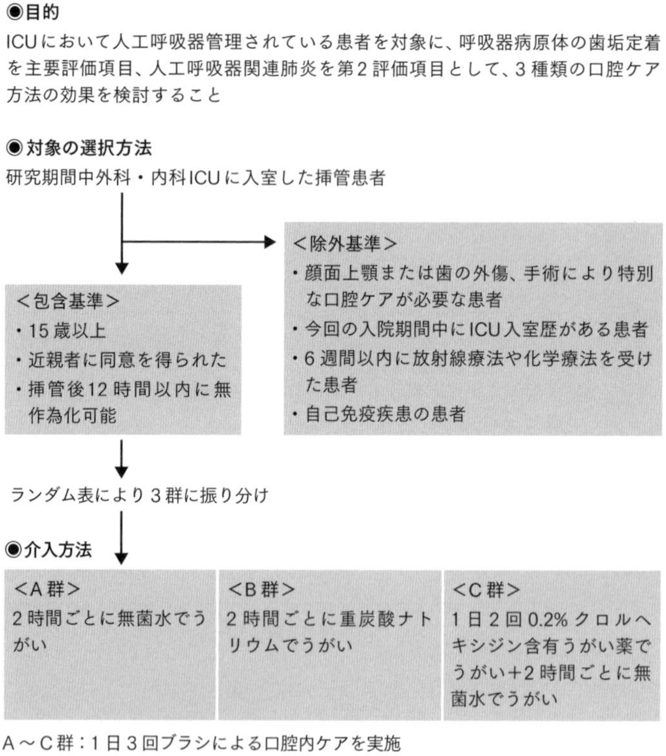

◉目的
ICUにおいて人工呼吸器管理されている患者を対象に、呼吸器病原体の歯垢定着を主要評価項目、人工呼吸器関連肺炎を第2評価項目として、3種類の口腔ケア方法の効果を検討すること

◉対象の選択方法
研究期間中外科・内科ICUに入室した挿管患者

<除外基準>
・顔面上顎または歯の外傷、手術により特別な口腔ケアが必要な患者
・今回の入院期間中にICU入室歴がある患者
・6週間以内に放射線療法や化学療法を受けた患者
・自己免疫疾患の患者

<包含基準>
・15歳以上
・近親者に同意を得られた
・挿管後12時間以内に無作為化可能

ランダム表により3群に振り分け

◉介入方法

<A群>
2時間ごとに無菌水でうがい

<B群>
2時間ごとに重炭酸ナトリウムでうがい

<C群>
1日2回0.2%クロルヘキシジン含有うがい薬でうがい＋2時間ごとに無菌水でうがい

A〜C群：1日3回ブラシによる口腔内ケアを実施

図1　研究方法の概要

吸器患者における細菌のコロニー形成と呼吸器関連の肺炎を減少させるための標準化された口腔内衛生への3つのアプローチの効果）」[10] という論文の研究方法の概要を示した。このようにすべての患者を選択基準に当てはめ、対象者を選別していくことは、研究結果を一般化するためにも必要な手順である。

　標本抽出デザインは確率標本抽出と非確率標本抽出に分けられる。非確率標本抽出は、母集団を代表する標本を選び出すということでは確率標本抽出に劣るが、費用効果や実施可能性の問題から看護研究の大半は非確率標本抽出である。

研究目的と研究参加者の特性を結びつける

　看護研究において、研究対象者の多くは研究者の所属施設に入院している患者や地域住民である。研究対象者へのアクセスを考えると当然だが、その研究対象者（標本）が研究目的の母集団を代表しているかどうかを検討することは、研究結果の一般化の可能性を解釈するうえで重要である。

　論文クリティークの際に、研究方法に対象の選択基準（包含基準と除外基準）が明記してあるかを確認する読者も多いと思う。しかし、明記してあるからと安心してはいけない。そのわかりやすい例として、再び先述の「Effects of three approaches 〜」を取り上げたい（図1）。

　選択基準の詳細は論文を確認してほしいが、口腔ケアプロトコールの評価を目的とする研究であることを考えると妥当であった。しかしこの論文の場合、対象がICU入室患者であるため、ICU入室理由となる疾患がさまざまであること、病院によりICU入室基準が異なることなどから一般化はしにくい。ICU入室患者を対象としたことはこの論文の「売り」でもある。しかし筆者も、研究対象者の異質性（患者背景の違い）については研究の限界であると「考察」で触れていた。

　次に「Gait capacity affects cortical activation patterns related to speed control in the elderly（高齢者における歩行スピードの制御と大脳皮質活性パターンの関連）」[11]という論文を挙げてみよう。この論文の目的は、歩行スピードの制御に関係している大脳皮質の活性パターンと高齢者の歩行能力の関係を調査することであった。対象者は15名の健康な高齢者で、平均年齢は63歳であった。研究対象者について筆者らの抄読会では以下のような意見が出された。

・高齢者に関して述べたいのであれば、他の年齢群との比較や、より高齢の対象を選出することが必要である。
・しかし、認知機能が低下している人や高齢すぎる人では本研究におけるテストを実行するのが困難である可能性が高い。

　研究対象者を決定するプロセスには地理的・時間的・倫理的な条件が影響するが、研究対象者を選ぶ時の偏りについて慎重に吟味し、一般化可能な結果を得る努力をしなければならない。

倫理的配慮の重要性

　最後に倫理的問題について触れよう。これは単に倫理委員会の承認を得ているということだけで評価してはいけない。前述した「Effects of three approaches ～」という論文は、標準化された口腔ケアプロトコールの効果を評価することが目的であった。そのため口腔ケアのプロトコールが決められ、3つの群に割り振られた対象者に対してそれぞれ滅菌水、重炭酸ナトリウム、0.2％クロルヘキシジンによる2時間ごとのうがいが実施された。
　対象はICU入室中の人工呼吸器装着中の患者で、このような重症患者の場合は口腔内分泌物が多く、2時間より頻回なうがいや、それ以外の効果的とされるケア（アイスマッサージなど）が必要かもしれない。そのため、研究プロトコールにより決められたうがい以外のケアが受けられない

という不利益を患者が被った可能性について完全には否定できない。言うまでもないが、対照群に口腔ケアをしないことは倫理的に許されない。

　この研究では、2時間ごとのうがいの他に、研究対象者には歯磨き粉と歯ブラシを使用した歯磨きが実施された。これにより対照群にも口腔ケアをしたことになるため、3群間の統計学的有意差は出にくくなる。そのため介入効果を示すためには標本数を増やす必要が出てくる。微妙なケアの違いを統計学的有意差として示すことは容易ではないことから、看護分野における介入研究は難しいということがわかる。

　看護研究に限らず、臨床での介入研究を実施する場合は、倫理的配慮を最も重視する必要がある。学術雑誌の投稿規定では、倫理委員会の承認を得ていることを求められるのが一般的である。しかし、その記載があればよしとするのではなく、対象者が不利益を被る可能性がなかったかどうかを研究方法からクリティークすることも求められる。

重要だけど難しい研究方法のクリティーク

　研究方法のクリティークは、研究の背景・目的・研究デザインの選択に一貫性があるかどうかが評価の一つの分かれ道となる。先行文献に裏打ちされた明確な研究目的の記述と、研究目的を達成するためのデザインの選択には一本筋が通っていなければならない。研究デザインと実際の研究方法が異なっている場合もあるので注意が必要である。

　また、研究目的に合致した対象者を選択できているか検討することも大切で、それには標本抽出方法についての知識が必要となる。さらに人を対象とする臨床研究においては、倫理的な配慮は不可欠である。このように、研究方法のクリティークはチェックする項目が多い。そのため一人で論文を読んでいても気づかない点が多々ある。そんなとき、グループワークで気になる論文を取り上げ、意見を出し合うことはとても勉強になる。

●引用文献

1）Richards, K.C., Beck, C., O'Sullivan, P.S., et al. Effect of individualized social activity on sleep in nursing home residents with dementia. Journal of the American Geriatrics Society, 53(9), 1510-1517, 2005. DOI: 10.1111/j.1532-5415.2005.53460.x

2）Wilson, R.S., Krueger, K.R., Arnold, S.E., et al. Loneliness and risk of Alzheimer disease. Archives of General Psychiatry, 64, 234-240, 2007. DOI: 10.1001/archpsyc.64.2.234

3）Kverno, K.S., Black, B.S., Nolan, M.T., et al. Research on treating neuropsychiatric symptoms of advanced dementia with non-pharmacological strategies, 1998-2008: a systematic literature review. International Psychogeriatrics, 21(5), 825-843, 2009. DOI: 10.1017/S1041610209990196

4）Brink, P.J., Wood, M.J.（著），小玉香津子，輪湖史子（訳）. 看護研究計画書作成の基本ステップ. 日本看護協会出版会，1999.

5）Polit, D.F., Beck, C.T.（著），近藤潤子（監訳）. 看護研究原理と方法 第2版，医学書院，2010.

6）Zuidema, S.U., de Jonghe, J.F., Verhey, F.R., et al. Predictors of neuropsychiatric symptoms in nursing home patients: influence of gender and dementia severity, International Journal of Geriatric Psychiatry, 24(10), 1079-1086, 2009. DOI: 10.1002/gps.2225

7）Oleckno, W.A.（著），柳川洋，萱場一則（監訳）. しっかり学ぶ基礎からの疫学. 南山堂，2004.

8）Hulley, S.B.（著），木原雅子，木原正博（訳）. 医学的研究のデザイン研究の質を高める疫学的アプローチ 第3版. メディカルサイエンスインターナショナル，2009.

9）Polit, D.F., Beck, C.T.（著），近藤潤子（監訳），看護研究―原理と方法 第2版. 医学書院，2010.

10）Berry, A.M., Davidson, P.M., Masters, J., et al . Effects of three approaches to standardized oral hygiene to reduce bacterial colonization and ventilator associated pneumonia in mechanically ventilated patients: a randomised control trial. International Journal of Nursing Studies, 48(6), 681-688, 2011. DOI: 10.1016/j.ijnurstu.2010.11.004

11）Harada, T., Miyai, I., Suzuki, et al. Gait capacity affects cortical activation patterns related to speed control in the elderly, Experimental Brain Research, 193(3), 445-454, 2009. DOI: 10.1007/s00221-008-1643-y

（内海桃絵）

② データの収集方法
——標本抽出枠とバイアス（偏り）のチェック

　この項では標本抽出の課程でおこるバイアスについて紹介する。欧米の
ナーシングホームにおける認知症高齢者の調査や介入では、クラスタ無作
為化抽出法などを用いて国を代表する標本を抽出しているが、日本では大
学が研究を依頼できる地域の施設を選択することが多い。ここでは、看護
研究に関する書籍などではであまり取り上げられていない、標本抽出と研
究参加者の偏りについて紹介する。

用語の紹介

　バイアス（bias：偏り）とは、疫学研究における系統的なエラーのこと
で、研究デザイン・実施・分析の結果として曝露と疾患の関係に誤った推
定をすることである。バイアスには主に以下の2種類がある。

　① 選択バイアス（selection bias）
　② 情報バイアス（information bias）

　選択バイアスでは、対象者を選ぶ枠組み（標本抽出枠）を選択する時点
でバイアスが生じることがある。論文をクリティークするとき最初に注意
したいのは標本抽出である。研究成果を一般化したい集団の特徴、調査で

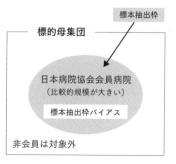

①出版物
 ・『病院要覧 2003−2004年版』
 ・9,200病院(一般病院、精神病院など)

②インターネット
 ・日本病院協会の会員一覧
 ・一般社団法人病院協会の2,451病院
 ・全病院に占める割合:
  病院数＝約29%、病床数＝約42%

図1　標本抽出枠の相違によるバイアス：1病院を選出の単位とした
　　　場合の標本抽出枠

きる対象集団の特徴、実際の調査に参加してくれた人たちの特徴を把握することが重要である。

　まず、内海ら[1]による全国の病院を対象とした尿道留置カテーテルの管理に関する、郵送調査の事例をみてみよう。調査時では病院要覧に掲載されている全国の病院のうち、400床以上の全736病院および、100床以上400床未満のうち4分の1の系統抽出法により抽出された927病院から、住所の確認ができた計1,650病院の看護部長宛てに調査票を郵送した。この場合は100床未満の病院は対象外で、全国の100床以上の病院の標本である。

　標本抽出枠の選択が与えるバイアス（偏り）を図式化したのが 図1 である。標本抽出の単位は1病院で、内海らの例では標本抽出枠は病院要覧の病院リストであり、標本抽出枠自体のバイアスはない。しかしこのリストの中には病院閉鎖や統廃合された病院もあるうえ、現在は内容が更新されていない（有料で最新のリストを購入することは可能）。

　手軽かつ無料で入手できる病院のリストとしては、インターネット上の日本病院協会の会員一覧がある。これを標本抽出枠として選んだ場合は、図1に示すように、ベッド数の多い病院のリストから選出するようにな

る。このため無作為抽出を行っても標本自体にバイアスがあり、日本の病院を代表した結果とは言えない。調査研究をクリティークするときに標本抽出枠について検討する必要がある。

その他の標本抽出枠：インターネット調査登録者の標本抽出枠を用いた調査の偏り

　近年、インターネット上で登録した人を対象とする調査が増えてきた。郵送の手間がいらず、データ入力も参加者に依頼するため、方法として容易にみえる。しかし、インターネットの普及率が高い北欧などでは調査参加者に偏りは少ない一方、日本の場合インターネットを使用する人は全国民を代表した人たちとは言えないようである。

　Tsuboiら[2]は、インターネット調査登録者の中で調査に回答した人たちの特徴と、全国の代表的な標本から選ばれた人への個別訪問調査に参加した人たちの特徴を比較した。全国の調査は数段階による無作為抽出法で、選ばれた人の自宅に調査員が訪問し、対象者に直接調査票を手渡し、後日、回収に行った。男女とも大学卒の割合はインターネット調査参加者が高く、男性は女性よりも大学卒の割合が高いという特徴がみられた（図2）。回答者の性別や学歴などの人口統計学的な特徴と関連した要因を調査するときには、インターネット登録者を標本抽出枠に選んだ場合、結果に偏りが生じる可能性がある。例えば喫煙や飲酒などでは、男性のインターネット回答者は常習的喫煙の割合が低いが、女性では2群に相違がみられない（図3）。大量飲酒者の割合も同様の結果であった。

外的妥当性と内的妥当性

　標本抽出枠の選択が結果の一般化に影響することを踏まえ、クリティークではどのようなことに気をつければよいだろうか？　内的妥当性と外的

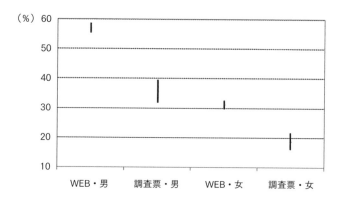

図2　日本における調査方法による対象者の偏り：インターネット調査登録者の調査と調査表の配達調査の参加者の大学卒以上の者の割合と標準偏差 （資料：文献4より引用）

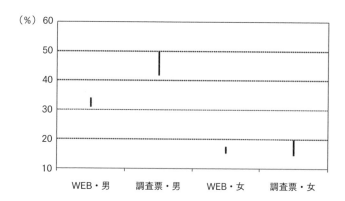

図3　日本における調査方法による対象者の偏り：インターネット調査登録者の調査と配達調査の参加者の常習的喫煙者の割合と標準偏差 （資料：文献5より引用）

妥当性について検討するためのイラストを図4に示した。前述の内海ら[3]による全国の病院に対する郵送調査では、「C」の調査可能な集団、「D」の一般化したい集団、そして「B」の標本抽出枠が同じであった。

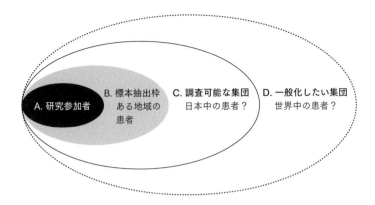

図4　内的妥当性と外的妥当性の検討：参加者の偏りと一般化したい
集団の検討

（内的妥当性とは、AがBの代表的な標本であるかを意味し、外的妥当性とはAが一般化したい集団─CやDなど─をどれだけ代表しているかを意味する）

　外的妥当性とは、研究結果を一般化する場合の妥当性をいう。内海ら[6]の調査は標本抽出枠が日本の100床以上の病院を含んでいるため、研究結果が日本の病院の調査として一般化しやすい。B＝C＝Dというまれな調査であるが、調査の参加率は低く日本の全病院を代表した標本にはならなかった。すなわち、A≠Bで内的妥当性が低い結果となったためである。詳細は次に述べる。

参加バイアス（participation bias）と
症例減少（脱落）バイアス（attrition bias）

　標本抽出した後、どの程度研究対象者が参加してくれるかは重要なクリティークの視点である。研究参加者の偏りや追跡調査での脱落者の問題は、研究対象者全体を代表した標本にならないため、内的妥当性の問題が生じてくる。

前述の内海ら[7]による2007年の郵送調査では、全国の病院から選出した全3,300通中1,325通より回答があり、回収率は40.3%であった。ここで問題となるのは、郵送調査に参加した病院と参加しなかった病院で、研究目的の一つ「尿道留置カテーテルの管理の実態」に関する相違の有無である。ほぼ同時期に関西での尿道留置カテーテル関連の尿路感染のサーベイランスの調査結果[8]と比較すると、郵送調査参加病院は尿道留置カテーテルのケアのレベルが高い傾向にあった。当時はほとんどの病院で専従のICN（感染管理看護師）が雇用されていない時代であったため、院内感染対策に興味があったり強化する必要性を感じている病院が、この調査に参加したようである。

　研究への参加率を100%にはできないので、郵送調査では依頼書の工夫やリマインダーを送るなど、できるだけ参加率を高める工夫をするのが一般的であり、参加者の偏りを把握したうえで、研究結果を解釈する必要がある。

　コホート研究では脱落率の問題がある。特に長期間の高齢者の調査では脱落率が高くなる。継続参加者と脱落者の人口学的特徴やその他のデータの相違をチェックする必要がある。例として、Matsunagaら[9]は153名の股関節置換術患者における術前から5年間の追跡調査を行った。QOLや身体活動量の測定を目的とした調査であるが、5年後に実施した質問紙調査に回答をしてくれた98名のうち、身体活動量の測定には54名しか協力してもらえなかった。このように5年目の脱落率が高すぎたため、5年間の追跡調査結果の内的妥当性が低く、3年間の追跡調査として論文を修正し投稿している。また、脱落者は継続参加者に比べ年齢が高かったこともわかった。

●引用文献

1) 内海桃絵, 藤田真由子, 牧本清子. 報告 全国の病院における感染管理体制と尿道留置カテーテルの管理 第2報. 日本環境感染学会誌, 26(6), 350-358, 2011.

2）Tsuboi. S, Yoshida. H, Ae R, et al. Selection bias of internet panel surveys: a comparison with a paper-based survey and national government statistics in Japan. Asia-Pacific Journal of Public Health, 27(2), NP2390-NP2399, 2015. DOI: 10.1177/1010539512450610

3）前掲1）

4）前掲2）p.2394

5）前掲2）p.2395

6）前掲1）

7）前掲1）

8）Tsuchida, T., Makimoto, K., Ohsako, S., et al. Relationship between catheter care and catheter-associated urinary tract infection at Japanese general hospitals: a prospective observational study. International Journal of Nursing Studies, 45, 352-361, 2008.

9）Matsunaga-Myoji, Y., Fujita, K., Makimto, K., et al. Three-year follow-up study of physical activity, physical function, and health-related quality of life after total hip arthroplasty. The Journal of Arthroplasty, 35(1), 198-203, 2019. DOI: 10.1016/j.arth.2019.08.009

（牧本清子）

Column 英語がいい

　本書の初版がたくさんの人に読まれ、多くの読者がクリティークに興味を持ってくださって本当にうれしい限りだった。なかには「うちでも抄読会をしたいです！」といった言葉をかけてくれる人もいて、日本の看護研究の未来は明るいと思う。が、しかし……一点だけ言っておきたいことがある。それは、「ぜひ、英語の論文のみを読むようにしてほしい」のだ。そして教員は、該当する分野での「良い」論文の見本をいくつか持っておく必要がある。それらを常に意識することで、自身の研究のレベルを上げていくということをしなければ、やみくもに読んでもあまり勉強にならない。「良い」論文に対する目利きもそうすることで養えるだろう。日本語の論文すべてが悪いわけではない。しかし研究者であれば、良い結果が出たりうまく書けた場合に、まず「英語で出したい」と思うものだ。その結果として、実際に良い論文は英語で書かれていることが多いのである。だからぜひ、英語の論文で文献抄読会をやってみてほしい。

3. 研究手法ごとのクリティーク

① ケーススタディ

　最近は「看護介入」の評価などの報告が増加しており、ケーススタディの結果を自分の受け持ち患者に適用したいと思う人も多いのではないだろうか。しかし、1人ないし複数の患者に限られた報告のため、因果関係が評価できずエビデンスレベルが低いことから、現場での適用を考える場合には事前に十分なクリティークが必要である。

　ケーススタディをクリティークするうえで特に重要となる項目は次のとおりだ。まず「背景」では事例を紹介する意義を明確にし、「事例紹介」では紹介する事例について詳細に記載する必要がある。また「結果」では、先行研究で取り上げられていなかった臨床的な問題や、エビデンスが確立されていないケアの試みを紹介しているかが重要である。そして「考察」では、看護ケアの効果が得られた場合とそうでなかった場合について、先行研究を参考にして考えられる要因を検討する。その結果として新しい知見が導き出される。

　これらのそれぞれにおいて、クリティークを行うために必要なスキルがある。以下、第Ⅳ章の「クリティーク・チェックシートの活用／①ケーススタディ」(p.205) に沿ってまとめてみたい。

　対象となる論文について、ここでは筆者の研究テーマの一つである認知症患者の徘徊についてのケーススタディを取り上げる。文献検索にはMEDLINE や CINAHL などを使用し、シソーラス検索で 'wandering' など

を使用し、文献検索を実施した。その結果の中からまず選んだのが「The effectiveness of control strategies for dementia-driven wandering, preventing escape attempts: A case report（認知症による徘徊の対応の効果とエスケープ予防：症例報告）」である[2]。この研究の目的は認知症患者の徘徊の頻度を減らすための効果的な非薬物的介入を評価することであった。評価された介入は3つあり、1つ目が環境介入、2つ目が認知行動介入、3つ目が環境調整と認知行動介入の組み合わせであった。これらの3つの介入すべてが、エスケープ行動の回数を減少させることを示していた。

　2つ目の論文は「Caring for early-onset dementia with excessive wandering of over 30 kilometres per day: A case report（1日30キロメートルを超える過度の徘徊を伴う若年性認知症のケア：症例報告）」である[1]。この研究の目的は、若年性アルツハイマー型認知症患者の過度の徘徊を減らすために薬物療法と非薬物的介入を客観的な指標を用いて評価することであった。ICタグモニタリングシステムを用いて患者の歩行距離を測定すると、1日あたりの歩行距離の中央値が約20kmと過度な歩行状況が確認された。そのため、薬物療法を開始したが、夜間不眠が出現し、夜間も含め1日あたりの歩行距離が30kmを超える日もあり、過度な歩行状況へ悪化していた。さらに内服薬を増量したが、夜間徘徊が続いたため、夜間不眠の要因と考えられた臭気や騒音を調整する非薬物的介入を行った。それにより、1日あたりの歩行距離は15km未満に減少し、夜間不眠が改善した。これらの介入を客観的に評価した論文である。

背景について

　「序論」において必要なのは、その事例を紹介する意義を先行研究から明確にすることである。ケーススタディのチェックシート項目で特に重要な事項として次の2点が挙げられる。

○事例を紹介する必要性について記載されているか？

○リサーチクエスチョン、もしくは目的を明確に示せているか？

　「背景」を記述するうえで必要なスキルは、その事例を紹介する意義を先行研究から明確にし、論文で最も著者が強調したいこと、つまりその研究の新奇性を明確にすることである。

　1つ目の論文「The effectiveness of control strategies〜」を見てみよう。この研究の新奇性は認知症患者の徘徊の頻度を減らすために環境介入や認知行動介入を組み合わせた介入を評価したことであった。「リサーチクエスチョン、もしくは目的を明確に示せているか？」については記載されていた。しかし「背景」では主観的障壁を利用した環境介入などの先行研究を紹介していたが、今回どのような目的でこの環境介入や認知行動介入を選択したかという理由やその介入を検証する意義について記載されていなかった。そのため、「事例を紹介する必要性について記載されているか？」については不備があったと思われる。

　2つ目の論文「Caring for early-onset dementia〜」はどうであろうか。この研究の新奇性は、徘徊の評価は看護師などのスタッフの直接観察する方法などの主観的な評価ではなく、客観的な評価指標であるICタグモニタリングシステムを使用したことと、若年性アルツハイマー型認知症患者の過度の徘徊を減らすために薬物療法と非薬物的介入を実施したことである。「背景」では先行研究で介護者による夜間の徘徊の評価は難しく、音楽療法などの徘徊を減らすための非薬物的介入はエビデンスレベルが低いことを紹介している。

　また、今回ICタグモニタリングシステムにより、1日あたりの歩行距離が30kmを超える過度な歩行状況が確認されたため、過度の徘徊を減らすための薬物療法と非薬物的介入を行ったことを記載し、目的につなげていた。そのため、「事例を紹介する必要性について記載されているか？」「リサーチクエスチョン、もしくは目的を明確に示せているか？」については

記載されていたと言える。

　このように研究の新奇性が明確であれば、研究の意義が把握しやすく、チェックシートでの評価は行いやすい。

方法と事例紹介について

　「方法」と「事例紹介」は新たなケアの試みやそのケアを行う患者を紹介する部分であり、そのケアに関連する必要な情報を詳細に記載する必要がある。「方法」「事例紹介」におけるチェックシート項目で重要なのは次の2点だ。

　○医学的・社会的背景や家族背景、年齢、性別、職業など詳細な記述があるか？
　○診断名、合併症、治療内容（薬剤）、検査データが記述されているか（治療内容や検査データは時系列に変化を示せているか）？

　「事例紹介」では、まず先行研究で関連が示唆されている内容についての知識が必要である。また、必要な情報を紹介しつつも個人が特定できないように倫理的な配慮が欠かせない。さらに、クリティークする論文が自身の専門でない場合は、その論文が引用している文献を検討する必要もある。

　前出の「The effectiveness of control strategies〜」を例に、上記2項目をチェックしてみよう。本文中の事例紹介では、属性として年齢と性別、診断名は記載されていた。また、内服薬としてアセトアミノフェン、チオトロピウム、トリメタジジン、フルオキセチン、ドンペリドン、メマンチンの記載があった。しかし、内服薬の副作用で徘徊が悪化する可能性があることについて記載していたが、それぞれの薬の容量の記載がなかった。内服薬の副作用として徘徊に影響があるとしているならば、容量まで記載す

る必要がある。

　また、認知症患者の徘徊へのケアに関連している情報としては、一般的に罹病歴や教育歴、病前の職業などがある。しかしこの論文ではそれらの記載がなかった。

　そのほか、認知症の検査結果について、論文中では認知機能を評価する尺度のMini-Mental State Examination（MMSE）が0点（30点満点で21点以下は認知障害の疑いが高い）、認知症の重傷度を評価するReisberg Global Degradation Scale（GDS）が7点（7点の評価スケールで得点が高いほど重症度が高い）などが記載されていた。しかし、徘徊を評価する尺度であるthe Algase Wandering Scale（得点が高いほど徘徊している）や認知患者の抑うつ状態を評価する尺度であるCornell Scale for Depression in Dementia（得点が高いほど抑うつ度が高い）は記載されていたが、Behavioral and psychological symptoms of dementia（BPSD）を評価する尺度（NPI-NHなど）は記載されていなかった。徘徊を評価する研究であれば、BPSDを評価する指標も必要であったと思われる。

＊

　一方、事例の紹介において先行研究の知識を踏まえたうえで十分な情報が記載されていた論文は「Caring for early-onset dementia～」であった。本文中の事例紹介では、属性として年齢、性別、診断名のほかに入院時のMRI画像も掲載されており、脳の萎縮状態が把握できた。薬物療法の処方内容についてもドネペジル（5mg／日）と容量も含めて書かれていた。

　認知症の検査結果についてはMMSEが5点、認知症重症度を評価するClinical Dementia Rating score（CDR）が3と記載されており、最低限必要な情報が記載されていた。また過度の徘徊についての評価であったため、体重のみならず、過去の肉体的なスタミナを必要とする趣味や病前の職業の有無なども記載されており、歩行距離に影響する可能性がある因子について紹介されていた。

　このように多くの情報は記載されていないが、介入に必要な情報が的確

に記載されており、2つの重要チェック項目はいずれも記載されていたと考えられる。

倫理的配慮について

どの論文にも共通して言えることだが、事例の紹介にこだわってばかりではなく、倫理的配慮を忘れてはいけない。チェックシートの項目は以下の2つである。

○研究についての倫理委員会の承認を得ているか？
○事例発表に関しての患者または意思決定代理人の同意を得ているか？

個人の情報を具体的に書きすぎてはいけない。特にケーススタディの場合、事例の数が少なく個人が特定されやすいため、注意してクリティークする必要がある。「Caring for early-onset dementia ～」では、倫理委員会の承認は得られているとのが記載はあったが、患者の同意の有無については記されていなかった。認知症患者への研究の同意については難しい問題ではあるため、意思決定代理人を必要としたのかなど丁寧な記載が必要である。

「The effectiveness of control strategies ～」では、意思決定代理人の同意を得ていたが、倫理委員会の承認の記載がなかった。研究対象者への何らかの介入を行う場合には、倫理委員会の承認も必要である。また、近年は発症年齢をX年と掲載することが多くなってきているが、どちらの論文でも具体的な年齢や発症年が記載されていた。細かい点ではあるが注意が必要である。

紹介した2論文以外に今回検索した中で、患者の同意を得たことや倫理委員会の承認を得たという記載がなく、重要2項目がいずれも記載されていなかった例として「Reducing wandering by persons with dementia using differential reinforcement」（認知症患者への他の活動を強化する介

入による徘徊の減少）³⁾があった。

「結果」について

「結果」におけるチェックシート項目で重要なのは、次の4点である。

○経過を介入前から時系列に示せているか？
○看護ケアの評価の場合、患者の経過とアセスメントを具体的に示しているか？
○評価手法は明確に示せているか？
○図表や写真を用いて視覚的にアピールし、効果的に使用できているか？

「結果」のクリティークでは、その介入が再現できるように、経過を具体的かつ時系列に記載しているかどうかをチェックする。しかし、いくら具体的な記載があっても、先行研究を参考にせず開発した介入方法や評価指標ではよくない。先行研究がない場合は、理論的に妥当な方法であるかの記述が必要である。

前出の「The effectiveness of control strategies ～」を見てみよう。まず、介入スケジュールは「A：非介入」「B：環境介入」「C：認知行動介入」「D：環境介入と認知行動介入を合わせた介入」の4つの介入期に分け、〈Table 1〉に介入スケジュールを組み立てていた。評価項目であるエスケープ行動の回数と介入スケジュールを〈Figure 2〉に示しており、A：非介入を介入前とすると、1つ目の「経過を介入前から時系列に示せているか？」については記載があったと言える。

しかし、Bの環境介入については出口に主観的な障壁として、8つの細長い黒テープを貼りつけている写真を〈Figure 1〉で示しているが、Cの認知行動介入については、本文中には「必要に応じてトイレに行く」「他の居住者と話すなどの適応行動を促し、背中を軽く叩くなどの思いやりの

ある身体的接触の言動を行った」と、どのような時にどのような内容の関わりをしたのかが具体的にはわからなかった。そのため、再現性がないと言える。さらになぜこのような介入の組み合わせとなり、このようなスケジュールとなったのか、根拠の記載がなかった。先行研究を参考にしたのであれば、その記載も必要である。

次に「看護ケアの評価の場合、患者の経過とアセスメントを具体的に示しているか？」について見てみよう。まず事例紹介の箇所で、活動状況の尺度であるBarthel Basic Daily Life Activities Scaleや徘徊を評価するAlgase徘徊尺度などで患者の活動状況や徘徊状況を評価していた。しかし尺度を用いて評価していたことはよかったが、その尺度はいつの時点の評価結果なのか（介入前なのか、入所時なのか）が記載されていなかった。

また、介入スケジュールが進んでいき、その介入により徘徊状況がどのように変化していったのかの経過が記載されていなかった。この研究の目的が徘徊の頻度を減らすための介入を検証することであれば、評価項目としたエスケープ行動の回数のみならず、介入スケジュールとともに徘徊尺度で評価した徘徊状況がどのように変化していったのかを記載する必要がある。そのため、「看護ケアの評価の場合、患者の経過とアセスメントを具体的に示しているか？」については不十分と言える。

次に「評価手法は明確に示せているか」については観察者がエスケープ行動を直接観察して記録していたと記載があり、評価手法は示せていた。また、「図表や写真を用いて視覚的にアピールし、効果的に使用できているか？」についても、〈Figure 2〉に評価項目としてはエスケープ行動の回数をスケジュールとともにわかりやすく示しており、効果的に使用できていると言える。

このようにチェックシートの項目が一見網羅されているようでも、よく内容を見ると、再現性に必要な具体的な記載がない場合があったり、評価項目が不十分であったりする場合もある。「結果」のクリティークではこの点での注意が必要である。

*

　もう一つの論文「Caring for early-onset dementia ～」はどうだろうか。同様に上記4つの項目をチェックしてみよう。介入スケジュールについてはICタグモニタリングシステムにて徘徊の評価を開始した日から、1日の歩行距離の経過を薬物療法の処方内容の変化と合わせて〈Figure 3〉に記載しており、変化がわかりやすかった。

　また、環境調整を行った非薬物的介入として部屋移動を行う前をフェーズ1、介入後をフェーズ2と分け、フェーズ1では1日の歩行距離の中央値が20,866mであったが、フェーズ2では12,495mへ減少していたことや、1日の睡眠時間の中央値が4.9時間から6時間に増加したこと、BPSDを評価する尺度NPI-NHの結果、体重などを〈Table 2〉で比較して示していた。さらにフェーズ1と2の時間別歩行距離を〈Figure 4〉で示しており、どの時間帯の歩行距離が減少したのかが一目瞭然であったため、「経過を介入前から時系列に示せているか？」「評価手法は明確に示せているか」「図表や写真を用いて視覚的にアピールし、効果的に使用できているか？」については十分な記載があったと言える。

　また、上記の客観的な情報のみならず、「同室者の便失禁による臭気が徘徊の原因になっているのではないか」という環境調整の介入を選んだ背景と合わせて、その後の経過についても記載されており、「看護ケアの評価の場合、患者の経過とアセスメントを具体的に示しているか？」についても記載があったと言える。

考察について

　次に「考察」のクリティークに移ろう。第Ⅳ章のチェックシートの項目は次の5点である。

　　○事例のユニークさや独自性は示せているか？

○事例の状況を多様な側面から解釈し、説明できているか？

○他の同様のケーススタディ（先行研究）との比較はあるか？

○研究結果の一般化はできないが、結果を無理に一般化する考察となっていないか？

○研究の限界について記述できているか

「考察」では関連した研究との比較を行うことが基本である。「考察」のクリティークでは、問題となっている症状へのアプローチ方法が妥当であるかを評価し、今後の実践への示唆を記述しているかどうかを確認する必要がある。

「The effectiveness of control strategies 〜」を見てみよう。この研究の新奇性は徘徊を減らすため、出口に主観的な障壁として8つの細長い黒テープを貼りつけた環境介入と、他の居住者と話すなどの適応行動を促す認知行動介入を組み合わせた介入を評価したことである。環境介入により出口に主観的な障壁をつくることができ、また認知行動介入により感情の状態を改善することでエスケープ行動を減少させることができた。「環境介入」「認知行動介入」それぞれにおいて、なぜエスケープ行動を減少させることができたかについて説明しており、「事例のユニークさや独自性は示せているか？」「事例の状況を多様な側面から解釈し、説明できているか？」は記載されていると思われる。

しかし、結果でも記載したが、この介入がどのような経緯で開発されたのかが不明で、例えば出口に主観的な障壁として、8つの細長い黒テープを貼りつけた環境介入を選択した理由がわからず、先行研究の紹介もなかった。そのためにこの研究の新奇性を強調できていなかった。さらに、考察でも先行研究の結果の比較などがなく「他の同様のケーススタディ（先行研究）との比較はあるか？」については記載がなかった。

次に「研究結果の一般化はできないが、結果を無理に一般化する考察となっていないか？」についても、考察では今後の課題としてテープの色や

貼る場所を変えるなどで検証する必要があると記載されていたが、一般化するような記述はなかった。

「研究の限界について記述できているか？」については、この研究では研究者が直接観察によりエスケープ行動を記録していたが、24時間観察することができなかったことが課題であると述べられていた。そして、今後の研究ではビデオでエスケープ行動を記録することが望ましいと記されている。しかし、この論文は2014年に公表されているが、「Caring for early-onset dementia〜」のようなモニタリングシステムで徘徊などの歩行状況を客観的に評価している。研究は2007年より報告がある[4]。そのため、しっかりと先行研究を検証したうえで研究の限界を記述しなければ、時代の流れにそぐわない内容となることもあるため注意が必要である。

*

次に「Caring for early-onset dementia〜」を見てみよう。この研究の新奇性は1日に約30kmと過度な歩行状況であった患者へ薬物療法と非薬物的介入することにより、歩行距離が減少し、睡眠障害が改善できたことを客観的に評価した点である。認知症患者をケアする看護スタッフは大声をあげるような患者に注意が向く傾向にあり、この事例のように過度の徘徊による身体症状がほとんどなく、認知症の症状によりニーズの表現が難しい患者の場合、過度の徘徊などの歩行状況を看護スタッフが適切に判断することは難しいと説明している。しかし、この研究では事例のような患者であっても、ICタグモニタリングシステムにより歩行状況が把握でき、介入により過度な歩行距離と夜間不眠を改善できたことを客観的に評価することができた。そのため「事例のユニークさや独自性は示せているか？」は記載されていると思われる。

また、今回行った非薬物的介入である環境調整は、臭気が原因になっている可能性があることから部屋移動を行っている。先行研究の紹介として、興奮のある認知症患者の嗅覚と徘徊は関連しているという研究を引用し、考察している。そのため、「事例の状況を多様な側面から解釈し、説明

できているか？」についても記載されていると思われる。「研究結果の一般化はできないが、結果を無理に一般化する考察となっていないか？」についても結果を無理に一般化するような考察にはなっていなかった。

　次に「他の同様のケーススタディ（先行研究）との比較はあるか？」に関しては記載されていなかった。しかし、先行研究が少ないゆえに事例を研究するため、この項目を評価する際には先行研究をよく調べているかどうかをチェックする必要がある。

　「研究の限界について記述できているか？」については、患者の衣服にタグを取り付ける必要があるICタグモニタリングシステムでは倫理的問題を解決する必要があると述べており、研究の限界が記載されていた。今後は顔認証などの新しい技術を使用することも必要であると記載されており、今後の課題も明確にしていた。

臨床への示唆について

　最後に、ケーススタディであれば特に重要になってくるのは臨床で活用できる示唆が述べられているかである。「The effectiveness of control strategies ～」では、さまざまな認知症の重傷度の患者がどのような効果が得られるか興味深いなどは記載されていたが、どのような患者にはどのような認知行動介入が活用できるかなどについて考察されておらず、今後の実践への示唆が説得力に欠けていた。

　「Caring for early-onset dementia ～」については、認知症患者をケアする看護スタッフは大声をあげるような患者に注意が向く傾向にあり、この事例のように過度の徘徊による身体症状がほとんどなく、認知症の症状によりニーズの表現が難しい患者の場合、過度の徘徊などの歩行状況を看護スタッフが適切に判断することは難しい。そのため、治療や介入の評価を行う際にはモニタリングディバイスなどを使用することを推奨しており、臨床で活用できる示唆が述べられていたと言える。

＊

　以上、ここで紹介した2事例は、介入の評価方法について通常の研究レベルのプロトコールで実施されており、日本でも事例研究を行う際の参考になると思われる。特にICタグモニタリングシステムの事例は具体的な介入とその反応が記述されており、読者が実施する時に役立つ情報として提示されている点でも、事例を書くうえで参考になる。最後に、ケーススタディのクリティークにおいて重要な事項をまとめると、以下の2点になる。

・論文の新奇性を把握できるか？
・介入の応用可能性が明確に示されているか？

　研究論文を読む際にこれらをしっかり押さえることが、クリティークのスキルを上達させる一歩につながる。

●引用文献

1）Yamakawa, M., Yoshida, Y., Higami, Y., et al. Caring for early-onset dementia with excessive wandering of over 30 kilometres per day: a case report. Psychogeriatrics, 14(4), 255-260, 2014. DOI: 10.1111/psyg.12075

2）Padilla, D.V., González, M.T., Agis I.F., et al. The effectiveness of control strategies for dementia-driven wandering, preventing escape attempts: a case report. International Psychogeriatrics, 25(3), 500-504, 2013. DOI: 10.1017/S1041610212001810

3）Heard, K., Watson, T.S. Reducing wandering by persons with dementia using differential reinforcement. Journal of Applied Behavior Analysis, 32(3), 381-384, 1999. DOI: 10.1901/jaba.1999.32-381

4）Greiner, C., Makimoto. K., Suzuki, M., et al. Feasibility study of the integrated circuit tag monitoring system for dementia residents in Japan. American Journal of Alzheimer's Disease and Other Dementias, 22, 129-136, 2007. DOI: 10.1177/1533317507299414

（矢山 壮）

3. 研究手法ごとのクリティーク

② 量的研究

　量的研究は、エビデンスの構築につながる重要かつ多く実施されている研究デザインである。ここでは臨床看護研究でも比較的よくみられる介入研究に潜むバイアスについて説明する。

介入研究のクリティーク

　介入研究の中では、無作為化比較試験（randomized controlled trial：RCT）のエビデンスレベルが最も高いが、看護領域ではこのRCTを実施することが難しい。第Ⅳ章の「クリティーク・チェックシートの活用　③介入研究」（p.215）でも述べているとおり、RCTの研究方法では介入時にさまざまバイアスが混入しないような方略が必要である。また、RCTでない場合（前後比較研究など）でもバイアスを最小限にする工夫が必要である。ここでは次の論文を取り上げ、RCTと準実験研究（quasi-experimental study）である前後比較研究をクリティークしてみたい。

RCT

「Can musical or painting interventions improve chronic pain, mood, quality of life, and cognition in patients with mild Alzheimer's disease?

evidence from a randomized controlled trial（音楽的または絵画的介入は、軽度のアルツハイマー病患者の慢性的な痛み・気分・QOLおよび認知を改善できるか？：無作為化比較試験からのエビデンス）」[1] は、軽度のアルツハイマー病患者に対する非薬物的介入によるRCTである。

2017年に発表された論文で、2019年末時点で23回引用されている。掲載雑誌であるJournal of Alzheimer's Diseaseは2018年のJournal Citation Reportsではインパクトファクターが3.5と比較的高く、認知症にまつわるエビデンスを量的研究を中心に配信している雑誌である。

研究目的は、Alzheimer's disease（アルツハイマー病：以下AD）患者の慢性的な痛み・気分・QOL・および認知レベルに対して歌と絵画のセッションの有効性を多施設無作為化対照試験にて比較することであった。フランスの3つのメモリークリニックに登録している59人の軽度のAD患者が、12週間の歌唱（SG；n = 31）または絵画グループ（PG；n = 28）に無作為に分けられ、セッションの前・後および1カ月後に主要評価項目として慢性疼痛、副次的評価項目として不安・抑うつおよびQOLが尺度を用いてそれぞれ評価された。認知機能レベルは、この12週間の介入の前後に評価された。

これらの評価指標の尺度は混合線形モデルで評価され、主要なデータ分析は、intention-to-treat解析（介入のプロトコールから逸脱があっても当初割り付けられた2群で介入の効果を比較する解析方法）によるものとper protocol解析（介入のプロトコールから逸脱した患者は除外して解析する方法）とした。

結果として、歌と絵のそれぞれの介入により著しい痛みの軽減（時間効果：F = 4.71；p = 0.01）、不安の軽減（時間効果：F = 10.74；p < 0.0001）、QOLの改善（時間効果：F = 6.79；p = 0.002）が見られた。抑うつは、絵画のみで経時的に減少した（時間 x グループ効果：F = 4.53；p = 0.01）。認知機能では、言語記憶のパフォーマンスは、歌唱では経時的に安定しており、PGでは低下した（時間 x グループ効果：F = 9.29；p = 0.004）。

この研究結果は、抑うつに対しての絵画と、言語記憶能力に対する歌唱による異なる効果があったものの、歌や絵の介入が軽度のAD患者の痛みを軽減し、気分やQOLおよび認知機能レベルを改善する可能性があることを示唆した。

前後比較研究

　「Canine-assisted therapy and quality of life in people with Alzheimer-type dementia: Pilot study（アルツハイマー型認知症患者におけるイヌの補助療法とQOLについてのパイロット研究）」[2]は、前後比較研究である。対象雑誌はFrontier in Psychiatryという雑誌で2018年のJournal Citation Reportsによるインパクトファクターは2.1であった。2019年に出版され、2019年末にはすでに2件引用されていた。

　この研究は、スペインで実施された研究で、主にアルツハイマー型認知症患者の興奮などの行動・心理的症状に関して、QOLの改善を目的として、イヌの補助療法を実施した。簡単な前後比較研究の設計を用いて、準実験的研究を実施した。対象者は、重度または非常に重度の認知機能低下を示す10人のアルツハイマー型認知症患者で構成され、12カ月間毎週30分のラブラドールと一緒に過ごすという介入を受けた。評価指標として後期認知症のQOL尺度Quality of Life in Late-Stage Dementia（QUALID）を使用した。

　この介入の終了時には対象者の100％が身体的・行動的・心理的側面の改善を示した。イヌを用いた介入の前、および開始後6カ月と12カ月にQUALIDを測定し、QUALIDスケールの合計スコアは、6カ月後および12カ月後で大幅に減少した（$p < 0.05$）。項目ごとの分析により、それらのすべてのスコアが治療の過程で低下したことが明らかになった。

　ということで、本研究はアルツハイマー病の人々のQOLに対するイヌの補助療法の重要な利点の証拠を提供したとしている。

さまざまなバイアス

　介入研究で特に問題となるバイアスとしては、次の5つが挙げられる[3]（詳細はp.95を参照）。これらは、RCTに限らず非ランダム化の介入研究や前後比較研究でも一部当てはまる[4]。

患者選択バイアス（selection bias）

　これは特にRCTの割り付けの際に問題となる。患者選択バイアスは、対象者に自分がどちらに振り分けられているかを悟られないようにすることで回避できる。「Can musical or painting interventions improve 〜」のRCTでは、3つのメモリークリニック内でそれぞれ歌唱群と絵画群に、介入の方法によって対象者を2群に分けていた。割り付けは研究者とは接触したことのない第3者に依頼し、歌唱群と絵画群の比率が1：1になるように割り付けた。研究者の意図が入らないように実施したとされているため、割り付け方法自体には問題はなかったことが記載されている。

施行バイアス（performance bias）

　介入を実施する際に混入しやすいバイアス。介入に際して対象者や研究者に対する盲検化の有無で判断する[5]。盲検化とは、対象者がどの群に割り付けられたかがわからないようにしたり、評価者がどちらの群かわからないようにすることである。

　RCTでは通常、割り付けられる前に研究への参加を要請し、研究参加の同意を取る。したがって研究参加要請時に必ず介入の内容について説明を受けている。「Can musical or painting interventions improve 〜」の場合も、同意をとった後に割り付けしていた。つまり、歌唱か絵画かどちらになるかわからないということを前提で同意をとっていた。この研究の場合は、どちらに割り振られても何らかの介入を受けられるが、コントロー

ル群として、通常のケア以上には何もしないという計画であれば、介入群
に割り振られなかった時点で脱落する可能性も高い。同意をとるときは、
コントロール群へのメリットも何か考えておく必要がある。

　紹介したRCTでは、さまざまな尺度をとっていたが、その評価者を研
究チームのメンバーではない神経心理学者がデータのみを解析して評価す
るということにしていた。データを集めたデータベースの構築と統計解析
は研究チームが実施したが、評価した神経心理学者も統計解析のメンバー
も誰がどの群に振り分けられたかは知らずに実施していたということにな
る。解析時や評価時に介入者の意図が入らないようにしたもので、この場
合、評価に対しては盲検化は実施されており、結果への影響はないと思わ
れる。

　しかし、このRCTでは、2群それぞれ実施する介入方法が異なる。歌唱
か絵画かは対象者は一目瞭然であるので、対象者や介入を実施する研究者
がどちらに割り付けられているのかはわからないというのは、この手の介
入では、現実的に不可能である。

　介入として歌唱あるいは絵画を実施する場合は、事前に介入者である臨
床家の手技を統一するため、プロトコールに沿ってそれぞれのプロの指導
で臨床家が実施する、という記述があった。プロトコールをきちんと決め
て従うことを遵守するのは基本であり、本研究はバイアスの混入を防ぐ工
夫はされていたが、二重盲検法にはできなかった。看護研究などのケアに
おいてRCTを実施する難しさはここにある。

　一方「Canine-assisted therapy and quality of life in people 〜」（前後
比較研究）では対照群を設けていないので、介入者（ここではイヌの補助
療法を実施するスタッフ）が介入群か対照群かを認識していることによる
影響は発生しない。また、対象者にも研究の趣旨を説明したうえで研究の
参加を要請するため、対象者は研究に参加しているという意識を持ってい
るはずである。しかし、今回の対象者は重度の認知症であるため、対象者
が介入を受けているという意図はそれほど大きくは影響しないものと思わ

れる。その代わりに、介入者や評価者など研究メンバーの意図は大いに入りやすい。しかも今回はパイロット研究であるため、試験的に実施してみてうまくいけば大規模研究にしたいという気持ちも少なからず研究者にはあるものと考えると、如何にして評価者のバイアスを除くかということが重要である。

　しかしイヌの補助療法の実施は毎週1回30分であるため、対象者は意図しなくても、対象者のケアをするスタッフや面会に来た家族などが介入の効果を促進するような積極的な関わりをする可能性もある。実際に、QOLの評価尺度は開始から6カ月、12カ月で非常に改善したことを示しており、イヌ以外のところでの環境の変化などもあったと思われる。そのような場合は純粋にイヌの補助療法の効果を検証することができない。

　参加型の介入プログラムには、これらのようなバイアスが混入することがあり得る[3]。

検出バイアス（detection bias）

　このバイアスは、主に介入の評価指標を収集する際に問題となる[6,7]。評価者が対象者を評価する際に評価者の主観が入らないようにする必要がある。RCTの場合では、評価者が対象者の振り分けの結果についてわからないように盲検化することが重要である[8]。どうしても盲検化ができない場合は、評価者の主観が入らないような測定用具・測定方法を使用しているかについてもチェックする必要がある。

　「Can musical or painting interventions improve ～」（RCT）では、歌唱、あるいは絵画の評価をするために対象者を2群に分けているのだが、二重盲検法が適用できなかった。評価項目は、主要評価項目として慢性疼痛について Numeric Rating Scale（NRS）、Simple Visual Scale（SVS）、Brief Pain Inventory（BPI）という、患者が回答するタイプの3つの尺度が使われていた。また、副次的評価指標として、不安・抑うつ・QOLのほかに、認知機能を測定するためのさまざまな神経心理学的検査が実施され

ていた。

　神経心理学的検査は毎回ではなかったが、その他の尺度は毎回とられており、すべて対象者に回答してもらうタイプのものであるが、かなりの量の尺度を測定することで、測定されるほうも慣れてきてしまうことと、評価者が誘導している可能性も否定できない。そのあたりでの評価者の尺度による評価を実施するときの状況記述や、統制した工夫などの記述は見られなかった。

　一方「Canine-assisted therapy and quality of life in people 〜」における前後比較研究では、イヌの補助療法の前、開始後6カ月、12カ月でQUALID尺度を評価項目として使用していた。

　このQUALID尺度は評価者が対象者を観察して実施するものである。測定者間の信頼性を高めるために、評価者は最初から最後まで1人に固定していた。しかし評価者は対象者がイヌの補助療法に参加していることを知っているため、これらの尺度には主観が入る可能性がある。QUALIDは、スタッフの観察に基づき患者のQOLについて「悲しく見える」「笑顔である」などの11の項目に関し、5段階でスコア化するものである[9]。そのため当然評価者の主観が入りやすくなり、介入後で、しかもずっと同じ者が評価者としているのであれば、少し前向きに評価してしまうということが無意識に起こり得る。

　臨床実践での介入研究では、バイアスの混入をある程度予測できたとしてもこのような状況は避けられない。また、評価方法も認知症者が対象であるため、自記式の質問紙調査は非常に難しく、回答の妥当性に問題が生じる可能性が高くなる。また、認知症の人とのセッションで毎回違う評価者が入ることによって、そのことが対象者の気分などに影響を与えることも考えられる。そのため他者評価をしなければならない場合、評価者が同じであることは仕方がないと言える。論文をクリティークする際には、完璧な研究は存在しないということを覚えておく必要がある。

　第Ⅳ章のチェックシートに沿って忠実にクリティークすると、現実的

にはほぼ実施不可能な研究を求めることになってしまう。論文を読むのと、実際に研究してみるのとでは難しさがまったく異なるのである。より実践的なクリティークにするためには、対象とする研究のよい面に注目することも必要だ。この「Canine-assisted therapy and quality of life in people 〜」は、イヌの補助療法という認知症の非薬物療法の効果を検証した研究であるため、方法論的に批評すべきところがあっても、実践的な研究としての意義があることに違いはない。

症例減少バイアス（attrition bias）

　研究参加からの撤退で、グループ間の系統的な違いを指すものである[10]。データの欠損が多すぎることで評価指標の結果に影響が出ていないかを検討する必要がある。このバイアスは研究からの脱落と、不完全なアウトカムデータ（つまり評価項目の欠損値）がその要因となる[11]。

　介入群と非介入群で分けた研究の場合、割り付け後に介入・評価の過程で、介入群と対照群で脱落者数や評価項目の欠損に大きな違いが出れば、介入の効果の判定に影響が生じる可能性がある[12]。例えば介入をすべて完遂させた者と比較して、脱落した者の年齢や性別が偏っていた場合、介入の効果を評価する際には、年齢の影響について考慮する必要がある。

　「Can musical or painting interventions improve 〜」では、各群の割り付けから分析までの脱落者についてフローチャートで示されていた。脱落した理由も除外基準に沿って明記されていた。各群に数人の脱落者がいたが、脱落した者の年齢などの特徴について各群での比較は特にしていなかった。

　一方「Canine-assisted therapy and quality of life in people〜」における前後比較研究では、研究開始時には10人をリクルートし、イヌの音楽療法を開始した。12カ月の介入の結果、脱落者がいるという記述はなかった。今回はパイロットでコンビニエンス・サンプリングであったため脱落しなかったのかもしれないが、脱落者がいた場合は、その理由、脱落者の年齢・性別や疾患名などの特徴は明らかにされていなかった。結果に影響を

与える可能性があれば、これらを確認しておく必要がある。

報告バイアス（reporting bias）

　結果で統計的有意差が出た結果のほうが、出なかった結果よりも報告されやすいという系統的な違いを指す[13]。アピールできる結果があるほうが論文として採択されやすく、あまり差が出なかった結果は報告されにくいため、実際に掲載された論文に基づく結果だけでは、実施された研究全体の結果がわからないということもある[14]。

　これは一つの研究（論文）の中でも起こり得るが、学術雑誌に掲載されている論文すべてにおいても起こっている（つまり、統計学的な有意差が出た研究は投稿しやすくかつ採択されやすいが、有意差が出なかった研究は投稿されなかったり、投稿されても掲載されにくい）。ここでは、一つの研究の中での報告バイアスについて考えてみよう。

　近年の介入研究、特にRCTも含む比較研究では、介入効果の判定のため主要評価項目（一番測定したい項目）と副次評価項目（必須ではないが測定したい項目）をあらかじめ設定する。大規模RCTの場合は、その介入のプロトコールが入手できるようにその内容も投稿し、学術雑誌に掲載されることが必要になってきている。そのため、大規模RCTの論文をクリティークする場合は必ずプロトコールを入手し評価項目を知る必要がある。プロトコールがない場合でも、評価項目については論文中に記載される必要があり、有意差の有無にかかわらず、「結果」には主要評価項目と副次評価項目について網羅的に記載されることが重要である[15]。さらに、介入の潜在的な有害作用についても記載しておく必要がある[16]。

　「Can musical or painting interventions improve ～」では、このRCTのプロトコールについて簡単に記述されていた。主要評価項目は3つの種類の尺度を用いた慢性疼痛の変化であり、副次的評価項目は不安、抑うつ、QOL、認知機能レベルであった。「結果」には両方とも「方法」のところに定義づけられたとおりに明確に記載されていた。また有害作用につい

ては発生しなかったと記載されており、介入の効果を判定するものは網羅されていたと言える。

「Canine-assisted therapy and quality of life in people ～」の研究では、先に述べたとおりQUALIDというQOL尺度を評価項目としており、QOLの向上が目的であることから、これでよかったと思われる。しかし、この研究では報告バイアスというよりも評価項目の尺度を測定していた評価者が、イヌの補助療法の介入に参加していなかったという記述がなかった。もし介入に継続的に参加していたとしたら、ホーソン効果[注1]の影響も考えられる。つまり、介入しているスタッフや参加者、そしてその家族は研究の効果を期待しているため、よい結果が起こっていると思ったり、普段よりも努力をすることによる効果なども考えられる。しかし、そのような介入によって起こりうる周りのスタッフなどの影響については測定していなかったため、言及できない。

＊

以上、介入研究で生じる危険のある主なバイアスについて解説した。その他の観察研究でも混入しやすいバイアスはさらにたくさんある。いずれの場合でも、バイアスが混入する危険性について知識を持つことと、実際に混入したかどうかについて論文の結果を確認する必要がある[17]。

●注釈

1) ホーソン効果：臨床試験の対象患者には特別な注意が向けられ、患者自身もそのことを十分に意識している。人は研究で特別な興味と注意の対象となると、受ける介入の内容にかかわらず自分の行動を変化させる傾向があり、この現象をホーソン効果という。この行動変容の原因は明らかでない[18]。

●引用文献

1) Pongan, E., Tillmann, B., Leveque, Y., et al. ; LACMé Group. Can musical or painting interventions improve chronic pain, mood, quality of life, and cognition in patients with mild Alzheimer's disease? evidence from a randomized controlled trial. Journal of Alzheimers Disease, 60(2), 663-677, 2017. DOI: 10.3233/JAD-

170410.

2）Sánchez-Valdeón, L, Fernández-Martínez, E., Loma-Ramos, S.,et al. Canine-assisted therapy and quality of life in people with Alzheimer-type dementia: pilot study. Frontiers in Psychology, 6(10), 1332, 2019. DOI: 10.3389/fpsyg.2019.01332

3）Higgins, J.T.H., Altman, D.G., Sterne, J.A.C., The Cochrane Collaboration. Cochrane handbook for systematic reviews of interventions version 5.1.0. Chapter 8 : assessing risk of bias in included studies [a web document] 2011. (http://www.cochrane.org/sites/default/files/uploads/handbook/Handbook510pdf_Ch08_RiskOfBias.pdf) [2019.12.6 確認]

4）Kim, S.Y., Park, J.E., Lee, Y.J., et al. Testing a tool for assessing the risk of bias for nonrandomized studies showed moderate reliability and promising validity. Journal of Clinical Epidemiology, 66(4), 408-414, 2013. DOI:10.1016/j.jclinepi.2012.09.016

5）前掲 3）

6）前掲 3）

7）Delgodo-Rodriguez, M., Llorca, J. Bias. Journal of Epidemiology & Community Health, 58(8), 635-641, 2004. DOI: 10.1136/jech.2003.008466

8）前掲 3）

9）Weiner, M.F., Martin-Cook, K., Svetlik, D.A., et al. The quality of life in late-stage dementia (QUALID) scale. Journal of the American Medical Directors Association, 1(3), 114-116, 2000.

10）前掲 3）

11）前掲 3）

12）前掲 4）

13）前掲 3）

14）前掲 3）

15）前掲 4）

16）前掲 4）

17）前掲 3）

18）Fletcher, R.H., Fletcher, S.W., Wagber, E.H.（著）, 福井次矢（監訳）. 臨床疫学 EBM 実践のための必須知識 . メディカル・サイエンス・インターナショナル , 2000. p.148.

（山川みやえ）

3. 研究手法ごとのクリティーク

③ 質的研究

エビデンスの大きな柱となった質的研究

　質的研究手法は近年、急激な発達を遂げ、多くの分野で研究対象の視点を探求する研究手法として用いられている。特に看護学分野においては、今や質的研究が看護学の知識体系や看護のあり方そのものに大きな影響を与えているといっても過言ではない。

　世界の質的研究者たちは、量的研究のクリティーク基準しかない時代から、ではどのような質的研究を「正しい研究」「良い研究」とするのか、知識の根幹に関わる部分からさまざまな議論を重ねてきた。対象者の視点や経験を探求する質的研究の強みを生かしつつ、いかに実証研究（Empirical Research）としての厳密さ（rigor）を成立させるのかという大きな課題に取り組んできた。2000 年以降では、「エビデンスに基づいた実践」の世界的な広がりもあり、質的研究における「研究の質の担保」がより求められる時代へ移行してきた。これは視点を変えると、質的研究がもはや量的研究との比較で成立していた少数弱者ではなく、ヘルスケアを支えるエビデンスの大きな柱の一つへと発展した結果ともいえる。

　しかし、質的研究のクリティーク実践は必ずしも簡単ではない。進化するフィールド（evolving field）[1] と呼ばれたように、質的研究にはグラウンデッド・セオリー、現象学、エスノグラフィ、質的記述的研究、ナラティブ、

ディスコース分析などなど、多様な哲学・理論基盤による研究手法が存在し、それらが常に進化・変化を続けている状況がある。つまり、質的研究手法そのものが、研究事例の積み重ねと継続的な議論による研究者間のコンセンサスで成立する部分が大きいからである。また質的研究に取り組む学問分野により、何をもって「正しい質的研究」とするのか、見解の一致しない部分もある。こうした質的研究を取り巻く複雑な状況の理解は、多彩な質的研究デザインや研究手法の理解と同様に重要である。

　本書の初版では現象学的研究のクリティーク例を紹介したが、ここでは国内外の看護系研究者に広く活用されている、質的記述的研究（qualitative descriptive study：QDS）の例を取り上げ、クリティークの事例として検証したい。

質的記述研究のクリティーク例

　QDS は現象学やグラウンデッド・セオリーなどの特定の哲学・理論基盤に由来する研究デザインと比較すると、初心者向けの研究デザインと軽んじられてきた節もある[2]。QDS は哲学的・理論的な基盤や枠組みがないと誤解されるが、自然なありのままの状態で行う自然主義的探求（naturalistic inquiry）[3]や、実利主義（pragmatism）[4]を基盤とし、さまざまな専門領域で実践現場に近い研究者たちにより広く活用され発展[5]してきた経緯がある。現象学やグラウンデッド・セオリーなどと比較し、分析における解釈の度合いが低く、データから浮かび上がるパターンや共通性に着眼した直接的な記述（straight description）[6]が特徴とされる。

　取り上げる研究論文は、認知症をもつ入居者への入浴介助で特に記憶に残った、あるいは重要と思われる出来事（クリティカル・インシデント）を介護助手の視点から語ってもらい、質的記述的に分析した研究で、タイトルは「Bathing residents with dementia in long-term care: critical incidents described by personal support workers（長期療養における認

知症の入居者の入浴：パーソナル・サポート・ワーカーが語る重大インシデント）」[7] である。

　以下、第Ⅳ章で示した「クリティーク・チェックシートの活用／④質的研究」(p.222) に沿って、質的研究論文のクリティークの流れを解説する。

タイトル・抄録

　○タイトルは研究のテーマや研究方法論／研究デザインを示しているか

　良い研究論文のタイトルとは、読者がタイトルを見ただけで研究テーマと研究デザインが理解できる、あるいは推察できるだけの情報を提示してくれる。要約を読んでやっとイメージがつかめるようでは、よいタイトルとは言えない (p.73 を参照)。

　この論文（以下、D'Hondt の論文）では、研究テーマの主要テーマである「施設における認知症をもつ入居者の入浴介助」と、対象者である「介護助手personal care workers」がタイトル内に明示されている。研究デザインについては、具体的に質的研究デザインなどの言葉はみられない。しかし、「介護助手が述べたクリティカルインシデント (critical incidents described by personal support workers)」の部分で使われている「述べる／記述 (describe)」は質的研究、特に QDS との関連で使われることが多い。

　ただし、「describe」は記述統計でも用いられるため、「質的記述的研究 (qualitative descriptive study)」や「質的研究 (qualitative study)」などをタイトルに使うのが望ましい。あるいは、研究によっては質的研究アプローチを示唆する語の「体験 (experience)」や「主観的な (subjective)」「視点 (perception)」などの語を含めることでも、文字数制限の中で質的研究と読者が把握できるように表現できる。

○雑誌の投稿規定に沿って、研究の要約が簡潔に記載されているか

　近年では質的研究論文でも、研究目的・背景・研究デザイン・研究方法・結果・考察・結論といった規程の項目に沿った内容提示が求められることが多い。その際に必要な情報を規程の文字数内で、本文との齟齬がなく簡潔に記載できていることが必要である。したがって、質的研究の要約のクリティークは全体を熟読してからでなければ難しい。特に小見出しの設定を必要としない場合もあるが、含めるべき内容は小見出しのある要約と同様である。

　D'Hondtの論文は、こうした小見出しごとに必要な内容を端的にまとめて提示しているが、結果（Findings）の部分で文字数が不足したためか、結果の提示に偏りがみられる。介護助手の入浴介助中の経験についてのテーマが提示されているが、実際は入浴前、入浴介助の困難さや他の要因についての結果が省略されてしまっている。

序論

○適切な文献を引用し、この研究テーマについて、すでに明らかにされていること、先行研究の限界について記載されているか。上記に基づき、この研究の必要性が述べられているか

この項目のクリティークにあたっては、次の3つの点に着目する。

①そのトピックでこれまでに何が明らかになっているかを、先行文献を使って提示できているか
②Knowledge gap（先行研究で明らかになっていない点）はどこにあるかを分析できているか

③②を踏まえ、その研究が研究者や臨床家に対しどのような新しい知識を提示しようとしているのか、それがなぜ看護学に必要なのかを説明できているか

　D'Hondtの論文の「序論」では、上記3点がある程度簡潔に提示されているが、加筆が必要な点もある。冒頭のパラグラフで、「認知症をもつ対象は認知機能と身体機能の低下に伴い、日常生活動作の介助が必要になってくる」と述べ、「入浴の性質は親密で個人的なものであり、認知症をもつ対象にとっては介護者のその人の安全や尊厳を損なうものと誤解してしまうかもしれない」と、本研究のテーマである認知症をもつ対象の入浴介助へつなげている。

　続いて、過去の文献で明らかになっている、入浴介助で遭遇する問題について述べている。介護者のストレスやバーンアウトにつながる要因でもある点や、入浴介助は多くの場合は正規のケア資格者ではなく、無資格の介護助手などが行っている現状が検討されている。こうした介護助手たちが実際の現場ではどのような「方策（strategies）」を用いて入浴介助を実施しているのか、よく知られていないという点から、本研究目的であるところの、「介護助手たちが実際にどのような方策を用いて入浴介助を行っているのか」を検証する必要があると展開している。

　ここで問題なのは、検討に用いた先行研究の不足である。これまでの文献でベストプラクティスは提示されているとあるが、それを支える引用が2文献のみで、また、それらの具体的な内容までは述べられていない。このため、認知症高齢者の入浴介助を扱った先行研究が十分に網羅されているとは言えない。原稿の文字数制限の中で提示する先行研究情報の取捨選択は難しいが、丁寧な検証は必要である。また、クリティークにおいては、そのテーマにおける先行研究の量や内容、質などの概要は提示しておく必要がある。

○リサーチクエスチョンは対象者の主観的体験や関連する要因を記述／探求するというQDSの原則に沿って明確に述べられているか

　近年の質的研究の傾向として、リサーチクエスチョン・研究目的のいずれかのみを提示した論文が多い。クリティークの判断基準では議論が分かれるところだが、文字数制限などを考慮し、どちらかが明確に示されていれば問題なしとする考えもある。

　QDSに限らず、質的研究のリサーチクエスチョンや目的のクリティークにおいては、使用した研究方法論・研究デザインとの間に整合性が取れているか検証する必要がある。例えば現象学的アプローチを用いる研究では、個々の対象の生きられた体験を明らかにする[8]ことに関連したリサーチクエスチョンが適している。ある特定のグループで共有されている意味や文化について探求する場合はエスノグラフィ[9]が適している。グラウンデッド・セオリー[10]では、そこで何が起こってるのか、あるいは何らかのプロセスや相互作用を明らかにするのに用いられることも多い。

　つまり質的研究では、研究方法論、研究デザインとリサーチクエスチョンは相互に規定し合う性質を有するため、整合性の有無は重要なクリティークの視点である。

　QDSデザインは、ある現象・経験や関連する要因についての、豊かで直接的な記述（a rich, straight description of an experience or an event）[11,12]を目的とする研究に適している。具体的には、①ある現象に関する対象の経験、あるいは②促進要因・困難・関連要因・理由、③特定のケアや看護実践や介入についての視点や認識、④知識・態度、などを記述する[13]研究に用いられる。記述ではなく、「探求」[14]とする研究も多いが、QDSにおける探求はあくまでもデータに忠実な記述の範疇であって、高度な解釈による理論生成を目指すものではない。

　D'Hondtの研究ではリサーチクエスチョンは次のとおりである。

〈リサーチクエスチョン〉
・認知症をもつ入居者の入浴介助で介護助手が用いる方策は何か。

〈サブリサーチクエスチョン〉
・介護助手の視点からとらえた認知症をもつ入居者の入浴介助における困難とは何か。
・入浴介助時における認知症高齢者の反応や防御行動に対して介護助手はどのように対応するか。

　上記のリサーチクエスチョンは、認知症を持つ入居者への入浴介助で、介護助手たちが実際にどのような方策を用いているのかという、個々人の体験をもとに直接的に記述検証するものである。サブクエスチョンの2つも、介護助手個々の視点でとらえた体験をもとに明らかにされる、抽象度の低い問いになっている。したがって、これらのリサーチクエスチョンはQDSデザインと整合性が取れていると判断できる。

目 的

　〇研究で明らかにしたいことは目的として明確に記述されているか

　研究目的のクリティークも、着眼点はリサーチクエスチョンと同様である。D'Hondtの論文では、「目的は、高齢者施設の介護助手が語る（describe）、認知症高齢者の入浴介助に関連するクリティカルインシデントについて記述し洞察を得ること」と提示されている。
　研究目的は明確に提示されており、特定のケアについての対象者がとらえた体験の記述というQDSデザインとして適切な研究目的と判断できる。介護者たちのクリティカルインシデントの語りを検証することで、具体的

にはリサーチクエスチョンで述べられている具体的な入浴介助の方策について記述する研究である。

　序論の最終部分あるいは目的の部分で、本研究がどのように看護学の発展に貢献できるのか、研究の意義について明確な提示があることが望ましい。

方 法

研究デザイン

○ QDS は研究目的にふさわしいものか
○ 選択した研究デザインを用いる適切な根拠が、適切な引用文献を用いて述べられているか

　近年の質的研究への理解と普及に伴い「なぜ量的研究でなく質的研究を用いたのか」という点を、ことさら文字数を費やして正当化する必要性も薄れつつある。しかし、他の質的研究デザインでなくQDSを選択した理由は明確に述べておくことが望ましい。

　先にも述べたように、QDSはある現象・経験についての豊かで直接的な記述 [15,16] を目的とする研究に適している。研究結果はリサーチクエスチョンで求める内容についての、データに忠実で直接的な記述のサマリーとして表され、質的研究デザインの中で最もデータに忠実なデザインともいえる。

　質的研究においては、研究デザインや方法の部分での文献引用は重要である。その理由は先にも述べたように、質的研究は研究者たちによる、その時代や学問領域におけるコンセンサスにより成り立っている性質があるからである。現象学やグラウンデッド・セオリーを用いた研究論文では、必ずその基盤哲学や理論、研究方法を示す文献が引用される。

　これは、研究の監査可能性（auditability） [17] の確保の視点から大変重要である。少なくとも、第3者がその論文の研究方法部分の説明と引用された研究方法の文献を読むことで、ある程度同様の研究プロセスを辿れる必

要がある。また、そうした文献引用により、研究者が十分に研究デザインや手法を理解していることを示す一助にもにもなる。

QDS とされる論文では、国内外ともに研究デザインや方法への文献引用が十分でなく、用いたとされる研究手法が学術的にコンセンサスの得られているものなのか、学術的な厳密さや信用性が担保できるのか、判断が難しい場合が多く今後の課題である。

例として取り上げた D'Hondt の論文では、採用した研究デザインとして、「クリティカルインシデント手法を用いた QDS 研究デザイン～ A qualitative descriptive study employing critical incident technique（CIT）methods was used」と提示できている。CIT についての文献[18]引用が入っており、読者が確認できるようにしてある。さらに、実際の分析プロセスについて詳細に示してあり、読者が研究プロセスを具体的にイメージできる程度の情報提示がされている。

サンプリング

〇目的に沿った適切な対象者を選択しているか

QDS デザインでは、任意サンプリング法（purposive sampling）が広く用いられる。具体的なサンプリングの種類では、便宜的サンプリング、スノーボールサンプリング、変異最大化サンプリング（maximum variation sampling）などの手法が用いられ、中にはグラウンデッド・セオリーで用いられる理論的サンプリング[19]を使用する場合もある。基本的に、どのような任意サンプリング手法を用いても、その選択により、リサーチクエスチョンへの答えを提示してくれる対象が獲得できるかどうか、読者の判断に足る情報の提示が必要である。

D'Hondt の論文では、任意サンプリング手法の中でも特に、変異最大化サンプリング（maximum variation sampling）の手法を用いたと述べられ

ている。変異最大化サンプリングは、対象者の属性の偏りを避けることで、より転用可能性を高めるために用いられる。この論文では選択理由として、さまざまな経験年数の介護助手からのデータを得るためとしており、適切な理由で適切なサンプリング手法を選択したと判断できる。

データ収集方法

○収集したデータの種類は研究目的に対して適切か（例：インタビューデータ、グループインタビュー、会話データ、テキストデータ、観察データ）

　QDSで用いられるデータ収集方法は、個別インタビュー（individual interview）、およびフォーカスグループインタビューである。ただし、その研究目的において必要であれば、他の種類のデータ（会話データ・テキストデータ・観察データなど）を用いることも可能である。

　D'Hondtの論文では、個別インタビューに先立ち、参加者の属性アンケート（年齢・教育・職位・雇用状態・高齢者ケアの経験年数・当該施設での経験年数・認知症高齢者の入浴介助に関するトレーニング経験）を行っている。主要なデータは個別インタビューにより収集され、インタビューではCITを活用した半構造化インタビュー手法が使用された。この場合のCITでは、研究対象者それぞれが重要ととらえている入浴介助に関連した出来事を語ってもらうアプローチになるため、グループインタビューではなく個別インタビューが適していたと判断できる。

　インタビューで使用した質問内容まで提示できていない研究もあるが、D'Hondtは対象者への質問として、入浴介助でのインシデントがいつ・どこで起こったか、誰が関与していたか、入居者の行動・態度、結果、そしてなぜそのインシデントが重要ととらえたのかといった質問に答えてもらった、と提示できている。具体的な質問内容を知ることで、読者はそこ

から対象のどのような語りが引き出せるか、ある程度推察ができ、リサーチクエスチョンに適したデータが収集できたかについての判断材料の一つとなる。

○ データ（分析も含む）の信用可能性（credibility）の検証方法を記述しているか（例：トライアンギュレーションやメンバー・チェック、ピア・デブリーディングなど）

　QDS デザインを含む質的研究デザインでは、研究方法の厳密さ（rigor）と信用可能性（credibility）の担保が求められる。特に QDS デザインでは、データに忠実で直接的な記述が重要なため、研究者の価値観や知識による過度の解釈や抽象化は避けなければならない。

　D'Hondt の論文では、研究方法部分の最後にかなりの文字数を用いてこれらの内容を提示しており、この項目を満たしていると判断できる。メンバーチェック、複数の研究者による分析のトライアンギュレーション、および研究者の再帰性（reflexivity）により研究の厳密性が担保されたとしている。メンバーチェックは個々の対象者ごとに分析結果を１ページにまとめ、確認してもらったとしている。分析のトライアンギュレーションについては、複数の研究者がそれぞれ分析を独立して行い、それを持ち寄り、分析が真にデータから抽出されたものか検討したと説明がある。また、研究者の再帰性についても言及している。これは研究者の信念や価値観などの研究への影響を理解し、真にデータに基づいた分析となるよう確認する作業を指している。

　質的研究デザインによっては、こうした研究方法の厳密さや信用性確保の手法は必要ないとするものもあるので、注意が必要だ。特に解釈学的現象学による研究では、データと研究者の相互作用や研究者による高度な解釈が求められる[20]ため、一般的に用いられるメンバーチェック（対象者にデータや分析の確認を依頼する）や複数の研究者による分析のすり合わせ的な

作業は逆に必要ないとする意見[21]もあることは理解しておく必要がある。

〇 データ収集の手順は明確に記述されているか

データ収集の手順もできるだけ明確に順序だてて提示できているかを確認する。D'Hondt の論文では、初めに属性についてのアンケート、続いて半構造化インタビューを実施した。インタビューデータは電子媒体に記録され、逐語録を作成されたとしている。

〇 研究目的に合った十分な量のデータが収集されているか（例：対象者数、インタビューの時間や回数、収集したデータ量の明確な根拠など）

データの量については、質的研究では判断が難しい場合が多く、量的研究のように統計学的なルールがあるわけでもない。対象者によってはインタビューの逐語録も短いものもあれば、膨大なページ数になることもあるし、逐語録の文字数は少ないが研究テーマの探究に貢献する豊かなデータが得られる場合もある。しかし、具体的に示すことができる内容、対象者数、インタビューの時間や回数は必ず提示する必要がある。また、収集できたデータ量でデータ収集を終了してもよいと判断した根拠を説明できることが望ましい。

D'Hondt の論文では対象者は 8 名と記載があるが、インタビューの回数や時間、収集した具体的なデータ量については説明が見当たらない。質的研究において十分なデータが得られたと判断する根拠の一つに、「データ飽和を認めた」、あるいは「データ収集を継続しても新たなテーマの抽出が認められなくなった」との記述の有無があるが、そうした記載もなく、データ量についての判断に足る情報が不足している。

しかし、論文の最終部分で研究の限界として、サンプルサイズの不足を挙げている。量的な意味でのサンプルサイズの不足ではなく、（データ量が十分でなかったため）データ飽和に達したテーマと、そうでないテーマが

あったと説明されていた。この情報は結果の冒頭部分で結果の概要を示す際にも述べておく必要があった。

倫理的配慮

文字数制限から、倫理的配慮についての記載は省略されやすい現状がある。クリティークする側にとっては、論文中で提示された情報をもとに評価することになるが、限られた文字数の中で必要なすべての情報を網羅することは難しいという現実もある。論文によっては倫理委員会の承認を得たとの記載のみの場合もあり、中にはそれすら省略された論文もある。

D'Hondt の論文は具体的な倫理的配慮に関わる内容が述べられている点は評価できるが、クリティーク項目と照らし合わせるとまだ不足していると言わざるを得ない。

○対象者に対する研究の説明は適切に行われたか

具体的にどのような方法でどのような内容の説明を行ったのかの説明がない。協力者募集のポスターや電子メールの内容は倫理委員会で承認されたものなので、適切な説明はなされたと推察されるが、その旨を明確に本文中で提示してあったほうが良い。

○対象者の同意を得ているか

インタビュー時に書面で同意書を提出してもらった、とあるが、その際の同意の撤回等についても説明があったほうが良い。リクルート時やインタビュー時の配慮についても言及が必要である。

○倫理委員会の承認を受けているか

研究開始前に当該大学の倫理審査委員会から承認を得たと記載がある
が、承認番号の提示まで求められることも増えている。

　その他、倫理的配慮として、データの保管場所と保管期限についての記
述が欲しいが、大学の倫理委員会から指導を受けていると考えられるた
め、ここでは特に直接的な記載がなくても大きな問題ではないとも考えら
れる。

データ分析

　QDSの目的である研究テーマについての豊かで直接的な記述を得るた
めに、最も採用されている分析方法は質的内容分析（qualitative content
analysis）[21-24]である。内容分析は元来ポスト実証主義（postpositivist）
の視点で開発され活用されてきたが[25]、近年では主題分析（Thematic
analysis）[26,27]の影響を受けた内容分析も多い。

　質的内容分析の手法に統一されたものはなく、元来はポスト実証主義の
枠組みに基づき、コードやカテゴリーが逐語録内で使用される頻度を考慮
し質的に分析する手法を指していた。数値データを入れずに質的分析のみ
を実施する場合、「主題分析」と帰納的分析や結果の表現で重複する部分
も大きい[28]。

　収集データの信用性の確保の項目で述べたとおり、一般的な内容分析で
はコード化などの分析過程に研究者個人の視点による影響を極力排除する
という前提があり、質的な意味での検者間信頼性の確保が求められる[29]。
つまり、複数の研究者が別々に内容分析の手法で分析を行っても、結果が
ほぼ同じになる必要がある。

　〇分析方法の選択理由は適切で明確に記述されているか

　D'Hondtの論文では、主題内容分析（thematic content analysis）を使用
したことが文献引用を入れて提示してある[30]。しかし、なぜこの主題内容分

析を選択したのか、その選択理由については提示されていなかった。

　○データの種類と分析における原則や手順は十分に記述されているか
　　（例：逐語録など）
　○選択した分析方法（例：質的内容分析、あるいは主題分析など）に
　　従って、データの熟読、コード化、カテゴリー化（あるいはテーマ構
　　築まで）がなされたと判断できる記述があるか

　D'Hondt の論文では、逐語録のデータは Nvivo を用いて管理分析され
たとある。この研究で用いられた主題内容分析[31]は、数値データと併用す
る伝統的な内容分析ではなく、質的データを質的に分析する手法である。
初めにデータから主要テーマを特定し、そうしたテーマと研究目的や既存
の知識・文献と照らし合わせる手法とされている[32]。具体的な分析のプロ
セスが示されてあり、どのように結果が導き出されてきたのか、読者があ
る程度たどることができる。

　印象深い出来事についての語りは断片化されたが、最終的なテーマのリ
ストと照らし合わせ、確かにその出来事の語りのデータからテーマのリス
トが抽出されたか判断したとあり、CIT 手法により収集したデータを主題
内容分析手法の原則に沿って分析できたと考えられる。

　QDS デザインでは、他の研究デザインと比較して決まった哲学的・理論
的基盤によるある種の制約を受けないため、明らかにしようとするテーマ
に応じて柔軟に方法の具体を組み立てられる余地があり、それが QDS の
強みとも言える。例えば既存の理論を用いた演繹法と帰納法を併用した分
析[33]も可能であったり、データ収集にグラウンデッド・セオリーで用いら
れる理論的サンプリング[34]を試みる場合もある。そうした意味では、他の
哲学・理論基盤をもつ現象学などの研究よりもクリティークの判断が難し
い場合もある。

結 果

○対象者の特徴が記述されているか

結果の最初の部分で小見出しをつけ、対象者の特徴について詳細に説明できている。協力者人数・性別・学歴・雇用形態・資格・認知症介護の経験年数・当該施設での経験年数と内容・入浴介助や認知症ケアのトレーニング経験など、この研究結果に影響を及ぼすと考えられる属性について文章と表で提示できていた。

○データ収集に関する結果が記述されているか（例：インタビュー時間や回数、人数など）　※前述のため省略
○分析結果は抽出したカテゴリーやテーマを軸に詳細で明確に記述されているか

D'Hondt の論文では、テーマとデータの対応の例を表で示すとともに、結果部分の提示でもテーマごとに論理的に、オリジナルデータを加えながら説明ができている。逐語録から網羅的なコードとサブヘディングのリストを作成し、CIT と照らし合わせながらテーマを抽出した。

大テーマが「入浴介助の困難な課題（Bathing challenges）」と「入浴介助の方策（Bathing strategies）」の２つだった。大テーマ「入浴介助の困難な課題」には「反応／防御動作の管理（Managing responsive / protective behaviours）」「限られたリソースで働く（Working with limited resources）」「コミュニケーションの困難さへの対応（Dealing with communication difficulties）」の３つのテーマが挙げられた。

「入浴介助の方策」として、「入浴前（Pre-bathing）」「入浴中（During bathing）」「コミュニケーションの輪（Communication loop）」「キーとなる方策（Key strategies）」のテーマが挙げられ、それぞれに具体的な記述

が提示された。例えば「入浴前」には「入居者をなだめる」「前向きな態度で入居者にアプローチする」「入居者が落ち着くまで待つ」の記述が上げられた。「入浴後」では、「入居者の自律性の奨励」「入居者の安楽の確保」「入居者の気をそらす」「素早くする」の４項目の記述があった[35]。

　研究目的であるところの「記述」という点では、豊かな情報を提示していると判断できるが、分析結果の提示はよりシステマティックに改善できる。分類の見出しと大テーマ、テーマや具体的な記述などのレベルがわかりにくいため、読者にはどれが最終的に抽出されてきたテーマなのか、テーマ分類のために設定したカテゴリーの記述なのかわかりにくい。また、少なくとも最終的なコード数やテーマ数などは、研究結果部分の冒頭で提示しておく必要がある。

　　○研究結果は研究目的と一致しているか

　D'Hondt の研究の目的は施設の介護助手が表現する、認知症をもつ入居者の入浴介助に関連した印象深い事象であるところの、クリティカルインシデントについて記述し洞察を得ることであった。リサーチクエスチョンは「介護施設で生活する認知症高齢者への入浴介助で、介護助手が用いる方法はどのようなものか」「介護助手の視点からとらえた介護施設における、認知症高齢者の入浴介助に伴う困難さとはどのようなものか」「入浴介助時における認知症高齢者の反応や防御行動に対して、介護助手はどのように対応するか」の３つであった。

　前の項目で検証した結果と結果を表した図から、研究の目的やリサーチクエスチョンと合致していると判断できる。論文によっては、研究目的・リサーチクエスチョンと結果が合致しないものも見かけるので注意が必要だ。

　　○オリジナルデータからの引用は適切で十分な量が含まれているか
　　○引用したオリジナルデータは関連するカテゴリーやテーマを支えてい

ると判断できるか

　どれほどの量をもって十分なオリジナルデータの提示ができていると判断するのか、明確な基準はないが、抽出されたテーマやカテゴリーが、確かにオリジナルデータにより支えられていると判断できるだけの文字数は必要である。提示されたオリジナルデータと、それに対応するテーマを照らして、その関連に納得できるかという点がクリティークのポイントである。
　D'Hondt の論文では、抽出されたテーマに対して、それをサポートするオリジナルデータを提示できている。また、提示されたオリジナルデータがそれぞれのテーマを支えていると判断できる。例として「限られたリソースで働く」のテーマに対して、「第1の課題は時間です、ナースは言いたくない……ですけど事実です。時間が足りない。いつも入居者が（入浴）できそうなときに（介護助手が）戻って来れるわけじゃない……結果的に入居者さんはせかされ、私たちもせかされてという、よくない状態です」というオリジナルデータが提示されており、このデータが当該テーマの構築を直接的にサポートしたと判断できる。

　○予想に反した／矛盾した結果についても記述されているか

　分析で抽出されてきたテーマやカテゴリーに収まらないものや、予想と異なる、あるいは実際と矛盾したように見える結果についてなど、特に記載はみられない。これは、特にそうした結果がでてこなかったということであれば、その旨を明示しておくことが望ましい。

考　察

　○データ・分析・結論のつながりは明確であるか
　○主な研究結果は先行研究を背景に説明され考察されているか

分析結果から、テーマは大きく入浴介助の困難さと入浴介助の方策に分類され、それらに関連したテーマに分類され、詳細な記述が提示された。考察と結論では、介護助手は多岐にわたる方策を活用していて、それらのほとんどは先行文献結果と一致していると示すことができていた。

　考察はあくまでも研究結果に基づいた議論が求められるが、研究者個人の考えが独り歩きし、研究結果を置き去りにしている論文も見受けられる。この研究では研究結果に対して忠実に考察を重ねていると判断できる。結論部分で急に新しい内容が入ってしまう論文もあるが、特にそうした問題や矛盾点もなかった。

○研究結果の転用可能性について記述されているか

　一つの施設で勤務する介護助手しか対象にしていなかったため、他の実践現場（施設など）への結果の転用は難しいとしている。この場合のクリティークの判断基準は、結果を実践に活用することを視野に入れ、その場合の限界や可能性という文脈で述べているかどうかという点である。単に、サンプルサイズが小さいので一般化は不可能であるとの記載では、質的研究はもともと一般化を目指すものではないため、検討不足と判断される。

○研究の限界やさらなる研究の必要性について記述されているか

　小見出し「Limitations of the study」の部分で、次のとおり検証できている。対象者8名で人数が不足した点が限界として挙げられていた。テーマによっては8名からのデータでもデータ飽和に達し、豊かな記述が可能になったが、「他の介護助手と入浴介助の方策の共有」「入浴介助と認知症ケアの知識とスキルの発展」はまだデータが必要だったと述べている。

　今後の研究への示唆は、「Limitations of the study」と「Discussion」

で述べられている。2つの小見出しに分かれてしまっているので、まとめて提示するほうがよい。内容については、施設数と対象者数を増やしたり、異なる施設を対象としたりといった転用可能性を高める方向性の他に、今回はインタビューデータだったが、他に実際の入浴介助方法の観察データとのトライアンギュレーションを使用するなど、当該研究をもとにさらにエビデンスを積み重ねる方向性で検討できている。

　また、バスタブやシャワーを使わないTowel bath（日本で言うところの清拭）は、先行研究からエビデンスが出ているにもかかわらず、当該研究の介護助手にはまったく使用されていなかった理由、エビデンス実装への障壁についても研究が必要であると述べている。

引用文

　○ その研究分野における重要で専門的な情報が網羅されているか

　序論部分のクリティークで述べたように、先行研究の検証が不足している。研究方法や考察部分は適切な情報は提示できていると判断できる。

　○ 先行文献は適切に文中に提示または引用されているか

　この項目におけるクリティークの基本は、質的研究以外の論文と同様である。引用文献は「序論」と「考察」部分で使用されるが、研究方法の提示においても先行文献が必要である。

資金提供者

　○ 研究助成などの資金源を記述しており、利益相反の恐れはないか。
　（研究内容に照らし合わせて、研究資金の有無の妥当性も確認する）

利益相反についての記述がない。近年の研究では利益相反について必ず明記する必要がある。

＊

　以上、看護学研究で広く用いられているQDSの例を取り上げ、そのクリティークを検証した。質的研究論文のクリティークに当たっては、研究方法論、研究デザインや具体的な研究手法の基盤となるさまざまな理論的・哲学的基盤について、それらが研究方法や結果の提示に影響を及ぼすことを踏まえた十分な理解が大切である。さらに、質的研究はDenzin[36]も述べているように世界の質的研究者たちの議論や研究実践の積み重ねにより、発展・変革し続ける性質のものであり、クリティーク基準項目も質的研究のさらなる変容に合わせて進化を余儀なくされる。

　こうしたアカデミアの動向に注目し、質的研究やそのクリティークがどうあるべきなのか、その時代のコンセンサスを協同して構築していくことが求められる。

●引用文献

1) Denzin, N.K., Lincoln, Y.S. Introduction: the descipline and practice of qualitative research. In: Denzin, N.K., Lincoln, Y.S., editors. SAGE Handbook of Qualitative Research. 5th ed. SAGE, 2018.

2) Sandelowski, M. Whatever happened to qualitative description? Research in Nursing & Health, 3(4), 334-340, 2000.

3) 前掲2)

4) Colorafi, K.J., Evans, B. Qualitative deescriptive methods in health science research. Health Environments Research and Design Journal, 9(4), 16-25, 2016.

5) 前掲4)

6) Kim, H, Sefcik, J.S., Bradway, C. Characteristics of qualitative descriptive studies: a systematic review. Research in Nursing & Health. 40(1), 23-42, 2017.

7) D'Hondt, A., Kaasalainen, S., Prentice, D., et al. Bathing residents with dementia in long-term care: critical incidents described by personal support workers.

International Journal of Older People Nursing, 7(4), 253-63, 2012.

8) Errasti-Ibarrondo, B., Jordan, J.A., Diez-Del-Corral M.P., et al. Conducting phenomenological research: rationalizing the methods and rigour of the phenomenology of practice. Journal of Advanced Nursing, 74(7), 1723-1734, 2018.

9) Hammersley, M. Reading ethnographic research. Routledge, 2016.

10) Morse, J.M., Stern, P.N., Corbin, J., et al. Developing grounded theory: The second generation. Routledge, 2016.

11) 前掲2)

12) 前掲4)

13) 前掲6)

14) 前掲6)

15) 前掲2)

16) 前掲4)

17) Ryan-Nicholls, K.D., Will,C.I. Rigour in qualitative research: mechanisms for control. Nurse Researcher, 16(3), 70-85, 2009.

18) Woolsey, L.K. The critical incident technique: an innovative qualitative method of research. Canadian Journal of Counselling and Psychotherapy, 20(4), 242-54, 1986.

19) 前掲6)

20) 前掲8)

21) McConnell-Henry, T., Chapman, Y., Francis, K. Member checking and Heideggerian phenomenology: a redundant component. Nurse Researcher, 18(2), 28-37, 2011.

22) 前掲2)

23) 前掲4)

24) 前掲6)

25) Bengtsson, M. How to plan and perform a qualitative study using content analysis. Nursing Plus Open, 2, 8-14, 2016.

26) Belotto, M.J. Data analysis methods for qualitative research: managing the challenges of coding, interrater reliability, and thematic analysis. The Qualitative Report, 23(11), 2622-2633, 2018.

27) Castleberry, A., Nolen, A. Thematic analysis of qualitative research data: Is it as easy as it sounds? Currents in Pharmacy Teaching & Learning, 10(6), 807-815, 2018.

28) Neuendorf, K.A. Content analysis and thematic analysis. In: Brough, P., editor. Routledge, 2019. p.211-223.

29) 前掲28)

30) Burnard, P. A method of analysing interview transcripts in qualitative research. Nurse Education Today, 11(6), 461-266, 1991.

31) 前掲30)

32) 前掲30)

33) 佐藤郁哉. 質的研究データ分析法. 新曜社, 2008.

34) 前掲6)

35) 前掲7)

36) 前掲1)

（今野理恵）

Column 臨床ナースと一緒にシステマティックレビューを読む

　文献抄読会のディスカッションでは、「臨床ではどうなのか」という議論が必ず起こる。そこで、ある訪問看護ステーションと一緒に事例検討＆文献抄読会を始めることにした。

　やり方はこんな感じだ。まず、訪問看護ステーションのスタッフが難しいと感じている事例を発表する。そして、その事例の問題を解決するために必要なことを挙げ、それをサポートするエビデンスを提供する。エビデンスは学生たちが簡易PICO・PECOを設定し、システマティックレビュー（SR）から探す。SRの要約を学生たちが行い、訪問看護ステーションのスタッフにプレゼンテーションを行い、その内容がどのように事例と関連づけられるかをディスカッションする。SRの意味、位置づけ、エビデンスの必要性などからフォレスト・プロットの解釈も共有する。

　この抄読会は毎回とても面白く、研究結果を臨床的にどう解釈していくのかというプロセスや、臨床家から直接得られる反応がEBPを推進するうえでとても勉強になる。このように広がりがある文献抄読会は誰にでもできるはず。今後さまざまな場所で・形でひろがってほしいものだ。

4. わかりやすい研究結果の見せ方

　研究結果は、読み手が納得するような魅力的な内容で、わかりやすく記載したほうがよい。もちろんそれは、頭ではよくわかっているつもりだが、クリティークをしてみるとその重要性をより実感できる。

　筆者はかつて、苦労して集めたデータを可能な限り「結果」に記載したいという思いで論文を書いていた。わかりやすく魅力的であるかどうかよりも、とにかくすべてを「結果」に出し、多くのことを知ってもらいたいと思っていた。しかし、論文を読むことを通じて「結果」の記載の仕方にはさまざまな工夫があることがわかってきた。これは自身が論文を書く時の参考になっている。

　ここでは、観察研究の研究論文作成ガイドラインであるSTROBE statementにまとめられたクリティーク・ポイント（図1）をもとに、その方法を紹介する[1]。本章では筆者自身の最近の研究テーマの一つである「看護師への暴力」についての論文を取り上げる。

研究目的に合った結果が示されているか？

　まず「Workplace violence against nurses-prevalence and association with hospital organizational characteristics and health-promotion efforts: Cross-sectional study（看護師に対する職場での暴力―発生率と

「結果」のチェックリスト				
Participants	Descriptive data	Outcome data	Main results	Other analyses
対象者・分析対象者の人数、回収率が記載されているか(脱落者はどの時点で脱落し、どのような特徴があったのか)	分析対象者の特徴が記載されているか(デモグラフィックデータなど)	調査項目の変数の要約が記載されているか	調整されていないデータを報告しているか、交絡因子は検討されているか、目的に合った結果が記載されているか	他の分析が記載されているか(下位項目の分析、相関分析など)

図1　STROBE statementによるクリティークのポイント
（STROBE statementより引用、一部改変）

病院組織の特徴および健康増進の取り組みとの関連：横断的研究）」を見てみよう[2]。

　この論文の目的は台湾の看護師の職場での暴力の発生率を調査し、暴力を減らすための病院組織の特徴と健康増進の取り組みを調査することであった。筆者自身がこの論文を読もうと思ったのは、この研究目的である「看護師への暴力を減らすための病院組織の特徴と健康増進の取り組みを調査する」という部分に惹かれたためである。

　看護師への暴力に関する先行研究は多く、暴力を受けやすい看護師の特徴としては年齢が若い人や看護師の経験年数が短い人などが報告されている。また、暴力の発生率が高いのは救命救急センター、ICU、精神科などの部署であることが先行研究では明らかになっている。そのため、「暴力が発生しそうな時に安全な場に避難できる経路を確保している」や「定期的に警備員が巡回している」などの、暴力を減らす取り組みをしている病院では、暴力の発生率が低いといった結果があるのだろうか、と期待して読み進めていった。

しかし実際、結果を見てみると、年齢別・性別・教育レベル別・部署別などに「身体と非身体の両方の暴力」「身体的暴力」「非身体的暴力」の発生率やオッズ比がメインの結果として記載されていた。例えば、26 〜 35 歳の看護師のオッズ比は「身体と非身体の両方の暴力」が 1.26、「身体的暴力」が 1.17、「非身体的暴力」が 1.30 と他の年代に比べて最もリスクが高かった。そして 46 歳以上の看護師ではそれぞれ 0.60、0.63、0.61 と低かった。このような結果だけでは、目的が「看護師のへの暴力を減らすための病院組織の特徴を調査する」ことではなく「暴力リスクの高い看護師などを調査する」になってしまう。これでは先行研究と大きく変わらない。

　また、研究目的の暴力を減らすための病院組織の特徴と健康増進の取り組みを調査するのであれば、研究対象者は看護師ではなく、病院で暴力対策を把握している医療安産管理者などを対象に、暴力を減らすためにどのような病院組織の特徴があるのかを調査しなくてはならない。

　このように「方法」が「目的」と対応していなかったため、「結果」および「考察」も「目的」に対応しておらず、論文全体として論理展開に一貫性がない。「目的」と「方法」を明確にし、それらに対応した「結果」をわかりやすい形で見せなければ、論文全体として内容がはっきりしない状態に陥ってしまう。

研究結果は「結果」に記載されているか？

　論文を読み進めるにあたって、研究対象者は何人で、何人が脱落し、最終的に何人が分析対象者となったのかを見る人も多いと思う。実際にアンケート調査などを実施したことのある人であれば、回収率に悩まされた経験もあると思う。そのため、メインの結果のみならず、回収率も気になる人も多いと思う。「Thee effects of occupational violence on the well-being and resilience of nurses」（職業上の暴力が看護師の健康と回復力に及ぼす影響）を例に挙げてみよう[3]。

この論文の目的は、職業上の暴力と看護師などのバーンアウトや回復力の関係を明らかにすることで、研究デザインは横断研究であった。論文の「結果」の最初をみると、分析対象者の年齢や性別などのデモグラフィックデータは記載されているが、本来書かれているはずの研究対象者数や脱落者数、回収率、分析対象者数の記載がなかった。

　「方法」に目を移すと、17,187名を研究対象とし、2,397名から回答があり、回収率が13.95%と記載があった。この調査プロジェクトは2001年から3年ごとに調査されており、この論文の調査は2016年の結果の一部を分析し、他の分析結果は別の論文で報告済であると「背景」に記載があった。そのため、この調査プロジェクトの一部を分析するということで、「方法」に分析対象者や回収率などを記載したのかもしれない。

　しかし、STROBE statement では、研究対象者は何人で、何人が脱落し、最終的に何人が分析対象者となったかを「結果」に記載する必要があるとしてる[1]。そのため、調査プロジェクトの一部を分析するという論文でも分析対象者や回収率などは「結果」に記載すべきである。

　次に、先述した「Workplace violence against nurses-Prevalence〜」を見てみよう[2]。この論文では病院の常勤スタッフ98,817人を対象にアンケートが配布し、70,622人から返信があり（回収率は71.5%）、そのうち看護師は33,472人であった。不完全な回答者と65歳以上の回答者を除外し、最終的に研究対象者は26,979人であった。先ほどの論文と同様にこれらの結果を「方法」の「Data source and participants」に記載していた。脱落者数、分析対象者数については「方法」ではなく、「結果」に記載すべきである。なぜ、65歳以上の回答者を除外したのかも不明である。

　また、「Statistical analysis」には「暴力の種類ごとの頻度と分布を表に示した」と記載していたが、これも「結果」に記載すべきである。さらに「Measurements」では回答者の所属病院を Health Promoting Hospital（HPN）、Non-HPN、Outstanding HPN の3つのカテゴリーに分類したと記載していたが、「結果」の表に記載している内容である「HPN：10,322人、

Non-HPN：11,653人、Outstanding HPN：4,994人」も「Measurements」
に記載してしまっていた。

　このように研究結果が「結果」に記載されていない論文も結構目にする
ため、注意が必要である。

わかりやすい図表を用いる

　文章よりも図表のほうが一目で「結果」の概要がわかる。まさに「百聞
は一見にしかず」である。図表の基本は「stand alone（独立している）」で
あり、それを見ただけで論文の「方法」や「結果」を読まなくても理解で
きるように作成する必要がある。ここでは先述した「Workplace violence
against nurses-Prevalence」を見てみよう[2]。

　この研究では看護師への暴力に関する調査を行ったもので、表に研究
対象者の属性が記載されている。過去1年間に「身体的暴力」「非身体的
暴力」「身体と非身体の両方の暴力」を受けた人の年齢や性別などのn数
や％が記載されており、表1に一部を抜粋した。一番左には「All nurses
（n=26,979）」とあり、2行にわたって2つのn数が記載されていたが、そ
れぞれが何を指すのかがわからなかった。本文中にも記載がなく、よく見
てみると線を引いた場所が間違っており、2つのうちの右のn数は「身体
と非身体の両方の暴力」を経験したn数であった。

　また、ここに記載されている「％」が何の割合かがわかりにくい。例えば
表1の年齢18-26歳の「身体的暴力」のn数が1,081で、その右横に21.5％
と記載があった。これが「身体的暴力」を経験した人の中での「18-26歳」
の割合が21.5％なのか、それとも分析対象者の「18-26歳」の全5,025名の
中で「身体的暴力」を経験した割合が21.5％なのかが不明確である。実際
には後者であったが、読者が混乱しないように工夫すべきである。

　また、P-valueが記載されているが、これが何を分析した結果のP-value
なのかがわかりにくい。まさに「stand alone（独立している）」ではない。

表1 研究対象者のデモグラフィックデータと、過去1年間に暴力を経験した参加者の割合

	All nurse (n=26,979)	Any violence (n=13,392)			Physical violence (n=5,150)			Non-physical violence (n=12,491)		
	n	n	%	P-value	n	%	P-value	n	%	P-value
Age				<.0001			<.0001			<.0001
18-26	5025	2,458	49.0		1,081	21.5		2,227	44.3	
26-35	15,312	8,069	52.7		3,341	21.8		7,512	49.1	
36-45	5,056	2,318	45.9		610	12.1		2,223	44.0	
46-55	1,388	491	35.4		102	7.4		477	34.4	
56-65	198	56	28.3		16	8.1		52	26.3	
Sex				0.300			<.0001			0.394
Male	479	249	52.0		135	28.2		231	48.2	
Female	26,500	13,143	49.6		5,015	18.9		12,260	46.3	

（文献2より一部引用）

表を見ただけで論文の「方法」や「結果」を読まなくても理解できるように作成されていなかった。

図と表の使い分け

　一般的に、視覚的アピールのある図はドラマチックな差や傾向がある時に用い、表はあまり差がない場合に用いるべきとされている。最近は論文を短く書くプレッシャーが強くなり、図よりも場所をとらない表を用いることが増えてきている。しかし図は複雑な内容でも視覚的な理解を得やすいので、ページ制限がない場合は積極的に活用されるべきである。

　まず、結果の一部を表で示しているトルコの大学病院に勤務する看護師に対し、過去12カ月以内に経験した身体的暴力・言葉的暴力・職場いじめの頻度と危険因子を調査した論文「Workplace physical violence, verbal violence, and mobbing experienced by nurses at a university

表2 仕事満足度、転職意思などにより過去 12 カ月以内に経験した
身体的暴力・言葉的暴力・職場いじめの分布

		身体的暴力				言語的暴力				職場いじめ			
		なし		あり		なし		あり		なし		あり	
		n	%	n	%	n	%	n	%	n	%	n	%
仕事満足度	満足	187	68.5	31	62.0	142	75.1	74	56.9	186	72.1	25	47.2
	不満足	86	31.5	19	38.0	47	24.9	56	43.1	72	27.9	28	52.8
		P = 0.46				P = 0.001				P = 0.0001			
転職意思	なし	185	40.6	25	33.8	135	44.4	74	33.8	181	42.8	23	26.1
	あり	271	59.4	48	66.2	169	55.6	145	66.2	242	57.2	65	73.9
		P = 0.26				P = 0.01				P = 0.005			

（文献 4 より一部引用・改変）

hospital（大学病院の看護師が経験する職場での身体的暴力・言葉的暴力・職場いじめ）」を見てみよう[4]。

　表2に表の一部を抜粋した。身体的暴力・言語的暴力・職場いじめの有無別に「仕事に満足している」or「満足していない」、「転職意思あり」or「転職意思なし」などそれぞれのn数と％が記載されていた。結果の示し方として間違いではないが、身体的暴力・言語的暴力・職場いじめを経験したことがある人についてそれぞれ、仕事に満足していると回答した人の割合を比較するには、一つひとつ丁寧に見ていかなければいけない。

　次に結果の一部を図で示している論文「Workplace aggression experiences and responses of Victorian nurses, midwives and care personnel（看護師・助産師・介護者の職場暴力の経験と反応）」[5]を見てみよう。図2は、オーストラリアの看護職が過去12カ月以内の職場内の暴力経験率を示した棒グラフを一部改変したものだ。表を用いてn数と％だけ提示する場合に比べると、家族と患者それぞれで言語・書面による暴力と身体暴力がどのような頻度で多いのかが一目瞭然である。

　最後に、学術論文の書き方の古典であるロバート・A・デイ[6]の著書を

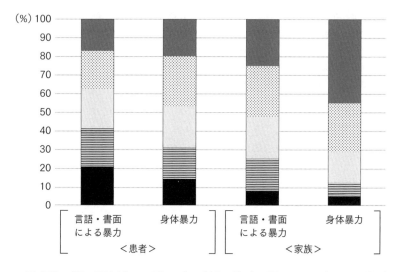

図2　12カ月以内の職場の暴力経験率（文献5より引用、一部改変）

参考に、図表を書くポイントを以下にまとめてみた。

- 不要なデータは記載しない
- 図表は見ただけで（文章を読まないで）理解できるように、説明や注釈などを記載する
- 一行で述べられることは、表や図にしない
- 差が明らかなものは図に、そうでないものは表にする
- 表は縦に読むようにつくる
- 表や図で表していることを、文章では繰り返し述べない

●引用文献

1 ）von, Elm., E., Altman, D.G., Egger, M., et al., STROBE Initiative, The strengthening the reporting of observational studies in epidemiology (STROBE) statement: guidelines for reporting observational studies. Journal of Clinical Epidemiology, 61(4), 344-349, 2008. DOI: 10.1016/j.jclinepi.2007.11.008

2 ）Wei, C.Y., Chiou, S.T., Chien, L.Y., et al. Workplace violence against nurses-Prevalence and association with hospital organizational characteristics and health-promotion efforts: Cross-sectional study. International Journl of Nursing Studies, 56, 63-70, 2018. DOI: 10.1016/j.ijnurstu.2015.12.012

3 ）Rees, C., Wirihana, L., Eley, R., et al. The Effects of Occupational Violence on the Well-being and Resilience of Nurses. The Journal of Nursing Administration, 48(9), 452-458, 2018. DOI: 10.1097/NNA.0000000000000648

4 ）Aksakal, F.N., Karaşahin, E.F., Dikmen, A.U., et al. Workplace physical violence, verbal violence, and mobbing experienced by nurses at a university hospital. Turkish Journal of Medical Sciences, 45(6), 1360-1368, 2015. DOI:10.3906/sag-1405-65

5 ）Hills, D., Lam, L., Hills, S. Workplace aggression experiences and responses of Victorian nurses, midwives and care personnel. Collegian, 25, 575-582, 2018. DOI: 10.1016/j.colegn.2018.09.003

6 ）Day, R.A. How to write and publish a scientific paper, second edition, Isi Press, 1983.〈原本は絶版になっているが、今でも論文の書き方のガイドラインに引用される古典である。改訂版として、Day, R.A., Gastel, B. How to write and publish a scientific paper, 7th Edition. Greenwood Pub Group, 2011.（ロバート・A・デイ. 世界に通じる科学英語論文の書き方. 丸善, 2010.）が入手可能〉。

（矢山 壮）

5. 「考察」のクリティーク

① 考察に必要な要素

　「論文の主要部分は「目的」と「結果」で、「結果」まで精読すれば、その論文のクリティークはほぼ終了と一安心する人も多いのではないだろうか。しかし、それはまだ早い。「考察」が残っている。「考察」は、研究結果をその研究領域に位置づけるために極めて重要かつ、書くことが最も難しいセクションである。

　デイ[1]はその著書の中で「正確で興味深いデータを含んだ多くの論文が、雑誌の編集者から掲載拒否の決定を突き付けられる理由は"考察"に欠陥があるからである。もっと言えば、データの持つ本当の意味が"考察"で提示されている解釈によって完全に覆い隠されているような論文もあり、そうなると掲載拒否も当然である」と述べている。では「データの持つ本当の意味」を読み取って伝えるにはどうすればよいのだろうか。

　ここでは「考察」に書かれているべき要素について考えてみたい。なお、考察の大まかな流れを表1に、そこに含まれているべき項目とクリティークのポイントを表2に示したので、参考にしてほしい。

主要な結果を要約しているか

　まず一つ目の例として「Loneliness and risk of Alzheimer disease（孤独とアルツハイマー病のリスク）」[2]をここでも取り上げよう。これは

表1　考察の大まかな流れ

・主要な研究結果を要約する ・結果の解釈・重要性の意味を説明する ・研究結果と関連した先行研究との類似点・相違点を要約し、解釈を述べる（先行研究より優れている点、先行研究で達成できなかったことを含む） ・結果の説明の代替案を検討する ・結果の臨床的意義を述べる ・研究の限界を述べる ・今後の研究への提言を述べる ・結論を述べる

表2　考察をクリティークする際のポイント

主要な結果を要約しているか？
研究の仮説に焦点を当てているか 結果の羅列になっていないか 簡潔に述べられているか
結果の解釈は妥当か？
結果の誇大提示はないか 結果の重要性に誇張はないか 結論はデータで支持されているか 交絡についての解釈は妥当か
先行研究との比較は適切か？
得られた結果と先行研究との類似点と相違点について述べているか 相違点がある場合は、その理由を検討しているか 適切な先行研究を引用しているか
内的・外的妥当性について
内的妥当性について述べられているか 研究結果がどこまで一般化できるかについて論じているか
研究の強みと限界について述べているか？
先行研究より優れている点 検証できなかったことや今後の研究で検証すべき課題
研究の実践への示唆はあるか？
研究結果の応用の可能性について議論されているか

（文献3〜4をもとに作成）

筆者らの文献抄読会で「A（勉強になった）」と評価された数少ない研究である。この研究の目的は、高齢者における孤独がアルツハイマー病発症のリスク増加に関連しているという仮説を検証することであり、研究デザインは前向きコホートであった。

「考察」はその研究で得られた新しい、あるいは重要な知見が何であるかを示す一文から書かれているべきである。だらだらとした前置きや、文献の引用などから書き始めるのはよい「考察」とは言えない。この論文の冒頭は次のような文章である。

> 「毎年800人の高齢者を4年間追跡したコホートでは、社会的孤立のレベルを調整した後でさえも、寂しいと感じた者はそうでない者の2倍以上で、アルツハイマー病のような認知症症候群を発症する可能性があった。死亡しその後剖検を実施した参加者では、孤独はアルツハイマー病の病理学的結果や脳梗塞とは関係がみられなかった」[5]

研究目的に即した研究結果が簡潔に書かれている。第一段落には主要な結果の要約が記され、第二段落以降にその結果を踏まえた、先行研究との比較が述べられている。この論文の「考察」は文章の流れが自然であり読みやすい。その理由として表1に示した「考察の大まかな流れ」に沿って論文が構築されていたことが挙げられる。表3にこの論文の考察の流れを示した。

また、「序論」「研究方法」「結果」の各セクションで書かれるべきことが記されていた。「考察」は「序論」から始まり「方法」「結果」と続いたセクションの最終章である。論旨の展開に一貫性を持たせるためには各セクションとのつながりが鍵となる。

表3　1例目の論文における考察の流れとその評価

結果の要約	・社会的孤立のレベルの調整後も、寂しいと感じた者はそうでない者の2倍以上、アルツハイマー病のような認知症症候群を発症する可能性があった。
先行研究との比較 （優れている点・ユニークな点）	・先行研究では、客観的指標による社会的孤立と認知症との関係に焦点を当てており、これらの指標と認知症との関係が複数の研究で報告されている。本研究では主観的孤独感と認知症の発症との関係を調査した。 ・1つの先行研究で10年間、追跡調査して孤独と認知機能低下を報告しているが、標本数が少なく（n＝200）、孤独も1つの質問に基づくもので、認知機能も短い総合的な測定であった。
結果の解釈・重要性	・1）孤独は、認知症の罹患による認知機能低下への反応なのか、それとも、2）孤独が直接病理学的に認知症に貢献するのか。しかし、1）認知機能が低下しても孤独感は増加しなかった、2）孤独とβアミロイドの沈着などとの関連がなかった。 ⇒ データはこれらの仮説を支持していない。
結果の説明の代替案	・孤独は、認知や記憶の基礎をなす神経システムを危険にさらすかもしれない。このため、孤独な者は加齢に関連した神経病理学の有害な影響（神経の保存）に対して脆弱になる。 ・動物実験で、この仮説を支持する先行研究がある。 ・人間では、孤独と社会的スキルとの相関が報告されている。 ・孤独な人間における神経システムの脆弱性の仮説を提唱した。
臨床的意義	・孤独と認知症の関連は、うつの兆候と部分的に独立していることを示しており、孤独はアルツハイマー病とうつの兆候との関連性の重要な要素であると考えられる。
研究の限界	・大部分は白人のボランティアのコホートに基づいており、平均観察期間は3年に満たなかった。
今後の研究への提言	・より長期間で、より多様な参加者で研究を実施することが求められる。
結論	・孤独であるという認識は、客観的な社会的孤立や他の共変量を調整した後でも、認知機能低下やアルツハイマー病のような認知症の発症と関連が見られた。

先行研究との比較は適切か？

　研究を行う際、関連する分野の先行研究を調べることは必須である。論文を読む際、序論にある文献レビューからその論文のテーマに関する最新知識を得ることで、研究の目的と意義をより明確に理解することが可能となる。これは通常「考察」で述べることではなく、研究を始める前にしっかりとした文献レビューをする必要がある。

　「考察」では得られた結果や自分の解釈と、先行研究との類似点や相違点について書き、さらにその理由についても述べる必要がある。それにより、研究領域における当該研究の位置づけを明確にし、研究の意義を示し、今後の研究の方向性を示すことができる。適切な論文を引用し、比較・検討するために、十分な先行研究のレビューは欠かせない。

　論文をクリティークするためには、引用している文献まで取り寄せて内容を検討する必要もある。引用文献が間違っていることもある。得られた結果が先行研究と類似していたり違っている場合の書き方、クリティークの仕方については後述する。

研究の限界と強みについて述べているか？

　どんな研究にも長所と短所がある。強みばかり強調するのではなく、両者をバランスよく述べることが重要だ。先行研究と比較した結果として、より優れている点やその研究で言えることは何なのかを記述しなければならない。研究の長所と短所はその研究の実施方法と密接に関係しているため、「研究方法」に記載されている研究デザインや対象者の抽出方法などを確認しておく必要がある。

　クリティークでは、論文の著者が自分の研究の弱みを把握し結果を解釈しているか、その弱みを隠さずに論理的に説明しているかを確認することが必要である。この論文では、研究の限界としてまず対象者の多くが白人

であったこと、対象者はボランティアで自ら研究参加の意思を決定した人であったことについて述べていた[6]。

　対象者の多くが白人であったことから、それ以外の患者に結果を一般化することには限界がある。黒人やヒスパニック系、アジア人などではソーシャルネットワークの文化や孤独に関する質問への回答傾向なども異なる可能性がある。例えば日本人の場合、リカートスケールでは中心に近い値を選択し、極端な値を選ぶことを避ける傾向にあるというのが日本人研究者の間でよく知られている。

　また、この研究の標本抽出デザインは非確率標本抽出であり、シカゴ近郊の低所得者が多い地域から選ばれている。一般的に、収入は教育レベルと関連しており、教育レベルはソーシャルネットワークと関連している。これらについて論文では触れられていない。ただし論文の構成上、あまり詳細に述べると話題が拡散してくるため触れなくてもよいだろう。

追跡期間とサンプルサイズについて

　この研究では、認知症のない高齢者をコホーティングし、アルツハイマー発症をアウトカムにしていることから、ある程度長期間の観察が必要な研究であることがわかる。論文には「対象者の平均観察期間が3年に満たなかった」という記述があり、研究の限界の一つとしてこれをとらえていると思われる。

　また、サンプルサイズが小さく統計学的有意差が認められない場合には、βエラー（第2種の過誤：帰無仮説が間違っているのに棄却できないこと[7]）が考えられるため、この点を「考察」で論じておく必要がある。研究方法などにそのサンプルサイズで研究を実施した理由が記載されていることが望ましい。本研究では、76名がアルツハイマー病を発症し90名が解剖されただけであり、今後は多様な標本（人種や地域）で長期間の追跡が必要だと述べられている。

研究の長所を述べる

この研究では、研究結果の信頼性を高めている要因として以下の点を挙げていた[8]。

- 認知症とアルツハイマー病の臨床分類は同一の評価方法に基づいており、経験のある臨床家によって基準を広く受け入れている。診断上の偏りや不正確さが結果に影響を与える可能性を減らしている。
- 対象者に対して3〜4回の均等な観察ができたことや、すでに確立された認知の測定を組み合わせたことは、多機能領域における認知機能低下に関して、個別ルートの信頼できる評価に対する可能性を強化した。
- 臨床評価の追跡や脳の剖検における高い参加率は、選択的バイアスによる結果の偏りの可能性を減らした。
- 本研究では、アルツハイマー病の臨床診断は、以前に確立された広範囲の認知と特定の認知機能の測定を組み合わせていたが、その結果と病理診断での結果は一致した。

ここでは、データから得られた情報に基づいて述べられているか、結果の拡大解釈はないかなどの点を吟味するが、この論文では問題となるような記述はなかった。

実践への示唆

論文を読む人の多くは、その研究結果が臨床実践にどう役立つかに興味を持っている。臨床実践に役立たない研究は価値がない、と判断されても仕方がない。しかしその目的によって、臨床現場でケアの方法や質向上に直接つながる研究もあれば、そうでないものもある。この研究では、従来の客観的な孤独ではなく主観的な孤独に着目し、寂しいと感じた者はそう

でない者に比べ認知症症候群を発症する可能性が高いことを示唆した。次のステップとして、主観的な孤独を減じるためのケアを考案し、その効果を検討することが考えられるだろう。

　一方で、この研究の限界を補うような研究を実施することも必要である。例えば主観的な孤独の指標として5項目の質問を用いていたが、一口に「主観的な孤独」といっても、その理由によって孤独の深さも異なってくると思われるため、孤独の背景についての検討が不十分だと言える。

　さらに、今回は多数あるloneliness尺度の中からde Jong-Gierveld loneliness scaleを選び、かなり修正したうえで使用していたが、なぜその尺度を用いたのかが記述されていなかった。他の尺度を用いて検討する必要があるかもしれない。

研究目的に対して確実に答えているか？

　ここでは「Relationship between familiar environment and wandering behavior among Korean elders with dementia（韓国の認知症高齢者における慣れ親しんだ環境と徘徊との関連性）」[9]を取り上げたい。研究の目的は、韓国の認知症高齢者の徘徊行動とfamiliarな環境の関係について調査することであった。この論文はデータ収集項目についての記述が足りず、収集期間や収集方法も詳細に書かれていなかった。これにより結果を解釈するための情報が少ないことに問題があった。

　すべての研究には研究目的があり、「考察」ではその研究目的に対して得られた「結果」についての議論を展開する。研究目的つまりリサーチクエスチョンをうまく提起できていない場合、「考察」の記述と合わずちぐはぐな印象をもたらしてしまう。

　この研究では、最も重要な変数であるfamiliarityの概念枠組みや操作的定義が提示されていない。文献のレビューでは、ナーシングホームへの入居後、知らない入居者が同室になることなどを挙げている。implications

表4　"familiarity" についての質問とその問題点

質問項目	問題点
①認知症者は家族と仲がいいか	介護者に聞いているので、social desirability bias（社会的に望ましい答えをする傾向）の問題があるかもしれない
②認知症者はあなたのことを長期間知っているか	長期間とはどの程度を意味しているのか不明
③認知症者は現在の居住地を十分に知っているか	「十分に知っている」とはどの程度か（主観的すぎる）。例えば、一人で散歩に行き一人で帰れることを指しているのか

（今後の研究への示唆）では、すでに familiarity を取り入れたケアが行われており、馴染みのある音楽・活動・食事・衣服などが記載されている。しかし、この論文で示されている familiarity の測定は、表4に示す3つの質問のみである。回答は1（強く反対）〜4（とても賛成）の4段階で、どの質問も介護者の判断の幅が大きく、測定結果は信憑性が低いと思われる。

　「考察」の冒頭で研究結果を羅列していたが、抄読会ではまとまっていないという意見があった。そして第2段落では、この研究で最も重要な発見として ADL の自立と徘徊行動について論じており、familiarity については第3段落以降に述べられていた。

　表5に考察の流れとわれわれの評価を示したが、familiarity の概念枠組みが示されていないまま研究を実施したことが致命的である。1例目の論文と比べると、結果の解釈が十分に記載されていなかったことがわかる。

結果の解釈は妥当か

　「考察」では研究結果を単に繰り返すのではなく、その結果の意味を解釈し論じなければならない。結果を解釈する際には、研究デザインと研究方法についての理解が必要となる。研究デザインは横断研究であり、「考察」には以下のような文章があった。

表5 2例目の論文における考察の流れとその評価

結果の要約 （研究の仮説に焦点を当てているか）	・箇条書きで結果を列挙している。1）認知症者は高齢であるほど認知障害が進んでいる、2）認知障害が進んだ認知症者は環境へのfamiliarityが低くADL依存度も高いなど、6個を箇条書きしており、まとまりのない要約である。
結果の解釈・重要性	・この研究の最も重要な発見は、ADLが自立している認知症者では徘徊行動が頻回にみられなかったことである。⇒ 仮説と異なっているが、なぜ仮説が検証されなかったのか、そしてなぜADLの自立と徘徊行動の関連がみられたのか議論されていない。
先行研究との比較	・徘徊行動とfamiliarな環境の関係についての研究は報告されていない。 ・現在の住居の居住期間と馴染みのある環境との相関がある先行研究を引用しているが、対象が心理学専攻の学生であった。⇒ 比較として不適切である。
研究の限界 ・今回の研究で検証できなかったことは何か ・今後の研究への提言	・現在の家での居住期間が徘徊行動の有意な予測因子でなかったことは、認知症発症年齢に関係なく実際の期間を測定したことが原因かもしれない。 ・認知症者のfamiliarityな感情を介護者の判断で測定している。⇒ 介護者と認知症者におけるfamiliarityの感情の違いを調査したさらなる研究が必要である。

　「この研究の最も重要な発見は、ADLが自立している認知症者は徘徊行動が頻回にみられなかったことである。結果の相関表によると、ADLの身体機能は韓国の認知症者の認知機能と密接に関係しており、多くの先行研究と一致し、徘徊は認知症者のADL機能と認知機能に関係があることが示された」[10]

　通常、身体的依存度が高くなれば徘徊が困難になると思われるが、どのような身体機能の低下が徘徊と関連しているのかを探索していないし、理由についても検討していない。これは1例目の論文と大きく異なる点である。

次に、内的妥当性（p.97参照）について考えてみよう。そこに影響を与える要因としては、標本抽出方法・参加率・参加者バイアス・脱落率などがある。この研究での標本抽出は非確率標本抽出であったが、標本の限界について「考察」で述べられていなかった。

　サンプルサイズについては、77名をリクルートしたことが方法に記載されていた（本来は「結果」に記入されるべきである）。リクルートした人数から、選定基準に当てはまった人数、除外された人数とその理由を「結果」に記述すべきだが、書かれていなかった。

　便宜抽出法による偏りかどうかは不明であるが、familiarityの平均値は3.28±0.61（最小～最大：1～4）で、環境に馴染みのある者が多かったようである。また、居住期間も平均170±212カ月と長い傾向にあった。環境に関連した因子を徘徊の予測因子として使用するので、分布が正規分布であるか（平均値や幅からみると正規分布していないようである）、十分な広がりがあるかについて検討すべきである。外的妥当性に関して、研究結果がどこまで一般化できるかについては述べていなかった。

＊

　以上、「考察」に含まれているべき要素について2つの論文を例に紹介した。2例目の「Relationship between familiar environment～」では「考察」のクリティークに必要な情報の多くが欠落していた。実のところ、このような論文は少なくない。さらりと読んだだけでは問題点に気づかず、グループワークなどで複数の目によりチェックできる場合も多い。ともかく、論文に書かれている結果や結論だけをみて判断すると、エビデンスの正しい評価はできないのである。

●引用文献

1）Day, R.A. 世界に通じる科学英語論文の書き方. 丸善出版, 2010.
2）Wilson, R.S., Krueger, K.R., Arnold, S.E., et al. Loneliness and risk of Alzheimer disease. Archives of General Psychiatry, 64, 234-240, 2007. DOI: 10.1001/

archpsyc.64.2.234

3）von Elm, E., Altman, D.G., Egger, M., et al., STROBE Initiative, The strengthening the reporting of observational studies in epidemiology (STROBE) statement: guidelines for reporting observational studies. Journal of Clinical Epidemiology, 61(4), 344-349, 2008. DOI: 10.1016/j.jclinepi.2007.11.008

4）Hess, D.R. How to write an effective discussion. Respiratory Care, 49(10), 1238-1241, 2004.

5）前掲2）p.238

6）前掲2）p.239

7）Motulsky, H.（著），津崎晃一（訳）. 数学いらずの医科統計学 第2版. メディカル・サイエンス・インターナショナル, 2011.

8）前掲2）p.239

9）Hong, G.R., Song, J.A. Relationship between familiar environment and wandering behavior among Korean elders with dementia. Journal of Clinical Nursing, 18, 1365-1373, 2009. DOI: 10.1111/j.1365-2702.2008.02566.x

10）前掲9）

（内海桃絵）

5.「考察」のクリティーク

②論文の価値を決める効果的な考察の流れ

　「考察に必要な要素」(p.158)の内容をさらに深めるために、筆者らは文献抄読会で「考察」に特化したクリティークの基礎について検討し、過去にグループワークを行った文献の「考察」セクションを再クリティークした。ここでは、そこでの成果をもとに「考察」に必要な要素を効果的に記述するための具体的な組み立てについて考えてみたい。

　「考察」のセクションは論文の最後にあるが、研究を思いついたその瞬間から、「考察」に何を書くかを常に考えておくべきである。それは読者に研究結果の意味を納得してもらえるよう、説明するうえで必要である。言い換えれば、効果的な「考察」につなげるには準備段階としての研究の意味づけ(「序論」で述べる内容)、研究目的の明確化、研究デザインの構築、適切な研究方法、わかりやすい研究結果の提示が不可欠であることを念頭に置く必要がある、ということである。

　効果的な「考察」を書くためのハウ・ツーは、さまざまな論文として雑誌などに掲載されている。まず「考察に必要な要素」でも紹介したHess[1]の「How to write an effective discussion」を中心にさまざまなポイントを紹介し、その後に筆者らの文献抄読会で行った「考察」の再クリティークの内容を紹介していきたい。なお、「考察」の書き方は、最近でもさまざまな文献が出ているが、いずれもこのHessの論文を参考にしているため、このまま引用することにする。

「考察」を書くためのさまざまな文献から

「考察とは、研究結果に対する不完全で偏った評価や誇張表現に支配されがちなものである[2]」これは、観察研究論文の基準を示したSTROBE statement（p.150, 210を参照）の作成メンバーが、読者へ警鐘を鳴らすために伝えていることである。「考察」で気をつけるべきことは、この言葉に集約されていると言ってもよいだろう。誰でも、自分の研究結果をよりよく見せたいがために「結果」には直接書いていないようなことや、飛躍した解釈を書いてしまうことがある。また、ずっとその研究テーマについて考えてきたために、どうしても自身に都合のよい解釈が「考察」に紛れ込んでしまうこともあるだろう。「考察」では研究の全体を客観視して「結果」の解釈をすることが重要である。「考察」に必要な要素は以下の3つである。

- その研究がなぜ重要なのか
- 先行研究とどのように関連し合うのか
- 研究デザインの限界は何か

これらの内容をより具体的に書くにはどうしたらよいのだろうか。「考察」での論理展開が偏らず誇張表現にならないよう、学術雑誌では「考察」のさまざまな組み立てが提唱されている。そのいくつかを紹介しよう。

「考察」で最も重要なこと：一番伝えたい結果を決める

表1の流れをもとに、それぞれどのように「考察」を展開すべきかを考えていこう。

1）研究の主要な結果の記述～研究方法や使用したモデルが適切か

研究結果の解釈としてここが一番重要である。いくつかの研究結果のう

表1　効果的な考察の流れ（文献1・3・4・5より引用改変）

> 1）研究の主要な結果の記述【研究方法やモデルが適切か】
> 2）研究結果の意味となぜそれが重要なのかの説明
> 3）類似研究の結果と自分の研究結果との対比
> 4）研究結果の他の説明はないかどうかの検討（自分の解釈が妥当であるかの検討）
> 5）研究結果の臨床実践への示唆【統計的有意差、臨床的有意差、結果の一般化】
> 6）研究の限界の認識
> 7）今後の研究に対する示唆
> 8）結論としての "Take-Home Message" の記述

ちから最も読者に伝えたいことは何かを主張するところであるため、「考察」の冒頭では伝えたい結果をわかりやすく端的に記述することが重要だ。主要な結果は「考察」の最初のパラグラフに書くべきであり、データや引用文献は記載しないことが重要である。引用文献を用いた解釈はこの後でじっくりすればよい。主要な結果は短くすべきで、できれば最大3センテンスまでがよいとされており[6]、長くても1パラグラフ内にとどめるべきであるとされている[7]。わかりやすい例を紹介しよう。

〈主要な結果を記述したよい論文例〉

「Acute physiologic effects of nasal and fullface masks during non-invasive positive prssure ventilation in patient s with acute exacerbations of chronic obstructive pulmonary disease（急性増悪のCOPD患者に対する、非侵襲的陽圧換気時〈NIPPV〉における鼻マスクとフルフェイスマスクに関する急性の生理学的効果）」[8]

　この研究論文の目的は、COPDにおける急性増悪時の非侵襲的陽圧換気（NIPPV）時に使用するマスクの種類（鼻マスクとフルフェイスマスク）の効果と、患者のマスクへの耐性を評価することである。鼻マスクとフルフェイスマスクのどちらが効果的かを、14人の患者を無作為に振り分け検証した。「考察」の冒頭の文を見てみよう。

"Our results confirm that these nasal and fullface masks are similarly efficient over 15 min of NPPV with COPD patients recovering from acute hypercapnic respiratory failure."（われわれの研究結果は、急性高炭酸ガスの呼吸不全から回復したCOPD患者への15分以上のNIPPVにおいて、鼻マスクとフルフェイスマスクは類似した効果があることを検証した）[9]

　このように「急性高炭酸ガスの呼吸不全から回復したCOPD患者へのNIPPVにおいて、鼻マスクとフルフェイスマスクのどちらが効果的か」という研究目的を検証したかったため、その答えとして両方類似していたという結果を端的に述べていた。この例からみてもわかるように「考察」の冒頭で述べるべき主要な結果は、その研究目的に対応する内容である。したがって研究目的が明確で、目的に沿った適切な研究方法を経て導き出した結果でなければ、研究目的に対応した「考察」につながらない。そのためには、研究方法や使用したモデルが適切であるかどうかの検討が不可欠である。

　Wenzelら[10]は「考察」の主要な結果の提示の後で自分の使用したモデルを守り、方法論に対する論理的根拠について説明すべきとしている。具体的には、使用量（介入研究の場合は介入した量、観察研究の場合はそのリスクに曝された量など）・手順・選択基準・除外基準・その特殊な分析を用いた理由の正当性について述べることである。しかし種々の論文をみていると、研究方法の適切さについての検討は結果の解釈を根拠づけるところで記述されているものも多く、必ずしも最初に述べなくてもよいと考えられる。

2）研究結果の意味となぜそれが重要なのかの説明

　ここは「考察」の核となるところである。しかし冒頭で述べた「考察」を書く際に陥りがちな、研究者の偏った考えや過大解釈は、このセクションでいちばん起こりやすい。最も長い時間、苦しみながら研究について考

えているのは研究者であり、研究テーマに強い問題意識を持っているため、研究結果の意味や重要性を十分認識している。またそれを読者に伝えるための熱意も非常に高いはずである。

　しかし、初めて論文を読んだ人には、そのような研究者の意図が明確にはわからないことが普通である[11]。したがって、このセクションでは研究結果の解釈や重要性を極めて冷静かつ客観的に述べる必要がある。結果の意味と重要性を客観的に述べるには、類似研究の結果と自分の研究結果との関連性、その結果について他の説明がつかないかという考察（自分の解釈が妥当であるかの検討）、その結果における臨床との関連性の記述、といった考察の流れが必要である。

3）類似研究の結果と自分の研究結果との関連性

　先行研究とまったく関連しない研究というものはない。なぜなら、自分の研究を始める際には仮説を絞りこんだり、研究デザインを考えたりするために、先行研究の内容を参考にするはずだからである。そうでなければ、自分の研究の強みを明確にすることはできない。先行研究で何が明らかにされ、何が明らかにされていないのかを正確に把握しておく必要がある。これは通常、「序論」か「文献検討」のセクションに記述すべきであるが、「考察」ではさらに、それらの先行研究と自分の研究結果との類似点・相違点を述べる。

　類似研究の結果と、自分の研究結果との関連性をどのように記述したらよいのか、これは「考察」の中で最も難しいと感じるところであろう。自分の研究結果が先行研究の結果を支持している場合は、先行研究と方法や対象患者が異なっても、同様な結果が出たことは研究結果をより強固な（普遍性のある）ものとして提示できる。逆に自分の研究結果が先行研究と異なる場合には、その理由を考察する。例えば研究方法や対象患者が違っていることが、一般的な理由として考察される。そのわかりやすい例を紹介しよう。

〈先行研究の文脈の中で自分の研究を考察したよい例〉

「Weekly versus daily changes of inline suction catheters: Impact on rates of ventilatorassociated pneumonia（VAP）and associated costs（インライン吸引カテーテルの交換の毎週と毎日の比較：人工呼吸器関連性肺炎の発生率への影響とコストへの関連性）」[12]

この研究では、ICU に入院中の人工呼吸器を装着中の患者に対し、無作為化比較試験（RCT）によりインライン吸引カテーテルを毎日交換する場合をコントロール群、7 日ごとに交換する場合を介入群として、2 群の人工呼吸器関連性疾患の発生率とコストへの関連性を検討した。ほかにも多くの関連研究があったが、Kollef らの研究結果と類似した結果となった。そのことを下記のような文章で「考察」に載せている。

　　われわれの結果では、インライン吸引カテーテルを頻繁に交換しないほうがコストを抑えられた。そして、VAP の発生率も毎日交換する場合と比較して上がらなかった。これは、Kollef らの実施した無作為化比較試験（RCT）の結果と同じであり、われわれの研究ポリシーの改定もこれに基づいている[13]

4）研究結果に他の説明はないかどうかの検討

次に自分の解釈が妥当であるかの検討が必要である。これは類似研究との比較で網羅できる場合もある。同じ研究結果でも、その解釈が自分の研究と先行研究で異なる場合があるからだ。研究結果の解釈が自分にとって都合のよいものだけに偏っていないことを証明する必要がある。ただし、あらゆる説明の可能性について考えることは重要だが、すべてに関する先行研究や歴史的背景などを掲載すると「考察」が長すぎてしまう。「序論」で自分の研究の仮説とそれが導き出された経緯を、しっかりと明確にする必要がある。

少し話がそれるが、「序論」は「考察」と対応すべきである。つまり、「序

論」では先行研究で明らかにできなかったことを示したうえで自分の研究の必要性を述べるのに対し、「考察」では、先行研究で明らかにできなかったことで本研究で明らかにした事実を述べる。また、ここで自身の研究の限界を明確にすることも重要である。

5）結果の臨床との関連性の記述〜統計的有意差・臨床的有意差・結果の一般化

　私たちが研究をする理由は、患者のケアを改善するためである。したがって、研究結果が臨床実践で応用可能なものかどうかは非常に重要である。結果がどの患者に当てはまり、どの患者には当てはまらないのか、どのように使用できるかということを明確にしておく必要がある。インパクトファクター（p.18参照）の高い雑誌ほど、対象者数が多くなければ採択されない傾向にある。統計的に有意差があることは重要で、そのためには対象者数を増やせばよい。しかし、研究結果が患者にとって重要なものであるとは限らず、臨床的有意差（clinical significance）を検討することが重要である。Kraemerら[14]は「臨床的有意差は、臨床家・患者・研究者によってもたらされるべき永遠の基準に基づいたものであるが、残念なことに効果の基準に対する臨床でのコンセンサスはほとんどない」と述べている。

　Jacobsonら[15]は「臨床的有意差とは治療が正常に機能する確率として定義づけ、統計的有意差のあった患者が、臨床的にも有意差がある」ことを同定するためのアプローチを提案している。ここでは詳しく述べないが、ぜひ文献を読んでもらいたい。

　次に、臨床的有意差について検討している研究を紹介しよう。Rascolら[16]は初期のパーキンソン病の患者に対し、レボドパかドーパミン作動薬を投与した時のジスキネジアの発生率を、RCTにて5年間追跡調査した。その結果、ドーパミン作動薬のほうがレボドパより、ジスキネジアを生じるリスクが統計学的に3倍低かった。

　この研究の「考察」では、主要な結果を記述した後にその解釈を説明し

ていた。しかし、ドーパミン作動薬はジスキネジア以外のウェアリングオフ現象や、無動といった症状を減らしたわけではなかったため、パーキンソン病における運動障害全般に対して効果があるとは言えないとしていた。またドーパミン作動薬は臨床的に吐き気などの副作用があることが知られているので、その出現率についても検討していた。そしてドーパミン作動薬とレボドパの副作用の出現に有意差はみられなかったので、全体的にドーパミン作動薬はジスキネジアの出現には効果があると結論づけていた。

　このように、統計的有意差があったからといって、すぐに臨床的有意差もあるとは言えないのである。厳密には、研究結果は対象母集団にのみ一般化することができる。狭い集団での結果を無理に一般化せず、むしろ「この研究結果はこういう集団ではこのような結論として当てはまる」ということを正直に明記したほうがよい。

6）研究の限界の認識

　世界的な一流雑誌に掲載された引用件数が非常に多い論文も含めて、すべての研究には限界があるが、いくつかの研究にはその限界が公表されないという宿命的な欠陥がある[17]。研究の限界は研究の強みと同様に述べることが重要である[18]。

7）今後の研究に対する示唆

　研究の限界とも関連するが、限界点は次回の研究を実施する際に改善しなければならない。本研究で検討していないが、その研究テーマでの重要な課題についての示唆も述べておいたほうがよいとされている[19]。したがって「考察」では、その研究結果をふまえた今後の研究に関する提案を明確にすべきである。

8）結論としてのTake-Home Messageの記述

　Take-Home Messageとは、ようするに「覚えておいてほしいこと」で

表2　「考察」に書くべきでないこと（文献1・7をもとに作成）

```
1) 結果の過大解釈
2) 不当な推測
3) 結果の重要性の誇張
4) ほとんど無関係な問題
   ・自分の持っている膨大な知識を紹介すること
   ・先行研究の範囲を広げすぎること、ミニレビュー
5) 公職の権威
   ・他の研究者の論文の批判
6) データの要約によらない結論
7) 全体として長すぎる考察（1,000 words 以下にすべき）
```

ある。Hess[20]は、「明確な仮説が設定されていても Take-Home Message は結論の最初の文章であるべき」としている。なお、結論は雑誌によって独立した1パラグラフとして書かれる場合もあれば、「考察」の最後の1パラグラフに置かれる場合もある。

「考察」の記述で避けるべきこと

　「考察」に限らず、論文を書く時に最も気をつけるべきことは、読者に対して書く姿勢を持ち続けることである。「考察は他人にあなたの知識を印象づけるフォーラムではない、読者にその研究結果のメリットを確信させようとすべきである」ということを多くの研究者が指摘している[21,24]。「考察」には書かないほうがよいことを表2にまとめた。

　冒頭でも述べたが、結果の解釈を膨らませるのは簡単であり、人間とは通常そうしたくなるものである。しかし結果の解釈はデータによって示されていること以上には何も言及できないのだと肝に銘じておくべきである。そのような結果において「考察」では推測をする余地がほとんどない。自分のデータや対象者、使用したデバイスに焦点を当てたままであるべきである。例えば対象者がぜんそくである場合、その結果を他の病気の患者に当てはめて推測することは適切ではない。

データはデータ、それ以上でもそれ以下でもない[25]。もし推測せざるを得ないなら、その記述は推測であることを明示すべきである[26]。ほとんど無関係な問題について記述することは、研究者が陥りがちな失敗である。そこには本当のメッセージを薄め混乱させてしまう危険がある。自身の研究テーマに対する熱意があるがゆえに、膨大な知識や問題意識を大量に記述してしまう。同様に、先行研究の範囲を広げすぎることも問題である。「考察」はミニレビューを書くところではない。これらはいずれも読者を惑わせ混乱させる。その実例を後述することにしよう。

また「考察」で研究の強みを述べる際、先行研究に対して攻撃的、非論理的な批判をしてはいけない。先行研究と自分の研究との比較はあくまで専門的に行うべきである。

実際の「考察」のクリティーク

ここまで説明した考察の流れをふまえ、筆者らの文献抄読会で改めてクリティークをした「考察」の内容を紹介したい。

「考察」のクリティーク：その1

「Medication safety in a psychiatric hospital（精神科病院における薬剤の安全性）」[12]［インパクトファクター：2.777（2010）］

1）内容

精神科病院における誤薬と薬物有害事象（ADE）の疫学を評価するために、病床数172床の精神科病院において6カ月間の前向き観察研究を実施した。カルテのレビュー、スタッフの報告書や薬局の介入レポートを用いて誤薬とADEを同定した。1,871件の入院患者（19,180 patient days）を対象とし、ADEの発生率は10/1,000 patient daysで、深刻な誤薬の発生率は6.3/1,000 patient daysであった。予防可能なADEは、すべての

ADEの13%（25件/191件）を占めていた。

ADEに関連した最も一般的な薬物は、非定型抗精神病薬（37%）であった。非精神病薬は予防不可なADEのうちのわずか4%を占めていたが、予防可能なADEやニアミス全体の3分の1と関連していた。誤薬は医師のオーダー（68%）と関連していたが、看護師の転記ミス（20%）との関連も高かった。

2）結論

ADEと深刻な誤薬は精神科入院患者において一般的であり、その発生率は一般病院の入院患者の研究における発生率と類似していた。精神科医療を対象とした薬物安全性への介入にはさらなる研究が必要である。

この論文の考察の流れとクリティークを表3に示した。まずわかることは、研究の意義と重要性を記述するための文献検討が非常に長い。まさに「考察」で避けるべき「ミニレビュー」になってしまっている。しかも先行研究を淡々と紹介するのみで、当研究結果との関連性にはほとんど言及していなかった。そのため「考察」自体が長くなっていた（2ページ分）。表1と比較すると、研究方法の適切さや今後の研究に対する示唆についての記述がなかった。

表3　考察の流れの概要とクリティーク

論文での考察の流れと内容	クリティーク
1）主要な結果（研究目的に対する） ・精神病院でのADEの発生率についての結論 ・予防可能なADEについて、他の一般病院との比較（研究結果の数字の再掲）	「考察」で最も大切である、主要な結果の記述では、簡潔にまとめるべきであるにもかかわらず、すでに「結果」で記載されているデータを再掲していた。これは結果の蒸し返しと取られかねない。「考察」の最初のパラグラフでは、データや引用文献を使用することなく、研究目的に対する主要な結果をダイレクトに記述するほうがよい。

2）研究の意義と重要性① ・精神病院での調査の重要性 ・米国での全入院に対する精神病院の入院割合 3）研究の意義と重要性② ・先行研究との比較 　本研究のような研究が稀であること 　1984年の疫学研究の紹介 　有名な病院での調査の紹介 　英国の精神病院の横断研究 ・日本の精神病院のインシデントレポートの紹介 ・その他の研究の紹介 　ADEの発生頻度、その後の追跡介入調査などの研究 　高齢者についての薬物療法の課題についての研究 ・現在の研究の動向 　地域での向精神病薬の使用に関する研究 　FDAの研究 　老人ホームでの向精神病薬の処方の問題点に関する研究 　病院でのデータ（本研究）との比較	結果の意味とその重要性を述べるわけであるが、ミニレビューになってしまっている。「考察」として本研究の結果との関連性を述べるという点では、左欄3および5の内容は先行研究とはいえ直接本研究のテーマと関連がない。ここは向精神病薬の使用のエラーについての歴史をまとめた文献レビューになっているので、「考察」よりは本研究の必要性として「はじめに」で紹介すべき論文であろう（左欄3・4）。さらに、左欄3・5では、先行研究だけでなく総説やレビューも紹介している。そのため「考察」の流れが主要な結果の解釈からますます遠のいてしまったと考えられる。この論文の「考察」で、本研究との結果を比較して関連性を述べるなら、左欄の3で紹介している論文でのADEの発生頻度についてや、左欄5のコンピュータによる薬物管理についての論文と比較するべきであった。
4）研究の意義と重要性③ ・入院患者の向精神病薬治療の安全性の改善について一般病院での調査結果の紹介 ・精神医学分野でのエラーの対処が遅れていることに関する仮説：著名な研究者の提言の紹介 ・非精神病患者と精神科患者の向精神病薬による治療の一般的な違い 5）研究の意義と重要性④ ・近年の一般医療に関して医療過誤を減らすための介入研究の紹介（単なる紹介のみ） ・精神科における介入研究が少ないという研究の動向 ・薬剤師の不必要な薬物療法の介入のレビュー ・コンピューターによる薬物管理についての論文と本研究の結果との関連性の検討	
6）研究結果と臨床との関連性の記述 ・精神科ケアに関連したADEの圧倒的大多数は予防不可であるという事実に対し、薬理ゲノミクスの発展によって、予防不可能なADE	本研究で予測不可能であると同定されたADEを予測可能にするための研究について、「結果」のどこにも記載されていない薬理ゲノミクス

が予防可能になる可能性	を取り上げていた。これは著者の私見を述べているにすぎない。臨床との関連性を述べるのであれば、本研究で予測不可能であると同定されたADEに影響を与える要因の分析方法を、臨床的に検討するといった、今後の研究課題を提案するなどの考察が必要である。
7）研究の限界点 ・外的妥当性についての検討 ・カルテベースによるデータのため、過小報告の問題 ・ADEかどうかの評価（治療効果とみなす場合もある）	記載されていた。

（文献12より引用改変）

「考察」のクリティーク：その2

「Impact of rapid screening tests on acquisition of meticillin resistant Staphylococcus aureus: Cluster randomised crossover trial」（メチシリン耐性黄色ブドウ球菌の獲得に対する迅速スクリーニング検査の影響：クラスター無作為化クロスオーバー試験）[13]

1）内容

　病院の一般病棟にメチシリン耐性黄色ブドウ球菌（MRSA）の迅速検査によるスクリーニングを導入することで、MRSAの獲得が減少するかどうかをクラスター無作為化クロスオーバー試験によって明らかにした。研究場所はロンドンの2カ所の教育病院・内科病棟・外科病棟・高齢者病棟・腫瘍病棟で、対象病棟に入院したすべての患者のうち、入院時MRSA陰性で退院時にMRSAスクリーニングを受けた者を対象者とした。

　主要なアウトカム指標として、MRSA獲得率を算出した。9,608人が対象病棟に入院し、そのうち8,374人が選択基準と一致した。すべてのデータを収集できたのは6,888人であった（82.3％）。3,335人は対照群、

3,553人は迅速検査群であった。

全体の入院時MRSA保菌率は6.7%であった。迅速検査は不適切な隔離の日数を減少させた（対照群399 vs 迅速検査群277, p<0.001）。MRSAは対照群108人（3.2%）、迅速検査群99人（2.8%）で獲得され、交絡因子を考慮した調整オッズ比は0.91（95% CI 0.611.234）であった。MRSA伝播率、創感染、菌血症は2群で統計学的な違いが認められなかった。

2）結論

MRSAの迅速検査はMRSA獲得を有意に減少させるというエビデンスは見つからなかった。そして増加した迅速検査の費用は、その他のMRSA対策と比較して正当だとすることにはできそうにない。

「その1」の研究とは異なり「考察」の長さが1ページ強に収まっている。

表4にこの論文の考察の流れを示した。この論文はネガティブな結果であったが、「考察」は研究結果を冷静に解釈している[13]。誇張表現や過大解

表4 考察の流れの概要とクリティーク

論文での考察の流れと内容	クリティーク
1）研究テーマの一般的重要性	いちばん初めは主要な結果を簡潔に述べるはずであるが、研究テーマの重要性としてMRSAによる交差感染を減らすことの重要性を述べている。これは本来、この研究に着手した根拠であるため「考察」ではなく「序論」で書くべき内容である
2）研究の主要な結果と解釈① ・介入群での効果（病棟が検査結果を知るまでの時間短縮） ・介入群とコントロール群での統計的有意差の解釈（MRSA獲得率で有意差なしの解釈） ・2群間のMRSA伝播率と感染率 ・研究方法の問題点（統計的有意差を得るには60,000人以上のサンプルが必要だったこと）	研究目的に対する主要な結果が述べられており、その解釈と解釈の根拠となる先行研究との比較が非常にわかりやすく記述されていた（左欄5も）

3）研究の結果の他の説明（←解釈の妥当性の検討） ・潜在的交絡因子（抗生物質の使用など）は差がないことを説明できなかった ・この病院でのMRSA（+）患者に対する措置の質 ・迅速検査はMRSAの発生を減らすという目的において改善するという証拠は見つからなかった ・ICUのようなハイリスクな環境での迅速検査が効果的であるという実質的な可能性については言及できない	本研究の主要な結果の解釈について妥当性を検討するため、潜在的な交絡因子や研究フィールドのケアの特性などからも考察していた。特にこの研究は仮説に対する統計的な有意差がみられなかったため、このようなさまざまな視点からの解釈を入れることで、研究結果を客観的にとらえている様子がうかがえた
4）結果の解釈②　類似研究との比較 ・ICUを対象とした非実験研究（2つ）との結果の違いと検討 ・無作為割り当てではない実験研究と同じ結果 ・もう一つの非実験研究の紹介（その研究の限界からの解釈） ・手術患者を対象にした前向き研究とは違う結果	
5）結果の臨床との関連性の記述（研究の一般化） ・研究病院と他の病院との比較 　MRSA患者の比率、MRSA（+）患者が入院する割合、手指消毒率 ・研究病棟のMRSA発生率（他病棟との比較） ・施設の位置づけ ・本研究が一般化できない理由はない	研究結果と臨床との関連性から研究結果の一般化についても言及し、結果の強み、研究方法の検討、研究の限界と今後への示唆、というように非常によい流れで続いていた
6）結果の強み ・入院時MRSAの迅速検査の一般的有用性 ・本研究の入院時に培養検査で陽性だった患者の30％は、検査結果が入手できる前に予防的隔離（すでに効果は知られている）をされていた ・MRSAのリスクに関わらず、研究病棟では標準予防策がとられていた ・感染管理体制が弱いところでは、もしかすると今回用いたような迅速検査は効果的であるかも知れない	
7）研究方法の検討 ・データ収集方法の見直し迅速検査の実施の精度（先行研究との比較）	

| 8）研究の限界と示唆
・費用の問題
・PCR 検査の導入と隔離予防策との費用の比較について | |

（文献13より引用改変）

釈もないよい例として、是非とも原文を取り寄せて読んでほしい。

＊

　効果的な「考察」とは、読んだ後に「論文の内容は完全に理解した。なぜ今までこの研究論文のように考えなかったのだろう」と思わせることのできる論理展開がなされているものである[29]。自分が出した研究結果の重要性を簡潔な文章で書くことは一朝一夕には不可能であり、多くの論文をクリティークしながら地道に読み進めるしかない。

●引用文献

1）Hess, D.R. How to write an effective discussion. Respiratory Care, 49(10), 1238-1241, 2004.

2）Vandenbroucke, J.P., von Elm, E., Altman, D.G., et al. STROBE Initiative. Strengthening the Reporting of Observational Studies in Epidemiology (STROBE) : explanation and elaboration. PLOS Medicine, 4(10), e297, 2007. DOI: 10.1371/journal.pmed.0040297

3）Kallestinova, E.D. How to write your first research paper. Yale Journal of Biology and Medicine, 84(3), 181-190, 2011.

4）Kotsis, S. V., Chung, K.C. A guide for writing in the scientific forum. Plastic and Reconstructive Surgery, 126(5), 1763-1771, 2010.

5）How to write a discussion section. (http://bxscience.enschool.org/ourpages/auto/2012/1/30/56732630/How%20to%20write%20a%20discussion%20section.doc) [2019.12.26 確認]

6）前掲3）

7）Wenzel, V., Dünser, M.W., Lindner, K.H. A step by step guide to writing a scientific manuscript. Department of Anesthesiology and Critical Care Medicine,

Innsbruck Medical University [a web document] (http://www.aaeditor.org/StepByStepGuide. pdf) [2019.12.26 確認]

8) Antón, A., Tárrega, J., Giner, J., et al. Acute physiologic effects of nasal and full-face masks during noninvasive positive-pressure ventilation in patients with acute exacerbations of chronic obstructive pulmonary disease. Respiraory Care, 48(10), 922-925, 2003.

9) 前掲 8) p.924

10) 前掲 7)

11) 前掲 1)

12) Stoller, J .K., Orens , D.K., Fatica, C., et al. Weekly versus daily changes of in-line suction catheters: impact on rates of ventilator-associated pneumonia and associated costs. Respiraory Care, 48(5), 494-499, 2003.

13) 前掲 12) p.49

14) Kraemer, H.C., Morgan, G.A., Leech, N.L., et al. Measures of clinical significance. Journal of the American Academy of Child & Adolescent Psychiatry, 42(12), 1524-1529, 2003. DOI: 10.1097/00004583-200312000-00022

15) Jacobson, N.S., Roberts, L.J., Berns, S.B., et al. Methods for defining and determining the clinical significance of treatment effects: description, application, and alternatives. Journal of Consulting and Clinical Psychology, 67(3), 300-307, 1999. DOI: 10.1037//0022-006X.67.3.300

16) Rascol, O., Brooks, D.J., Korczyn, A.D., et al. A five-year study of the incidence of dyskinesia in patients with early Parkinson's disease who were treated with ropinirole or levodopa. 056 Study Group. New English Journal of Medicine, 342(20), 1484-1491, 2001. DOI: 10.1056/NEJM200005183422004

17) 前掲 1)

18) 前掲 2)

19) 前掲 1)

20) 前掲 1)

21) 前掲 1)

22) 前掲 2)

23) 前掲 4)

24) 前掲 7)

25) 前掲 1)

26) 前掲 1)

27) Rothschild, J.M., Mann, K., Keohane, C.A., et. al. Medication safety in a

psychiatric hospital. General Hospital Psychiatry, 29(2), 156-162, 2007.

28) Jeyaratnam, D., Whitty, C.J., Phillips, K., et al. Impact of rapid screening tests on acquisition of meticillin resistant Staphylococcus aureus: cluster randomised crossover trial. BMJ, 336(7650), 927-930. 2008. DOI: 10.1136/ bmj.39525.579063. BE

29) 前掲 1)

（山川みやえ）

Column 統計家と仲良くしておく

　看護は病態の理解を含めた論理的思考を必要としており、他の分野と同じく非常に科学的な学問だと思う。その傍らに関係者の心の動きや感情といった不確定要素も加わり、第六感的な感覚も含めた根拠を求められる。非常に多くの要素で構成された対象者の生活をサポートするのが看護の醍醐味であり、看護職はどんな場面にも対応できるための思考のトレーニングを日々行っている。

　しかしひとたび看護研究、ことに統計のこととなると、それまでのロジックは彼方に飛んで行ってしまい、あまり根拠のないことに心を囚われてしまう。例えば「検定とかしてないんですけど、大丈夫ですか？」という質問を唐突に受けることがある。検定の必要性というのは、データをみて数値の分布などの記述統計を把握してから考えることである。そのデータセットに合った統計解析をすることが大原則だが、なぜその統計解析をするのか説明できる人がどのくらいいるだろうか。

　一般に医療系は統計に弱い。しかし、弱いことを自覚しておくことは強みになる。変に知ったかぶりする必要もない。文献抄読会をする際に、いつも学生たちは統計の問題に行き当たる。その時に統計の専門家や行動計量学などの大学院生も入ってもらえるようにしておくとよいだろう。文献抄読会は多領域で実践できると本当に理解が深まって楽しい。抄読会メンバーをリクルートできるようにアンテナを張っておくこともまた、研究室での文献抄読会をよりよくする秘訣だ。

第IV章

論文クリティークの実践

この章ではまず、臨床家と研究者による文献抄読会を例に、クリティーク力と実践力を高める工夫を紹介する。クリティーク・チェックシートは本書の特設サイト（jnapcdc.com/cq）から自由にダウンロードできるのでぜひ活用してほしい。質的研究のチェックシートは一般的なもののほか、グラウンデッド・セオリーと現象学に特化したものも用意している。また、看護研究に多い尺度開発の論文をクリティークするためのチェックシートも紹介している。郵送調査は電話やインターネットなども活用されるようになったことから、観察研究のチェックシートを活用するようにした。なお、「クリティーク・チェックシートの活用」で紹介している項目には、他の章の解説と同じものもあるが、事例が異なるため読み進めているうちに理解が深まるであろう。

1. 抄読会の役割

——感染管理認定看護師と行う文献クリティーク

　筆者らは、臨床看護師（主に感染管理認定看護師）・大学院生・大学教員を主な参加者として、感染管理に関する英語文献の抄読会を行っている。大学関係者だけでなく、臨床からも参加してもらっていることが大きな特徴である。1〜2カ月に1回のペースで、これまでに20回以上実施しているが、毎回15人程度が集まり、それぞれの立場から視点の異なるさまざまな意見が出て熱い文献クリティークの場となっている。本項では、一つの施設だけではなく、大学・臨床と所属の異なる者が集まって実施する抄読会の意義と、続けるための工夫について述べる。

感染管理文献抄読会のはじまり

　感染管理認定看護師の役割は、疫学・微生物学・感染症学・消毒や滅菌などに関する専門知識を基盤に、各施設や地域の状況に合った効果的な感染管理プログラムを構築し、人々を感染から守ることである。感染管理に関するさまざまな知見は英語論文で発表されることがほとんどで、最新の知見に基づいた感染管理の実践には、英語論文をクリティークする力が求められる。しかしその必要性を感じながらも、実際には忙しい仕事の合間に論文にアクセスし、一人で英語論文を読む作業はなかなかハードルが高い。

一方、感染管理分野の看護研究者である筆者らは、実際の臨床現場で具体的に論文をどう役立てることができるのかについて、臨床看護師の方々と意見交換できないかと考えていた。看護は実践の科学であり、看護研究の結果は医療の受け手や提供者に還元できるものでなければならない。実際の臨床現場を十分に理解せずに結果を解釈しても机上の空論になってしまう危険がある。

　そこで、試しに何人かの知り合いの感染管理認定看護師に声をかけたところ、ぜひ参加したいとの返事をいただき、始まったのが感染管理抄読会である。最初は小規模で開始したが、その後口コミで参加希望者が増え、現在に至っている。

感染管理抄読会の特徴

　抄読会には、参加者が興味のある論文を1人1～2本ずつ紹介していく、特定の雑誌に掲載された論文を網羅していくなど、いろいろなやり方がある。われわれの抄読会では、1回に1本の論文を取り上げ、担当者の作成した資料をもとに、チェックシートに沿って参加者全員でクリティークしていくことを基本にしている。

　論文の選択は、担当者が興味のある文献を選ぶこともあれば、その時々のトピックを取り上げたり（例えば、新型コロナウイルス）、関連する論文をシリーズで読んだり（例えば、環境清掃）といろいろである。あるときは、選択した論文が難しすぎて参加者の理解が追いつかず、急遽、研究デザインや統計手法の勉強会を開催した。また、あるときは数本の関連論文を取り上げ、包括的に議論を行ったりしている。基本を大事にしつつ臨機応変にいろいろな試みをすることは、参加者の満足感につながっているように思う。

抄読会の実際

事前準備

　担当者は2週間ほど前までに、取り上げる論文と使用するクリティーク・チェックシートを参加者に連絡する。担当者は当日までに論文を和訳し、論文理解に必要な背景や知識についての資料、自分の見解を記載したチェックシートを準備する。参加者も当日までに論文を読み、自分のチェックシートを用意する。ちなみに、論文選択や資料作成など毎回の抄読会の担当者は、大学院生が交代で担っている（図1）。

抄読会当日

　抄読会の会場は、四角い机を囲む口の字型にしている。参加者の顔がよ

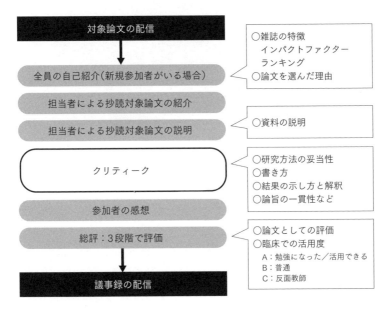

図1　文献抄読会の流れ

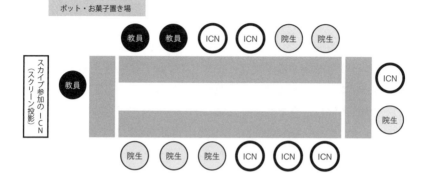

図2　ある日の文献抄読会の座席配置　（ICN：感染管理認定看護師）

ポット・お菓子置き場

教員　教員　ICN　ICN　院生　院生

スカイプ参加のICN（スクリーン投影）

教員

ICN

院生

院生　院生　院生　ICN　ICN　ICN

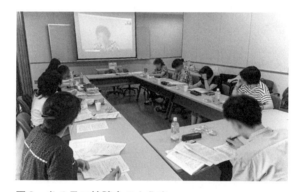

図3　ある日の抄読会のようす

　く見え、意見が言いやすいからである。ビデオ会議システムを使用して参加する人もいる。会場にはお茶とお菓子を準備して、リラックスした雰囲気になるよう心がけている（図2・3）。
　初めての参加者がいる場合は、全員の自己紹介をしてから始める。クリティークは担当者が用意した資料に沿って行う。要約と背景・方法・結果・考察と区切りながら行い、その合間に意見を出し合う。結論までクリティークしたら、今回の論文を読んで気づいたことや抄読会の感想を全員

が話して終了する。このとき、各施設の現状や改善に向けた取り組みなどのさまざまな意見が出てとても興味深い。そして最後に、論文の評価と臨床活用度をそれぞれA・B・Cで評価して終了する。

抄読会の後

抄読会では、大学院生に交代で書記をしてもらっている。書記はクリティーク・チェックシートの項目ごとに出された意見や、それ以外に話題になったこと、各自の感想などを記載し議事録としてまとめる。それを後日、参加者に配布している。議事録にまとめておくことにより、自身のクリティークの視点の違いに改めて気づいたり、聞き逃していたところを把握したりすることに役立っている。

有意義な抄読会にするために

参加者にとってのメリットの明確化

有意義な抄読会を継続するコツは、背景や立場が違うそれぞれの参加者が、抄読会に参加することによってメリットを感じることである。大学院生にとってのメリットとは、英語論文の読解力が向上し、さまざまな研究デザインの研究論文をクリティークする視点を養うこと、さらに研究を臨床に還元する必要性を学ぶことである。臨床看護師にとってのメリットは、日常の感染管理実践の根拠を知り、医師をはじめとする多職種とのディスカッションの材料が増えることである。そして両者に共通するメリットは、英語論文をクリティークするという少し難しいことに挑戦し、その内容を理解することによる達成感である。

これらのメリットを共有するためには、いくつかの工夫点がある。一つ目は、ファシリテーターの役割である。ファシリテーターは、担当者とともに、抄読会での議論が充実するようにリードする。他に意見はないか質問はないか適宜確認し、ディスカッションを盛り上げつつ、時間内に

終了するよう進行する。時には、クリティークを始めて日の浅いメンバーが知っておいたほうがよい事柄について、質問を投げかけることもある。ファシリテーターには、抄読会の経験が豊富で、参加者が戸惑うポイントをある程度把握している者がふさわしい。現在は、筆者らが担っているが、今後は他の参加者にバトンタッチしていくことも必要と考えている。

　二つ目は、参加者全員が意見を言える雰囲気をつくることである。この抄読会は、臨床看護師と大学関係者が一緒に行うことが大きな特徴である。場所は大学で行っているが、敷居が高いと感じられないように工夫している。全員の顔が見えるような座席配置で、お茶やお菓子をつまみながら意見を述べ合っている。各施設の現状や取り組みについて情報交換することも多い。

　これらの工夫によって、抄読会の最後に全員が一人ずつ語ることにしている「文献を読んでの発見」や「抄読会の感想」は、バラエティに富んだ内容となり、筆者らの気づかなかったことや知らなかったことがあったりと、ファシリテーターにもメリットとなっている。

クリティークの視点の共有

　われわれの抄読会では、クリティーク・チェックシートを活用して系統的なクリティークをするようにしている（第IV章を参照）。これらのチェックシートは、学術雑誌で国際的にコンセンサスが得られているガイドラインを参考に作成されている。研究デザイン別に背景・目的・方法・結果・考察をクリティークする際に注意すべき点がわかりやすくまとめられており、さまざまな経験をもつメンバーが集まってクリティークする際には、ディスカッションの指標としてとても優れている。ぜひ、ご活用いただきたい。

大学と臨床が一緒に行う抄読会の意義

　これまでの抄読会で印象に残っている論文がいくつかある。ひとつは、

ラングフルート（以下、LF）の効果について検討した論文である。LFと
は、結核菌検査のための喀痰採取を促すための器材で、患者の負担軽減や
感染予防対策が期待できるとされている。しかし、残念ながら対象となっ
た論文の臨床活用度は「C」、論文の評価は「B」であった（図4）。

　参加者の中にはLFを知らない者もいたが、LFを採用している施設から
の参加者が実物を持参し、実演してくれた。論文中で議論している対象が
わからない状況では、クリティークの幅も限定されてしまう。その時はLF
を採用している、採用を検討している、採用の予定はないなど施設によっ
て状況はさまざまで、論文クリティークを通していろいろな意見が出たこ
とも興味深かった。また、喀痰採取の場所をどう確保しているかなど、対
象論文の内容に関連した感染予防対策について情報提供や意見交換がなさ
れ、今後必要な研究についても考えるきっかけになった。

　ふたつ目は、インフルエンザ治療薬であるオセルタミビル（商品名：タミ

論文の評価：B　／　臨床活用度：C
理由：研究目的と研究内容が一致していない。研究デザインがよくない。喀痰を
喀出しづらい人にLFが有効かを明らかにするための研究であったが、研究対象
者は喀痰を喀出できる人になってしまっていた。

〈参加者からの意見〉
・LFを臨床で実際に使用している施設では、LFの使用で痰の喀出が誘発される効
　果を実感している
・LFはネブライザーの使用と比較すると電源や機材もいらないため臨床で使用で
　きる可能性はある
・論文の目的と内容の不一致、対象者選定の適切性などについて論文を解釈する
　うえで勉強になった
・医師だけでなく看護師や臨床検査技師も共同研究者に入っていれば研究内容が
　もっと臨床の視点で良くなっていたかもしれない
・英語の文章がシンプルで翻訳しやすく読みやすかった
・LFは保険償還がある器材のため、臨床で実際に使用する選択肢はあるが、本論
　文がその根拠となりうる信頼性は低いと考える

図4　ラングフルート（LF）の有効性を検証した論文の評価と意見

フル）の潜在的利益と害についてのシステマティックレビューである。こちらは論文の評価、臨床活用度ともにＡであった。理由としては、「これまで隠れていた実態を明らかにした意義は大きい。論旨が一貫しており、方法も問題がない。臨床での実践の根拠にできる」などが挙げられた。インフルエンザ治療薬については、先述の論文以外にも取り上げているが、取り上げた論文結果が臨床実践に影響していることがわかり、参加した臨床看護師からも「実践の根拠に使います」などの意見が出たりして、論文結果と臨床実践の継続を感じている。

まとめ

　臨床看護師との抄読会を始めて約3年が経つ。その間、5人の参加者が大学院に進学した。特に勧誘したわけでもないが、抄読会がきっかけの一つになっているのであれば、嬉しく思う。ある参加者は、大学院に興味はあったが、抄読会に参加してみて、もっと勉強してみたいと思ったとのことであった。また、大学院生、特に学部からそのまま大学院に進学した学生にとっては、この抄読会が臨床の実際を知る機会にもなっている。

　論文をクリティークすることは簡単ではない。一人では限界もあるため、同じようなテーマに興味のある人が集まって抄読会を開くことをお勧めする。長く続けるためには、参加者それぞれが満足感を持てるようにすることだと思う。これからも柔軟に、その時々のトピックを取り上げたり、参加者の状況に合わせたレクチャーを開催するなど、筆者ら自身が楽しみながら、続けていきたいと思っている。抄読会の形はさまざまでいいと思う。読者の方々が抄読会を行うときのヒントになれば幸いである。

（内海桃絵・土田敏恵）

2. 量的研究法の種類と特徴
──データの信頼性・妥当性の検証方法

　ここでは、量的研究方法の種類と特徴を整理し、看護研究でよく収集するデータの信頼性・妥当性の検証方法について紹介する。

　量的研究方法には大きく分けて、観察研究と介入（実験）研究とがある。観察研究には図1に示すように、エビデンスの高い順から、①コホート研究、②症例対照研究、③横断研究がある。これらの研究の定義、長所、短所を表1に示した。

　過去のコホート研究では、1940年代後半から1950年代に開始された研究

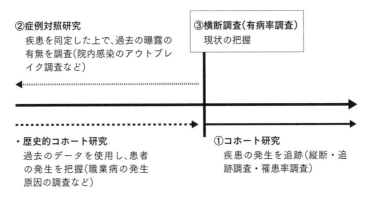

図1　疾患の発生と曝露との関係による分類方法

表1 コホート研究、症例対照研究、横断研究の長所と短所の比較

	コホート研究	症例対照研究	横断研究
定義	・調査開始時点で疾病の危険因子への曝露の有無を調査し追跡する。2群間の罹患率の比較により、危険因子による疾患の発生のリスクを推定する ・手術前から術後にQOLや身体機能の改善などの長期間の追跡調査も多い	疾病を発生した集団（症例群）と発生していない集団（対照群）の両集団において、危険因子への曝露の有無を遡り調査し比較する	集団における疾病や危険因子割合を調査し問題の大きさを把握。有病率の調査や相関関係の研究が多い
長所	・疾病にかかる確率を測定できる ・1つの研究から複数の研究が実施可能 ・疾患の発生前の曝露が確認できる ・虚血性心疾患など多要因が疾患の発生機序に関わる場合に適している	・調査に要する時間が少なく経済的 ・稀な疾病調査は標本数が少なくても実施可能 ・原因不明の疾患の発生の場合に不可欠な研究方法	・研究期間が短く経済的 ・多くの対象者を比較的容易に調査可能
短所	・長期間の調査による経済的負担 ・参加の偏り ・研究参加者の引越しや死亡による脱落率の問題 ・潜伏期間が長い疾患には不向き	・適切なコントロール群の選択が困難 ・疾患の発生前の曝露の同定が困難 ・想起の偏り ・因果関係の立証が困難 ・罹患率の測定には不向き	・一時点調査のため統計学的関連があっても曝露が疾病発生前か不明（因果関係の立証が不可能）

の中でも、Framingham Heart Study（心筋梗塞の危険因子）、Japanese atomic bomb survivors（放射能への曝露とがんの関係）、British physician cohort（喫煙と肺がんの関係）などが規模やデータのリッチさで有名である[1]。その後多くのコホートが先進国で形成され、がん、糖尿病、認知症などの危険因子が明らかになった。表1ではコホート研究は疫学的な因果関係の記述が多いが、看護研究でも患者のQOLの変化などの追跡調査

が増えてきている（p.100 および p.303 の Matsunaga らの研究を参照）。リウマチなども日本や欧米諸国で、新しい薬剤の効果や副作用をモニターするための患者の追跡調査が始まっており、今後は看護研究でも重要になってくるであろう。

　症例対照研究は、看護領域では院内感染のアウトブレイク調査や地域における食中毒の調査などでよく用いられる。看護研究自体ではあまり用いられないので、ここでは表1で研究手法について簡潔に紹介するのみにとどめる。

　横断研究は現状の把握をするための調査であり、変数間の関係（不安感とストレスレベルなど）の調査にも用いられる。病院では入院患者の MRSA 保菌者の割合や、地域においては介護者の睡眠障害の割合の調査、日本人の糖尿病の有病率の調査など問題の種類と程度（割合・分布）を調査するものである。公衆衛生学的に問題の優先順位を決めるのにも重要な調査方法である。横断調査の問題は因果関係が立証できないことである。例えば介護負担感の強さと睡眠時間の関係を調査して、有意な相関関係がみられたとすると睡眠時間が短いから介護負担感が強いのか、介護負担があるため睡眠時間が短くなるのかわからない。

　研究方法と関連して重要なのはどのような種類のデータをどのように集めるかである。よく問題にされるデータ収集における信頼性と妥当性について検討してみよう。表2に量的研究のデータの種類、データの収集方法、信頼性・妥当性のチェックについてまとめた。

　近年、PRO（patient-reported outcome：患者立脚型アウトカム）が医療分野で重要視され、一般的な QOL や疾患特異的 QOL が多く開発されている。これは慢性疾患が増加し、簡単に医療で解決できない疾患が多くなっていることを反映しているものであろう。同じ QOL にしても、認知症患者の QOL 尺度などは、介護者もしくは当事者が QOL を測定できる尺度が開発されている（QOL-AD）[2]。しかし、認知機能が低くなると質問しても当事者が理解できないので、介護者に聞いて QOL を測定する尺

表2 量的研究のデータの種類、データの収集方法、信頼性・妥当性のチェック

	直接観察、インタビュー（評価者記入）	自己申告（自記式質問紙）	器具やその他の指標による測定
QOL など	尺度の使用（介護者による認知症高齢者のQOL の評価、夜間の睡眠など）	Patient Reported Outcome (PRO) 尺度の使用（健康関連QOL、一般的なものと疾患特異的なもの：睡眠の質など）	器具による睡眠の質の測定
対象者の疼痛、うつなどの状態	観察者の観察の記録（子供の痛みを親や看護師などが評価：褥瘡の状態、徘徊などのBPSD など）	PRO：尺度による自己の痛み、不安、うつなどの評価（VAS、リカートスケールによる痛みの強度など）	脈拍、血圧など鎮痛剤の使用量や頻度、徘徊の距離や徘徊の場所などの測定
喫煙・飲酒・食習慣などのライフスタイル	調査票（同居家族に尋ねる）	調査票（飲酒頻度や量、運動の頻度や時間、魚や野菜の摂取頻度など）	唾液や尿のコチニンの測定、血清学的検査
身長・体重、その他	認知機能など患者に質問するなどをして評価	身長や体重の測定値の自己申告	医療記録などから身長・体重の測定を入手
信頼性・妥当性のチェック	・複数の人が測定する場合は測定者間の信頼性 ・測定者内の信頼性いずれも測定者の訓練により信頼性を確保	・自己申告データの妥当性（測定用具などのデータと比較：基準関連妥当性の検証） ・信頼性は尺度開発の項参照	・測定用具の妥当性（カリブレーション、基準となる測定用具と比較） ・信頼性は同じ状態のものを測定して比較

度が開発されている[3]。それぞれ長所・短所を理解して論文をクリティークする必要がある。

　同じデータの種類でも、評価者による記入、自記式質問紙の利用、器具による測定といった3種類のデータ収集方法における信頼性と妥当性を検討する必要がある。

　妊娠中は特に喫煙や飲酒など避ける必要があり、患者指導してその効果を自己申告で評価する場合のバイアスなども検討課題である。可能なかぎ

り尿中のコチニンなど、生理学的指標による自己申告データの妥当性の検証を行うのが望ましい。

身長や体重などの自己申告データの正確さ（妥当性）

　身長や体重などは、郵送調査などで尋ねることがある。日本では自己申告の身長・体重の正確さに関する調査結果を見かけないため、欧米での調査を参考にそのデータの偏りについて検討してみよう。

　米国では、自己申告による身長・体重による肥満度の割合と、実測値による肥満度の差が民族[注1]によって異なることが報告されている。白人・黒人・ヒスパニック系の3民族の自己申告と実測値による肥満度を比較すると、自己申告では黒人女性とヒスパニック系女性は肥満度が低めになり、黒人女性は6％、ヒスパニック系女性は自己申告データの肥満度が実測値よりも10％以上も低かった[4]。フランスの国立電力会社従業員における調査でも、実測値と自己申告の身長・体重の差がみられ、肥満度が高いほど男女とも身長は高めに、体重は低めに申告する傾向がみられた[5]。このように社会的に望ましいと思われている回答をする傾向を、social desirability bias という。

　その時代にどのような体形が理想的かにより、自己申告の身長・体重が影響される。例えば、かつて日本も第二次世界大戦後の食糧不足の時代には痩せた人が多く、「恰幅がよい」（肉付きがよい）という言葉は、お金持ちで余裕があるように見えるというニュアンスの誉め言葉であったが、現在はむしろ太っていることへの批判として解釈されるようである。価値観は変動するため、自己申告データの妥当性は検証が必要である。

●注釈
1) 民族：民族と人種の相違は、専門分野により定義が異なる。人種は一般的には肌や髪の
　　色など身体的特徴の相違を意味する。専門領域によっては人種は遺伝学的な相違を述べ

るときに使用する。一方、民族は文化的特徴や行動様式などの特徴を述べるときに使う。

●引用文献

1) Samet, J.M., Munoz, A. Evolution of the cohort study. Epidemiologic Reviews, 20, 1-14, 1998.

2) Torisson, G., Stavenow, L., Minthon, L., et al. Reliability, validity and clinical correlates of the Quality of Life in Alzheimer's disease (QoL-AD) scale in medical inpatients. Health Qual Life Outcomes, 14, 90, 2016.

3) Weiner, M.F., Martin-Cook, K., Svetlik, D.A., et al. The quality of life in late-stage dementia (QUALID) scale. Journal of the American Medical Directors Association 1(3), 114-6, 1999.

4) Gillum, R.F., Sempos, C.T. Ethnic variation in validity of classification of overweight and obesity using self-reported weight and height in American women and men: the Third National Health and Nutrition Examination Survey. Nutrition Journal, 4, 27, 2005.

5) Niedhammer, I., Bugel, I., Bonenfant, S., et al. Validity of self-reported weight and height in the French GAZEL cohort. International Journal of Obesity, 24, 1111-1118, 2000.

（牧本清子）

3. クリティーク・チェックシートの活用

①ケーススタディ

チェックシート → p.250

　ケーススタディ（事例研究）とは、個人やグループまたはその他の社会的単位の徹底的な分析を伴う調査研究とされ[1]、得られた豊富なデータをもとにして、起こった現象の原因を探求したり、経時的な傾向をつかんだりするための記述研究である。研究デザインは前向き（計画してデータ収集する）や後ろ向き（すでに関わりが終了した患者について振り返る）がある。特定の条件下における複数の患者を研究対象とした、ケースシリーズも同様である。

　ケーススタディは新しい研究方法として確立されており、特に近年は質的研究で広く用いられ、特定のリサーチクエスチョンについての答えを明確化するものである。ここでは、日本での報告に多い1事例を扱ったケーススタディに焦点を当ててクリティークのポイントを紹介する。

ケーススタディの特徴

　ケーススタディは、量的・質的データの両方がデータソースとなる。少数の患者が対象となることが多いため、事例についての情報が非常に豊富で、個々のカルテや看護記録などの記録内容、直接観察の結果、参加者への綿密なインタビューや、キーインフォーマント・インタビューなどのデータが用いられる[2,3]。そのため、特定の現象の中心にあるものは何かに

ついて徹底的に分析され、新たな知見の紹介やこれまで明らかにされていなかった治療方法や有害事象、ケアの紹介、現象の理解、過去の経験の共有などに活用できる[4-6]。1960年代に発生したサリドマイド事件が公のものとなったのも、2例のケース報告が始まりであり、その後、Lenzによる有名な症例対照研究が実施された[7]。看護領域では、特に看護介入が難しい患者を対象に取り組んだケアを評価した研究や、特定の現象の理解に対する質的研究は多数あり、近年その出版件数が増加している。しかしながら、それらの質にはばらつきが大きいことが課題であるとされる[8]。

このケーススタディの手法には、迅速で安価に研究できるというメリットがある。しかし特定の事例に対する研究のため、一般化しにくい結果となる[9,10]。そして1人ないし複数の患者のみの報告であることから、比較するものが設定されておらず、報告になんらかの要因がみられたとしても、因果関係が評価できないためエビデンスレベルが低い。

ケーススタディの活用

看護師はどのような場面でケーススタディを手に取るのだろうか。自分たちが直面しているケースと同じような特徴を持つ患者のケーススタディを参考にすることも多いだろう。例えば、認知症のある高齢者の排泄ケアで苦慮しているなら、その患者に対し残尿測定を行ったり、時間誘導やおむつの種類を検討することなどを試し、より良い誘導のタイミングなど、考えられる限りの試行錯誤を重ねているだろう。それでも改善しない場合、文献検討を行ってよりよいケアの方法を探り、認知症高齢者の排泄ケアに関するさまざまなケーススタディと出会うのである。多数の研究報告の中で、もし自身と同様の問題を解決したケーススタディがあれば、その方法をすぐにでも採用したくなるだろう。

ただし、ここで注意すべきなのは、ケーススタディは臨床的な現象を記述するものであり、エビデンスレベルが低いということである（エビデンス

レベルについては、p.46を参照）。そのため、研究結果をそのまま自分の受け持ち患者に適応させるのは危険であり、それらは過去の経験の共有としてとらえるべきである。

　ケーススタディを読み進めるためのチェックシートをp.250[11,12]に示した。ここでは量的データのケーススタディについて取り上げる。

　特に重要なのが「事例紹介」と「考察」である。「事例紹介」では、最初に事例を紹介する意義を明確に述べることが大切だ。先行研究で取り上げられていなかった臨床的な問題や、エビデンスが確立されていないケアについて、新たな試みや評価などを紹介しているか。そして事例の妥当性を確立するためには、時系列に沿った適切かつ詳細な説明が必要である[13]。

　事例については医学的・社会的背景、年齢、性別、職業などの情報もできるだけ詳細に記述する必要がある。また、研究時点での患者の診断名や治療内容、検査データについても明確化されるべきである[14]。前述のとおり、看護の領域ではケアの評価を示したものが多い。ケアの内容は、誰がいつどのようにケアを実施したかについて詳細に記述される。

　このように、ケーススタディでは事例についての詳細な説明が必要なため、倫理的配慮として事例発表に対する個々の患者からの同意取得が必須であり、論文中にも同意を得ていることを記述する必要がある。患者もしくは代諾者が、発表する内容を確認し承認することが必要であるが、患者や代諾者にコンタクトができないなど、直接同意を得ることができない場合は、著者は機関の倫理委員会から出版の許可を得るなどの手続きを踏む。

　「考察」はケーススタディで最も重要な項目である。事例の独自性や妥当性を先行研究と比較しながら評価していく。看護ケアを評価する場合は、効果が得られた場合とそうでなかった場合について先行研究を参考にし、考えられる要因を検討する。その結果として新しい知見が導き出される。そのため、読者は執筆者が引用している先行研究が適切かどうかも考えたうえで、新たな知見の獲得や経験の共有に活用する。

　どのような研究にも限界が存在するが、特にケーススタディは1人の患

者もしくは少数についての研究であるため、結果を一般化することができない。それにもかかわらず、しばしば無理に一般化された考察が記述されていることがあるため、批判的にみていく必要がある。

●引用文献

1）Polit, D.F., Beck, C.T. Nursing research: generating and assessing evidence for Nursing practice 10th edition. Wolters Kluer, 2017.

2）Baškarada, S. Qualitative case study guidelines. The Qualitative Report, 19(24), 1-18, 2014.

3）Riley, D.S., Barber, M.S., Kienle, G.S., et al. CARE guidelines for case reports: explanation and elaboration document. Journal of Clinical Epidemiology, 89, 218-235, 2017. DOI: 10.1016/j.jclinepi.2017.04.026.

4）前掲1）

5）前掲3）

6）Aitken, L.M., Marshall, A.P. Writing a case study: ensuring a meaningful contribution to the literature. Australian Critical Care, 20, 132-136, 2007.

7）Lenz, W., Knapp, K.. Foetal malformations due to thalidomide. German Medical Monthly (English Language Edition), 7, 253-258,1962.

8）Kaszkin-Bettag, M., Hildebrandt, W. Case reports on cancer therapies: the urgent need to improve the reporting quality. Global Advances in Health and Medicine, 1(2), 8-10, 2012.

9）前掲2）

10）前掲3）

11）Gagnier, J.J., Kienle, G., Altman, D,G., et al.; CARE Group. The CARE guidelines: consensus-based clinical case reporting guideline development. Journal of Medical Case Reports, 7, Article number, 223, 2013.

12）Green, B.N., Johnson, C.D. How to write a case report for publication. Journal of Chiropractic Medicine, 2(5), 72-82, 2006. DOI: 10.1016/S0899-3467(07)60137-2

13）Cohen, H. How to write a patient case report. American Journal of Health-System Pharmacists, 63(19), 1888-1892, 2006. DOI: 10.2146/ajhp060182

14）前掲12）

（樋上容子）

3. クリティーク・チェックシートの活用

②観察研究

チェックシート → p.252

　ここでは観察研究のクリティークの要点として、交絡の説明と対策を紹介する。観察研究は分析研究とも呼ばれ、これらの種類と特徴については、第Ⅲ章の「研究方法のクリティーク」（p.89）で述べているので、そちらを参照してほしい。

分析研究のクリティークにおける注意点

　分析研究のおもな目的は、疾病と危険因子との因果関連を明らかにすることである。クリティークをする際は、疾病と危険因子との関連が正確に評価されているかという点に注意する必要がある。その際に留意すべき点を以下に述べる。

必要な情報が記載されているか

　分析研究では、得られた関連の程度を研究者が評価するが、どの読者も同じ評価ができるように情報が記載されている必要がある[1]。

1）研究場所

　研究を実施した場所。近年、1医療機関だけでなく複数の医療機関の協同研究が推進されている。研究結果の一般化がしやすいためである。

2）研究期間

　参加者の募集開始から追跡終了までの期間、危険因子への曝露期間、疾患の発生時期、追跡の開始と終了の時期についての日付を記す。これらは結果を解釈する際に有用な情報となる。

3）参加者の選定基準と除外基準

　通常研究者は、研究集団を一定の臨床的、人口統計学的特徴などで限定する。研究目的に沿ってどのような人を研究対象者とするかという選定基準は、年齢・性別・診断名そして合併症の有無などである。

研究のバイアス（偏り）について検討する

　バイアスとは真の値から系統的に乖離した結果を生じさせる、あらゆる段階での推論プロセスのことである。研究者はバイアスを最小限にする研究方法について、研究デザインの段階から検討する必要がある。研究方法ごとに生じるバイアスの種類は異なるため、詳細は疫学研究の教科書を参照してほしい（第Ⅲ章でもバイアスについて触れている：p.95）。

分析研究のクリティーク方法

　このように、一言で分析研究とはいっても、研究方法が大きく異なるため、研究方法に応じた記述が求められる。しかし、現状の分析研究の報告では、詳細かつ明確に記されていない不十分な研究が多い[2]。そのため、国際的な学術論文の基準としてSTROBE（Strengthening the Reporting of Observational Studies in Epidemiology）[3]声明がある。この声明では、分析研究の報告に含まれるべき項目を3種類の研究方法別に推奨しており、本書のチェックシートはこれらを反映している。

交絡 (confounder)

　交絡は疫学の用語の中でも説明が難しい概念で、クリティークの重要な
ポイントでもある。ここでは具体的なダウン症における疫学の交絡に関す
る例を紹介し、それから定義を紹介する。

　ダウン症児の発生率は、児の出生順位や母親の年齢と関係があることが
知られている。英国のデータによると、20～24歳の母親に生まれたダウ
ン症児の発生率は、10万出生数に対し42.8で、母親の年齢が上がると増
加し、30～34歳では86.6、35～39歳では263.9、40歳以上では858.9
まで高くなっている[5]。また出生順位別でのデータは、出生順位別でも出
生順位が高くなる (図1)。

　これでは母親の年齢と出生順位の両方がダウン症の危険因子のように
みえる。そこで母親の年齢と出生順位でダウン症の出生率をグラフ化した
(図2)。出生順位にかかわらず、母親の年齢が高くなればダウン症の出生
率が高くなっている。出生順位が高くなると母親の年齢が高いという関係
があるため、出生順位がダウン症の危険因子に見えた。この事例では、出
生順位が曝露している因子で、母親の年齢が交絡因子であり危険因子でも

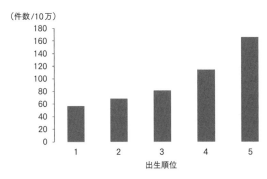

図1　児の出生順位別ダウン症の発生率
(資料：文献4より引用)

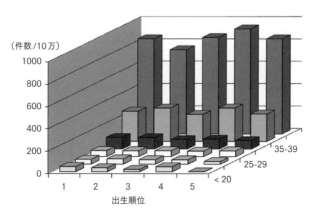

図2　母親の年齢と出生順位別のダウン症の発生率
（資料：文献6より引用）

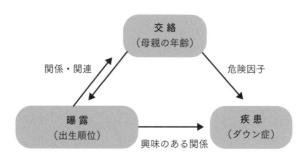

図3　交絡の条件　（文献7より引用）

ある。一般的に無調整オッズ比（相対危険比）と調整オッズ比が異なると
き、交絡が存在する。

　ここで交絡の条件を図3に整理した。交絡因子は危険因子と相関関係が
あり、疾患の危険因子に見える。前述のダウン症児の交絡の例では、出生
順位は母親の年齢と関係しており、出生順位はダウン症の危険因子のよう
に見える。実際は母親の年齢が危険因子であり、出生順位は交絡因子の条
件を満たす。

表3　研究の過程における交絡の調整

研究デザインの段階	データ解析の段階
制限：対象者を潜在的な交絡因子に制限する（男性の特定の年代など）	制限：データ収集後に制限することがまれにあるが、他のデータを活用しないことになる
マッチング（症例対照研究）：年齢・性別などマッチングし、2群の典型的な交絡因子の分布を同等にする	層化：交絡因子で層化し、マンテル・ハンセルモデルで調整オッズ比を算出する
無作為割付（RCT）：無作為に割り付けし、潜在的な交絡因子の分布の偏りを少なくする	多変量解析：ロジスティック重回帰などにより、交絡因子を調整

交絡の調整

　交絡が存在する場合の調整（解決法）を表3に示した。研究デザインの段階で行える調整法と、データ解析の段階で調整できる方法がそれぞれ3種類ある。研究デザインにおける制限は近年あまり使用されなくなり、一般化しやすくするため十分な標本数を確保する傾向にある。研究デザインと関連した交絡の調整であるため、適切な方法であるかチェックする。データ解析の段階では制限はあまり用いられない。層化は、ダウン症の例では出生順位で層化し、母親の年齢別にダウン症の発生率をみている。変数が多い場合は多変量解析を用いることが多い。チェックシートで交絡の存在をチェックしたり、交絡の調整がされているかを確認することが重要である。

まとめ

　分析研究は、介入研究と比較するとエビデンスレベルは劣るが、健康に有害な危険因子の評価を行えるため、医療・看護学の分野においては必要不可欠な研究方法である。また、看護学の領域でもさまざまな実態調査でよく用いられている。しかしながら、用いられている研究方法によってク

リティークの視点が異なるため、十分注意する必要がある。そのためにも本項で示したチェックシートを是非とも活用していただきたい。なお交絡の調整は複雑であり、疫学の教科書や論文の交絡の調整方法に注意して勉強していく必要がある。

●引用文献

1）Hulley, S.B.（著）, 木原雅子, 木原正博（訳）. 医学的研究のデザイン 研究の質を高める疫学的アプローチ 第3版. メディカル・サイエンス・インターナショナル, 2004.

2）Pocock, S.J., Collier, T.J., Dandreo, K.J., et al. Issues inthe reporting of epidemiological studies: a survey of recent practice. BMJ, 329, 883, 2004.

3）von Elm, E., Altmanm D,G., Egger, M., et al.; STROBE Initiative. The strengthening the reporting of observational studies in epidemiology (STROBE) statement: guidelines for reporting observational studies. Journal of Clinical Epidemiology, 61(4), 344-349, 2008. DOI: 10.1016/j.jclinepi.2007.11.008

4）Dorak, M.T. Bias confounding and fallacies in epidemiology.（http://www.dorak. info/epi）[2020.03.12確認]

5）前掲4）

6）前掲4）

7）Jagger, K.J., et al. Confounding; waht it is and how to deal with it. abc of epidemiology. Kidney International, 73, 256-260, 2008.

（牧本清子）

3. クリティーク・チェックシートの活用

③ 介入研究

チェックシート → p.256

　介入研究とは、人間集団の一部を対象に、ある治療やケアを人為的に与えたり取り除いたりすることにより観察を行う研究のことである[1]。大きく分けて無作為化比較試験（randomized controlled trial：RCT）、比較対照研究、介入前後の比較研究に分類される。

　介入研究をクリティークするポイントは「バイアスをどの程度制御できているか」であり、このバイアスを最小限にするよう設定した方法がRCTである。そのため、臨床研究においてRCTが最高峰のエビデンスを提供する手法と位置づけられている[2]。

　バイアスとは真の値から系統的に乖離した結果を生じさせる、あらゆる段階での推論プロセスのことであり[3]、介入研究に限らずさまざまな研究デザインに関係する用語である（p.95を参照）。医療アクセスバイアスを例にとると、第3次医療を担う大学病院で治療を受ける患者は、地域の患者を代表していない。重症度が高い、高度の治療を必要とする、合併症が多いなどの特徴があるからだ。また大学病院によくみられるが、特定の治療成果が広く知られていると国際的な患者層が集まることもある。そのほかにもさまざまなバイアスが存在する。

　ただし、厳密にRCTを行うことは非常に難しい。特に「無作為化」や「盲検化[1]」はRCTを実施するうえで必要な方法だが、正しく行えている看護研究は日本ではまだ少なく、介入前後の比較研究や比較対照研究に

とどまっていることが多い。以下、混入しやすいバイアスを中心に3つの
介入研究方法について説明する。

介入研究の種類

介入前後の比較研究（対照群を設けない研究）

　介入を行う前と後を比較して、介入効果を確認する研究のことである。
この場合、結果を解釈する際に介入のみの効果とは結論づけにくいことが
多い。なぜなら時間的変化（介入がなくても改善していた自然治癒の可能
性）、プラセボ効果（介入そのものの効果ではなく、安心感や信頼感などの
心理作用によって症状が改善すること）、そしてスタッフの交代や新しい
治療法の導入といった介入以外の条件が変わることなどにより、介入の有
効性の検証に限界が生じてしまうからである。例えば、新薬の開発時に行
われる多くの臨床試験でも、かつてペニシリンが肺炎の治療にもたらした
ような劇的な効果はほとんど期待できず、介入群の「介入してもらった」
という期待感で生じるプラセボ効果が起こる可能性がある。このようなこ
とから、対照群のない前後比較研究はエビデンスレベルが低い。

比較対照研究

　無作為割り付けのない研究で、介入を行うグループ（介入群）と、対照
グループ（対照群）を設定し、介入の有効性を確認する研究のことであり、
エビデンスレベルは介入前後の比較研究よりも高い。対照群は別の治療を
受ける群、プラセボ群、治療の待機患者群（うつ病などは、欧米では受診
を申し込んでから実際に受診できるまでかなり時間がかかるため、待機患
者リストに載せられ受診待ちする[注2]）などが設定される。

　同時期に対照群を設定し比較することで、前後比較のような時間的変化
の問題はなくなり、介入効果を検証しやすいと言える[4]。しかし、無作為
に割り付けしないため、介入群と対照群の対象者の特徴に偏りがあると、

同等のグループを比較していることにならず、介入研究として最適な方法とは言えない。無作為と書いてあっても、そうとは言えない場合があるので、注意が必要である（表1）（p.218）。

無作為化比較試験（randomized controlled trial：RCT）

　比較対照研究において、各群の割り付けを無作為に行う方法である。介入の効果を検証する介入研究の中で、最もバイアスが少なく有効な研究方法である。それでもバイアスが入り込んでいる危険性は潜んでいるため、それを最小限にするような方法を用いているかどうかをチェックする必要がある。例えば一言で「無作為に各群に割り付けた」といっても、具体的な振り分け方が明記されていなければ「本当に無作為に割り付けたのか？」と疑われてもしかたがない。

　エビデンスに基づいた実践を推進しているコクラン共同計画の発行するハンドブックには、バイアスの危険性を判断するポイント[5]が掲載されている。これにはバイアスがどの部分で混入されるかが述べられており、非常に参考となるため表1のように抜粋した。これらのバイアスはRCTに限らず、他の介入研究方法にとっても注意すべき項目である。

　正確な記述をするために、これらのバイアスの混入による影響を念頭に置いたうえで、次にクリティークするポイントは「書くべきことが書かれているか」である。介入研究、特にRCTが正確に記述されているかを判断するには、「BMJ（British Medical Journal）」や「Lancet」など多くの海外雑誌の投稿規定に採用されているCONSORT（consolidated standards of reporting trial：臨床研究報告に関する統合基準）の25項目のチェックリスト[6]がよく用いられる。

　しかし、厳密な記述がなされていない論文はまだまだ多い[7]。不透明な報告は、研究結果を過大評価もしくは過小評価する過ちを犯してしまいかねないため、丁寧にチェックリストに沿ってクリティークし、結果を吟味する必要がある。このCONSORTのチェックリストをもとに、介入研究全般にも

表1　バイアスの危険性を判断するポイント（コクラン共同計画ハンドブックより）

患者選択バイアス (bias arising from the randomization process)	
無作為化 (randomization)	対象者を振り分けるための乱数作成が適切であるか？（誕生日、入院日、医療記録の番号が偶数・奇数で振り分けるなどは、パソコンで作成した乱数表を用いるよりバイアスがおこりやすい）
隠蔽化 (concealment)	対象者がどちらの群に振り分けられているか予測できないようにされているか？（例：「さっきの人は介入群だったから自分は対照群かも」）
施行バイアス (bias due to deviations from intended interventions)	
参加者および割当者の盲検化 (blinding of participants and personnel)	対象者や研究者がどの群に振り分けられた人かがわからないように対策がなされているか？（例：研究者「この薬は介入群の患者用だからいつもより丁寧に説明しよう」／対象者「いい香りがする.... ということは介入群かな？」）
治療企図解析 (intention to teat)	参加者が介入群に割り当てられた後、何らかの理由で介入を受けなかったとしても、割り当てに従って介入群として分析する（またはその逆も同様）
症例減少バイアス (bias due to missing outcome data)	
不完全なデータ (incomplete data)	データの欠損が多すぎることで評価指標の結果に影響が出ていないか？（例：「本当は有意差が出てもいいはずなのに、このアンケートに最後まで書いてくれている人が少ないから有意差なしになってしまう」）
検出バイアス (bias in measurement of the outcome)	
評価者の盲検化 (blinding of outcome assessment)	対象者を評価する人が、対象者がどちらに振り分けられているかわからないような対策とっているか？（例：「この人は介入群の患者だから病気が治ったことにしておこう」）
報告バイアス (bias in selection of the reported result)	
選択的報告 (selective reporting)	必要なデータがすべて記述されているか？（例：「このデータを載せると考察しにくいから載せるのをやめよう」──このバイアスの混入を避けるためにもプロトコルを事前に公開しておく必要がある）

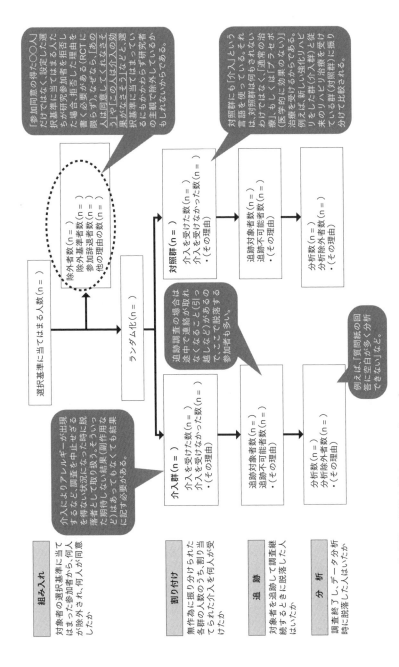

図1 RCT の各段階の過程を示すフローチャート

組み入れ
対象者の選択基準に当てはまる参加者の中から、何人が除外され、何人が同意したか

割り付け
無作為に振り分けられた各群の人数のうち、割り当てられた介入を何人が受けたか

追跡
対象者を追跡して調査継続するときに脱落した人はいたか

分析
調査終了し、データ分析時に脱落した人はいたか

[参加同意の得た○○人]だけではなく、設定した条件に当てはまる人でも選択基準に当てはまらず参加を拒否した場合、拒否した理由を書く必要がある（RCTに限らず、なぜなら [ある人は同意してくれないをそう] や [この人はこうなど]と選択基準に当てはまっても必ず研究者の主観で除外しているかもしれないからである。

除外者数（n＝　）
除外基準者数（n＝　）
参加辞退者数（n＝　）
他の理由の数（n＝　）

選択基準に当てはまる人数（n＝　）

ランダム化（n＝　）

対照群（n＝　）
介入を受けた数（n＝　）
介入を受けなかった数（n＝　）
・（その理由）

追跡対象者数（n＝　）
追跡不可能者数（n＝　）
・（その理由）

分析数（n＝　）
分析除外者数（n＝　）
・（その理由）

対照群にも [介入]という言語を使っているそれは対照群は何もされないわけもしくは [通常の治療] もしくは [プラセボ（医学的に効果のない）治療を受けるからである。例えば、新しい強化リハビリをした群（介入群）と従来のリハビリ治療を受けている群（対照群）に振り分けて比較される。

追跡調査の場合は取れなくなると（引っ越しなど）がある途中で連絡のでここで脱落する参加者も多い。

介入によりアレルギーが出現するなど、調査を中止せざるを得ない状況になった時に脱落者として取り扱うそういった期待しない結果（副作用など）はあってもなくても記す必要がある。

介入群（n＝　）
介入を受けた数（n＝　）
介入を受けなかった数（n＝　）
・（その理由）

追跡対象者数（n＝　）
追跡不可能者数（n＝　）
・（その理由）

分析数（n＝　）
分析除外者数（n＝　）
・（その理由）

例えば [質問紙の回答に空白が多く分析できない] など。

通用するよう新たに作成したチェックシートはp.256のとおりである。

　このチェックシートの中でも重要視されるのは、再現可能な介入手法の記載である。どのように介入が行われたかについて詳細に記述されていることが非常に重要であり、どのような人に・いつ・どのような場で・何を用いて・どのような方法で（回数／時間）・どのようにデータを収集し、どのような人が評価したかなどが詳細でなければならない[8]。

　また、CONSORTのチェックリストの中でも推奨されているフローチャート（図1）がある。これは介入研究をするうえでほぼ必須項目であり、これがない論文は受理しないという英語雑誌も多い。そのため、このフローチャート上でどのように研究参加者が選ばれていったのか、どのような人が除外されていったのかが一目でわかるように記述されている必要がある。

　介入研究のうち前後比較研究であっても、これらのバイアスおよびチェックリストを意識した論文の構成になっているか、研究の限界としてRCTにならなかった理由を記述しているか、という点にも注目する必要がある。

●注釈
1）盲検化：①対象者、②介入者、③評価者がどちらの群に割り当てられているかわからない状態にすること。①のみの盲検化は1重盲検法、①と②の盲検化は2重盲検法、①②③を盲検化すると3重盲検法という。
2）待機患者：自然治癒の発生率を調べる時に、待機患者を対照とすることが多い。うつ病治療のメタ分析では、1／4は自然治癒、5割がプラセボ効果と結論づけている[9]。

●引用文献
1）重松逸造, 柳川洋（編）. 新しい疫学. 日本公衆衛生協会, 1995, p. 3.
2）Evans, D. Hierarchy of evidence: a framework for ranking evidence evaluating healthcare interventions. Journal of Clinical Nursing, 12(1), 77-84, 2003. DOI: 10.1046/j.1365-2702.2003.00662.x
3）Fletcher, R.H., Fletcher, S.W., Wagber, E.H.（著）, 福井次矢（監訳）. 臨床疫学 EBM実践のための必須知識. メディカル・サイエンス・インターナショナル, 2000. p.7.
4）Burns, N., Grove, S.K.（著）, 黒田裕子, 中木高夫, 小田正枝, 他（監訳）. 看護研究入門

―実施・評価・活用―. 教文堂, 2007. p.261-276.

5) Sterne, J.A.C., Savović, J., Page, M.J., et al. RoB 2: a revised tool for assessing risk of bias in randomised trials. British Medical Journal, 366, l4898, 2019. DOI: 10.1136/bmj.l4898

6) Schulz, K.F., Altman, D.G., Moher, D.; CONSORT Group. CONSORT 2010 Statement: updated guidelines for reporting parallel group randomized trials. BMJ, 340, 698-702, 2010. DOI: 10.1136/bmj.c332

7) Glasziou, P., Meats, E., Heneghan, C., et al. What is missing from descriptions of treatment in trials and reviews? BMJ, 336, 1472-1474, 2008. DOI: 10.1136/bmj.39590.732037.47

8) アメリカ心理学会 (著), 前田樹海, 江藤裕之, 田中建彦 (訳). APA 論文作成マニュアル. 医学書院, 2013. p. 27.

9) Kirsch, I., Sapirstein, G. Listening to Prozac but hearing placebo: a meta-analysis of antidepressant medication. Prevention and Treatment, 1, No Pagination Specified Article 2a, 1998. DOI: 10.1037/1522-3736.1.1.12

（植木慎悟）

3. クリティーク・チェックシートの活用

④ 質的研究

チェックシート → p.260, 264, 268

　質的研究の置かれている状況は混沌としており、質的研究とは何かを端的に示すのは容易ではない。文献を検証すると、近年では「研究対象へより近づくことで得られる知識と、対象理解をもたらす相互プロセス」[1] を総じて質的研究の特徴とする見解が広く共有されている。ここでは、質的研究の質をどのように判断するのか、これまでの動向を解説するとともに、主要な質的研究方法論におけるクリティークの実際について検討する。

質的研究の質をめぐる経緯

　質的研究の質はどのような基準により判断されるべきか、これはとりもなおさず、同時に知識とは何か、知識とはどのように構築されるべきかという認識論や存在論にまで及ぶ問いである。何をもって「良い質的研究」とするのかに関する議論は古くて新しい。統計学という確固たる拠りどころを持たない質的研究では、「良い質的研究」の基準はその時代や文脈におけるコンセンサスで成立する宿命にある。これは質的研究の弱みであると同時に、常に進化する質的研究の強みもと重なる。

　量的研究の評価基準をそのまま質的研究へ適用しようとする動きを牽制しつつ、質的研究独自の基準とはどうあるべきか、1980 年代から活発な議論[2-4] が交わされてきた。質的研究がもたらす人間社会に根差した知見

を最大限に保ちつつ、学術的かつ社会的責任を負った研究として成立させるという、ある意味相反する課題に研究者たちは取り組んできたのだ。

　近年の世界のヘルスケアが置かれている環境も、質的研究の質の担保を迫るものとなってきた。エビデンスに基づくヘルスケアへの世界的な動き[5,6]は、質的研究の質の考えに大きな課題を投じている。コクランに象徴されるランダム化比較試験など厳密な量的研究によるエビデンスのみではなく、患者・利用者、あるいはその家族の視点への理解に貢献できる質的研究の可能性に、政策決定者やヘルスケア実践のリーダーたちからも注目が集まるようになった。質的研究はもはや量的研究との対比で存在した少数派ではなく、確固たる研究活動として社会に責任を負う立場になりつつある。

　今後さらに質的研究が医療政策やヘルスケア実践を支えるエビデンスとして活用されていくためには、質の担保、とりもなおさず、「質的研究の質」の判断基準について、世界の研究者やステークホルダーで議論を共有していく必要がある[7]。

質的研究の質の概念

　質的研究のクリティークにおいては、第一に質的研究における科学的厳密性（scientific rigor）がどのように定義されているのか理解する必要がある。厳密性とは研究の質と直結する概念であり、実証主義哲学と統計学を拠りどころとする量的研究において、厳密性は妥当性（validity）、信頼性（reliability）、および一般化可能性（generalizability）により構成される。しかし立脚する哲学基盤が異なる質的研究の厳密性をどのような基準で評価すればよいのか。ここでは特に看護学分野や関連分野において、これまでに一定のコンセンサスが得られている基準について検証していく。

　なお、ここで用いられる質の基準に関わる用語は英語文脈で開発され使用されてきた経緯があるが、その難解さから、英語文献でも研究者により解釈が異なる部分がある。また、用語の日本語訳においても現時点で統一

されてはいない。

信憑性

　質的研究の質を構成する基準として、現在、多くの研究領域で使用されているのは、80年代に社会教育学系の研究者である Lincoln & Guba[8] が提唱した信憑性（trustworthiness）の概念である[9]。看護学研究においても早くから Sandelowski[10] らにより紹介され、現在まで広く支持されている。

　信憑性は質的研究における科学的厳密性を表す語で、その研究結果がどれほど信じられるものか（trustfulness）、真正性（authenticity）[11] があるかといった質的研究の質を示す包括的概念である。Lincoln & Guba[1] によると、信憑性は4つの下位概念[13]、信用性（credibility）、一貫性（dependability）、確証性（confirmability）、転用可能性（transferability）により構成され、これらの要素を担保することで、質的研究の質、つまり信憑性が高まるとされている。

　続いて、質的研究の信憑性を構成する下位概念である信用性・一貫性・確証性・転用可能性の4つの下位概念[14,15] の考えと、それらに求められる具体的な研究手法について検証する。4つの概念は多くの部分で重複し、相互に関係し合う性質を帯びているため、明確な分類は容易ではない。これまでにも多くの研究者たちにより、これらの概念を理解しやすく解説する試みがなされてきたが[16-19]、研究者によっては解釈の異なる部分があり、質的研究の初学者が混乱する要因ともなっているかもしれない。ここでは一般的に広く理解されている考えを紹介することとする。

信用性

　信用性は量的研究でいうところの内的妥当性[20] とも理解され、データやその分析に対して信用のおける度合いを表す。質的研究のクリティークにおいて大変重要な概念であり、研究者によっては前述の信憑性と同義とする場合もある[21]。実際の研究で信用性を確保する方策としては、研究

対象や場との長期的な関わり（prolonged engagement）、トライアンギュレーション（複数の種類のデータ、複数の場でのデータ収集、あるいは複数の研究者による分析）などが推奨されている。研究対象者によるメンバーチェックも信用性を確保する方策の一つである。

一貫性

　一貫性とは、その質的研究論文を読んだ読者が、実際に同じように研究が実施できるかという視点でとらえられる[22]。実施した研究方法について具体的で十分な説明が提示してあり、研究者がどのように研究の段階や場面ごとに研究を進行していったのか、読者が理解し、納得できる必要がある。言い換えると研究における意思決定の道筋（decision trail）[23]、あるいは監査証跡（audit trail）[24]を辿ることが出来るかが、クリティークの着眼点になる。

確証性

　確証性は、データや分析が確かに対象者の視点を反映したものかという視点であり、研究者の価値観や知識により過度に誘導された結果ではないと確認できる必要がある。このため、上記の一貫性でも挙げられた、監査証跡[25]が可能な量と内容の情報提示が必要である。この場合のクリティークの着眼点は一貫性における研究プロセス全体ではなく、研究者が恣意的に研究プロセス、特に分析において自己の価値観や希望を反映させてはいないかという点である。結果が真にデータに忠実な分析によって導き出されたか[26]、読者が納得できる必要がある。

　近年では研究者の価値観や知識、そして主観による影響の可能性を検証する[27]自己再帰性（reflectivity）[28]についても、質的研究の質の構成要素として言及されるようになってきた。自己再帰性の確保には、研究のプロセスすべてにおいて、研究者の気づきや思いなどをジャーナルや研究メモの形で書き留め内省する作業により、無意識での自己の思い込みや価値観

などに気づいていくことが重要とされている。

転用可能性

　量的研究で用いる一般化の概念で、質的研究を評価することはできない。代わりに用いられているのが、質的研究の結果を他の文脈に転用が可能かという、転用可能性の概念である。転用可能性の確保においては第一に、読者にその結果が転用可能かどうかを、判断するに足る十分な情報を提示する必要がある。

　具体的には研究の場や対象者、対象者の経験に影響を及ぼした人物などについて十分な情報を提示するとともに、対象者の語りやその他、結果の転用にあたり必要と思われる内容の詳細な提示が必要とされる[29]。データ飽和、意図的なサンプリング手法の活用[30]（基準サンプリング、変異最大化サンプリング、理論サンプリングなど）などは、転用可能性の向上に貢献するとされている。また研究論文の考察部分では、研究結果の転用可能性と転用可能性を高めていくための研究の方向性について、言及されている必要がある。

　上記の信憑性とそれを構成する4概念は、これまでに広く浸透し活用されてはいる。しかしすべての質的研究者たちから手放しで受け入れられているわけでもない。その成り立ちの経緯から量的研究との対比を前提としており、質的研究独自の視点をとらえていないとの批判もある。こうした批判を踏まえ、Lincoln & Guba[31] は構成主義（constructivism）の立場から、研究の真正性という概念を加えて発表している。しかし、種々の理由から上記の信憑性とそれを構成する4概念ほどは積極的に検討されていない[32]。ここでは参考までに簡単な説明に留める。

真正性

　真正性とは構成主義の考えである、真実とは人間が社会と関わることで構成されるという考えに基づき、研究プロセスと結果の意義と有用性、お

よび研究により何らかの社会変化がもたらされたかという視点を示している[33,34]。

Lincoln & Guba[35]は、真正性を構成する次の4つの下位概念を提示している。公平性（fairness）、存在論的真正性（ontological authenticity）、教育的真正性（educative authenticity）、触媒的（catalytic authenticity）、手段的真正性（tactical authenticity）である。要約すると、その研究が確かに対象とする人々の声を十分にとらえることができたか、研究に関わった人たちがそのテーマについての理解を深め視野を広げられたか、不平等な力（権力）を正しく再分配できたか、変化に向けて動き出したか、といった内容である。

ここでは質的研究は真実・事実を解明したり理解するだけに留まらない。研究活動に関わった人たちが成長し、状況の改善に向けて変化を起こすプロセスにつなげることが、望ましい質的研究のあり方としている[36]。その難解さなどから、前述の信憑性と4つの概念ほど普及してはいないが、その後の質的研究に多大な影響を与えたことは確かと言える。

その他の基準

2010年代に入ると、すでに質的研究が研究手法として一定の認識と評価を得たこともあり、研究方法の厳密性のみでなく社会の中での質的研究という視点がさらに検討されることとなった。Tracy[37]はこれまでのLincoln & Guba[38]をはじめとした研究者たちの議論をもとに、質的研究の質を構成する次の8つの評価基準を提唱した。すなわち、価値のあるトピック（worthy topic）、研究の厳密性（rich rigor）、正直さ（sincerity）、信用性（credibility）、共鳴性（resonance）、多大な貢献（significant contribution）、倫理性（ethic）、意味のある一貫性（meaningful coherence）[39]である。

これらを読み解くと、研究の方法論的な厳密性の点では目新しいものはないが、質的研究の社会における価値の度合いと、倫理性に優れているか

という2つの新しい視点[40]が加えられており、近年求められている質的研究像を反映しているといえる。

社会における価値とは、研究のための研究ではなく真に必要とされているテーマを取り上げたかという点と、その結果が社会にとって有用なものかという点により検証される。倫理性については、倫理委員会の承認を得るのみでなく、研究者自身の対象者への態度や行動が十分に倫理的なものか、特有の文化や環境への配慮がなされたか、分析結果の公開にあたって倫理上の問題はなかったか、などの点が挙げられている。

クリティカル・アプレイザル・ツール

これらの質的研究の質を構成するさまざまな概念に基づき、質的研究の質のアセスメントツールが開発されてきている。例えば、CASP[41]やJBI[42]のツールなどがあるが、それぞれ選択した研究デザインや対象者、データ収集方法、分析方法など、研究プロセスに沿った項目が並んでいる。

これらのツールは、レビュー研究において研究の質をアセスメントする際に広く用いられることが多いが、複雑な質的研究を一つのチェックリストに収める困難さもあり、そもそもそうした客観的な項目によるアセスメントは適切ではないという批判的意見[43]もある。CASPなどのチェックリストの使用にあたり課題となるのが、多種多様な質的研究アプローチについての深い理解と経験がなければ、こうしたチェックリストの扱いが容易ではないことである。チェックリストの普及は質的研究の複雑さを単純化してしまう[44]との批判もあり、さらなる検討が求められる。

研究方法論別のクリティーク基準

質的研究にはさまざまな哲学や理論に立脚した研究方法論があり、それぞれに適した研究目的やデータの種類、データ収集方法、分析方法や結果の解釈についてコンセンサスを得ながら進化を続けている。ここでは特に、現象学的アプローチによる研究と、グラウンデッド・セオリー研究に関す

る特徴的なクリティークの着眼点について検討する。それぞれの研究方法論の詳細については、他のテキストや文献を参照していただき、ここではそれぞれのクリティークにおける着眼点、他の質的研究方法論との違いなど検証する。

GT（グラウンデッド・セオリー）

GTは1960年代後半にGlaser & Strauss[45]により開発された。それまで主流だった量的データによる仮説検証型（演繹的）の理論生成ではなく、「理論はデータから生成される」とする帰納的アプローチによる中範囲理論の構築を目的とする。人々がなぜそのように行動するのか、社会における人々の行動や現象のプロセスの説明を目的に用いられることが多い。

その後Strauss & Corbin[46]、そしてCharmaz[47]らにより異なるGTアプローチが開発されてきた。日本では修正版GT[48]や戈木[49]のアプローチなどが広く活用されている。GTを用いた研究のクリティークでは、これらのどのGTを用いたものかを理解し、それぞれのアプローチで推奨されている研究手法に沿っているのか検証が必要である。また、GTと他の質的研究方法論、現象学的アプローチや質的記述的研究などとの大きな相違点は、理論構築を目的とする点である。したがって、GTを用いた研究のクリティークでは、結果が語りの要約的な記述となってしまっていないかの判断が必要である。

GTの研究手法上の特徴は、理論的サンプリングと継続比較[50,51]による分析がある。これらは別々に行われるのではなく、相補的に対をなすプロセスでもある。GTでは収集したデータによりカテゴリーを抽出し、さらに不足している内容がないか意図的に対象を選択し、データ収集を行う。この際、古いカテゴリーと新しいデータを照らし合わせ比較しながら修正を重ね、もうこれ以上は新しい結果が出ないと判断できる時点（データ飽和）でデータ収集を終了する。したがって、GTではデータ収集と分析は並行して継続的に行われる性質のものである。他の質的研究アプローチで

は必ずしもそうではない場合も多い。

現象学的アプローチ

　現象学の哲学を基盤とした研究アプローチも広く看護やヘルスケア分野の質的研究で活用されてきている。現象学はドイツの哲学者Husserlの超越論的現象学（transcendental phenomenology[52]）により始まった。Husserlは生活世界そのままで普遍的真理（universal essence）を探求する手法として、現象学的還元（phenomenological reduction）を提唱した。自己の価値観や経験による先入観を現象学的エポケー（phenomenological Epoche）により白紙にし、真実をとらえ記述することができるとした。

　続いて、Husserlの後輩であったHeidegger[53]により現象学は解釈学（hermeneutics）の影響を受けた解釈学的現象学（hermeneutic phenomenology）へと変容する。HeideggerはHusserlの現象学について、意識を人間の生活世界から分離する試みであり、適切でないとして批判[54]した。さらに、現象学は現存在（Dasein）の在りようを明らかにするものであり、それには現象学的還元ではなく解釈による理解[55]が重要としている。解釈学的現象学とは、人間の生きられた体験の基本構成についてのリフレクション[56]でもあるとしている。

　現象学は哲学であり、こうした哲学者たちが具体的な研究方法にまで言及している部分はごく限られているが、さまざまな研究者たちにより現象学哲学を基盤とした研究方法論が開発されてきている。看護学分野ではGirogi[57]やvan Manen[58]の提唱する現象学的研究手法が広く活用されている。Giorgi[59]はHusserlの哲学をもとに記述的現象学（descriptive phenomenology）方法論を提唱した。van Manen[60]の方法論では、自身はHusserlとHeidegger双方の現象学に影響を受けたとしている。解釈学者であるGadamer[61]の影響も強く受けていることが見て取れ、Giorgiとの比較では解釈学寄りの研究方法論とするのが妥当かもしれない。

　これらGiorgiやvan Manenの現象学的研究アプローチの方法論でも、

GTなどと比較するとかなり抽象度が高い。クリティークにあたっては、現象学的アプローチを用いたとする論文が、どの哲学者の思想を基盤とするどの研究方法論を使用したのかを、検証できる必要がある。さらに、使用したとされる研究方法論を十分に考慮した内容となっているのかがクリティークの視点となる。

　解釈学的現象学の哲学による研究方法論を用いたとするのであれば、その探求しようとするクエスチョンは、対象がある現象をどのように解釈し意味づけをしているのか、という点になる。その場合、フォーカスグループインタビューによるデータ収集は適切ではない。この場合では個々の生きられた体験に着目するものなので、個別のインタビューがふさわしい。

　また、インタビューでは対象に深く語ってもらえるよう、in-depthインタビュー手法や会話式手法が適切で、厳密な構造化インタビューは不向きである。データ分析は現象学的主題分析となるが、解釈学的現象学であれば分析の過程で研究者の価値観や背景が分析に影響をもたらすことが許容され、分析はデータと研究者の相互作用により起こるとされる。Husserl哲学による研究方法論では現象学的還元についての言及が必要である。

　さらに、信用性を担保する手法として用いられる、複数の研究者による分析のトライアンギュレーションは、解釈学的現象学においては奨励すべきではない[62]とする意見もある。これは、複数の研究者の分析による共通項を「正しい解釈」としてしまうことは、解釈学的現象学の考えと相いれないとするもので、研究者がデータと向き合った結果の解釈を尊重するべきだ、との考えによるものである。

＊

　以上、質的研究のクリティークに求められる基礎的な項目について検証してきた。質的研究のクリティーク基準については、今後も研究者たちによる議論とが重ねられ、より進化したコンセンサスを得るべく模索を続けることになる。ヘルスケア分野での質的研究は、政策決定に今後ますます重要な役割を担っていくことが期待され、研究の質の担保は大きな課

題である。より多くの質的研究者が質のクリティーク基準の開発や、クリティーク実践に参加しその経験を共有していくことが、質的研究全体の更なる進化につながる。

●引用文献

1）Aspers, P., Corte U. What is qualitative in qualitative research. Qualitative Sociology, 42, (2), 139-60, 2019. DOI: 10.1007/s11133-019-9413-7 [published Online First: Epub Date]

2）Guba, E.G. Criteria for assessing the trustworthiness of naturalistic inquiries. Educational Technology Research and Development, 29(2), 75, 1981. DOI: 10.1007/BF02766777 [published Online First: Epub Date]

3）Denzin, N.K. The politics of evidence. In: Denzin, N.K., Lincoln, Y.S., eds. Handbook of Qualitative Research. 4th ed. Sage, 2011.

4）Tracy, S.J. Qualitative quality: eight "big-tent" criteria for excellent qualitative research. Qualitative Inquiry, 16(10), 837-851, 2010. DOI: 10.1177/1077800410383121 [published Online First: Epub Date]

5）Pearson, A. Evidence-based healthcare and qualitative research. Journal of Research in Nursing, 15(6), 489-493, 2010.

6）Williams, V., Boylan, A-M., Nunan, D. Qualitative research as evidence: expanding the paradigm for evidence-based healthcare. BMJ Evidence-Based Medicine, 24(5), 168, 2019. DOI: 10.1136/bmjebm-2018-111131 [published Online First: Epub Date]

7）前掲4）

8）Lincoln, Y.S., Guba, E.G. Natualistic Inquiry. Sage, 1985.

9）前掲2）

10）Sandelowski, M. The problem of rigor in qualitative research. Advances in Nursing Science, 8(3), 27-37, 1986. DOI: 10.1097/00012272-198604000-00005 [published Online First: Epub Date]

11）前掲2）

12）前掲10）

13）前掲10）

14）前掲8）

15）宮田裕章, 大久保豪, 吉江悟, et al. 社会医学領域における定性的研究の評価基準の活用の検討. 日本衛生學雜誌, 66(1), 83-94, 2011. DOI: 10.1265/jjh.66.83 [published

Online First: Epub Date]

16) 前掲 4)

17) 前掲 15)

18) Langtree, T., Birks, M., Biedermann, N. Separating "fact" from fiction: strategies to improve rigour in historical research. Qualitative Social Research 2019, 20(2), 2019. DOI: 10.17169/fqs-20.2.3196 [published Online First: Epub Date]

19) Forero, R., Nahidi, S., De Costa, J., et al. Application of four-dimension criteria to assess rigour of qualitative research in emergency medicine. BMC Health Service Research, 18(1), 120, 2018. DOI: 10.1186/s12913-018-2915-2 [published Online First: Epub Date]

20) Korstjens, I., Moser, A. Series: Practical guidance to qualitative research. part 4: Trustworthiness and publishing. European Journal of General Practice, 24(1), 120-24, 2018. DOI: 10.1080/13814788.2017.1375092 [published Online First: Epub Date]

21) 前掲 20)

22) 前掲 19)

23) Clarke, J.B. Hermeneutic analysis: a qualitative decision trail. International Journal of Nursing Studies, 36(5), 363-369, 1999. DOI: 10.1016/s0020-7489 (99) 00040-1 [published Online First: Epub Date]

24) Cutcliffe, J.R., McKenna, H.P. Expert qualitative researchers and the use of audit trails. Journal of Advanced Nursing, 45(2), 126-133; discussion 34-5, 2004. DOI: 10.1046/j.1365-2648.2003.02874.x [published Online First: Epub Date]

25) 前掲 24)

26) 前掲 15)

27) 前掲 20)

28) 前掲 18)

29) Amin, M.E.K, Nørgaard, L.S., Cavaco, A.M., et al. Establishing trustworthiness and authenticity in qualitative pharmacy research. Research in Social and Administrative Pharmacy, 2020. DOI: https://doi.org/10.1016/j.sapharm.2020.02.005 [published Online First: Epub Date]

30) 前掲 19)

31) Lincoln, Y.S., Guba, E.G. But is it rigorous? Trustworthiness and authenticity in naturalistic evaluation. New Directions for Program Evaluation 1986(30), 73-84, 1986. DOI: 10.1002/ev.1427 [published Online First: Epub Date]

32) Shannon, P., Hambacher, E. Authenticity in constructivist inquiry: assessing an

elusive construct. The Qualitative Report, 19(52), 1-13, 2014.

33) 前掲31)

34) 前掲32)

35) 前掲31)

36) 前掲32)

37) 前掲4)

38) 前掲31)

39) 前掲4)

40) 前掲4)

41) Critical Appraisal Skills Programme. CASP Qualitative Checklist. 2018. https:// casp-uk.net/wp-content/uploads/2018/03/CASP-Qualitative-Checklist-2018_ fillable_form.pdf [2020.3.19確認]

42) Lockwood, C., Munn, Z. K. P. Qualitative research synthesis: methodological guidance for systematic reviewers utilizing meta-aggregation. International Journal of Evidence Based Healthcare, 13(3), 179-187, 2015.

43) 前掲3)

44) 前掲3)

45) Glaser, B.G., Strauss, A.L. The Discovery of Grounded Theory: Strategies for Qualitative Research. Aldine, 1967.

46) Strauss, A., Corbin, J.M. Basics of qualitative research: Grounded theory procedures and techniques. Sage, 1990.

47) Charmaz, K., Belgrave, L.L. Grounded Theory. In: Ritzer, G., ed. The Blackwell Encyclopedia of Sociology, 2015.

48) 木下康仁, 萱間真美. 修正版 グラウンデッドセオリー・アプローチ (M-GTA) について聴く 何を志向した方法なのか、具体的な手順はどのようなものか. 看護研究, 38(5), 3-21, 2005.

49) 戈木クレイグヒル滋子. 実践グラウンデッド・セオリー・アプローチ：現象をとらえる. 新曜社, 2008.

50) Cooney A. Rigour and grounded theory. Nurse Researcher (through 2013) 2011;18 (4), 17-22

51) Achora S, Matua GA. Essential methodological considerations when using grounded theory. Nurse Researcher (2014+) 2016;23 (6), 31 DOI: http://dx.doi. org/10.7748/nr.2016.e1409 [published Online First: Epub Date]

52) Husserl, E., Carr, D. The crisis of European sciences and transcendental phenomenology: an introduction to phenomenological philosophy (Originally published in

German in 1936). Northwestern University Press, 2006.

53）Heidegger, M., Macquarrie, J., Robinson, E. Being and time. 1962

54）前掲53）

55）Horrigan-Kelly, M., Millar, M., Dowling, M. Understanding the key tenets of Heidegger's philosophy for interpretive phenomenological research. International Journal of Qualitative Methods, 15(1), 2016. 1609406916680634 DOI: 10.1177/1609406916680634 [published Online First: Epub Date]

56）Errasti-Ibarrondo, B., Jordan, J.A., Diez-Del-Corral, M.P., et al. Conducting phenomenological research: rationalizing the methods and rigour of the phenomenology of practice. Journal of Advance Nursing, 74(7), 1723-1734, 2018. DOI: 10.1111/jan.13569 [published Online First: Epub Date]

57）Girogi, A., Girogi, B., Morley, J. The Descriptive Phenomenological Psychological Method. In: Willing, C., Rogers, W.S. eds. The SAGE Handbook of Qualitative Research in Psychology. Sage, 2017.

58）van Manen, M. Phenomenology of practice. Phenomenology & Practice, 1(1), 11-30, 2007.

59）前掲57）

60）前掲58）

61）Gadamer, H.G., Barden, G., Cumming, J., et al. Truth and Method: Seabury Press, 1975.

62）McConnell-Henry, T., Chapman, Y., Francis, K. Member checking and Heideggerian phenomenology: a redundant component. Nursing Research, 18(2), 28-37, 2011. DOI: 10.7748/nr2011.01.18.2.28.c8282 [published Online First: Epub Date]

（今野理恵）

3. クリティーク・チェックシートの活用

⑤ 尺度開発

チェックシート → p.272

　研究で用いられる多くの尺度は、人間の現象（反応）を定量的に評価する目的で開発されている。人間の心理や認知の状況を定性的評価ではなく、定量的に数値化して評価することで、その現象の特性や他の現象との関係性が明らかになることが期待できる。

　研究で明らかにしたい特定の現象を正確に測定するためには、測定精度の高い優れた尺度を使用することが求められる。この前提をクリアしていない場合、測定した特定の現象は、研究対象者を正しく評価するものとは言い難い。では、優れた尺度とはどのようなものなのか。どのような尺度を使用すれば、研究目的に応じた研究対象者の現象を測定することができるのであろうか。尺度における信頼性と妥当性の検討は尺度開発のプロセスそのものである。尺度開発における信頼性と妥当性、さらには反応性とはどのように検討されているのか、その方法と尺度開発論文のクリティークのポイントについて説明する。

尺度開発の要素

　尺度開発における要素を説明する。**表1**は尺度開発で検討される事項を信頼性・妥当性・反応性・解釈性に区分し、検討の目的と方法を示したものである[1-7]。これらの要素の検討について尺度開発の論文で説明されて

表 1 尺度開発における検討事項（目的・方法）

検討事項		目　的	方　法
信頼性 （reliability）	内的整合性	尺度項目に対して一貫した回答がなされているかをとらえるため	・クロンバック α 係数 ・G-P 分析 ・I-T 相関分析 ・折半法
	安定性	同一人物が同じ環境下の異なる 2 時点において、同じような測定値が得られるかを捉えるため	・再テスト法 ・平行テスト法
	測定誤差	測定値に対して何らかの影響で測定値が異なるとき、その差を捉えるため	測定を繰り返し、測定値の差を評価する
内的妥当性	妥当性 （validity）	尺度項目が測定したい現象を内容的に反映しているかを捉えるため	専門家による評価（内容妥当性係数で示すことが望ましい）
	表面妥当性	尺度項目に記載されたことが回答者にとって理解できるものかを捉えるため	回答者からの評価。プレテストにより尺度項目が何を示しているのかが理解できるかを調査
	基準関連妥当性	開発しようとしている尺度が他の尺度（外的基準）とどの程度関連があるのかを捉えるため	相関関係を検定
	構成概念妥当性	尺度の項目が理論的枠組みを構成する概念との適合度を捉えるため	・探索的因子分析 ・確証的因子分析 ・既知グループ法
反応性（responsiveness）		状況の変化により測定値が変化する際、その変化を捉えるため	状況の変化が生じる前と後（異なる 2 つの時点）のデータの比較
解釈性（interpretability）		測定した値（反応性で得た得点も含む）がどのような意味があるのかを捉えるため	・得点の分布を解釈 ・床効果、天井効果の有無 ・最小限の重要な差を調査 ・最小限の重要な変化を調査

いるかをクリティークすることは非常に重要である。論文構成でいうと、検討方法は「方法」に、検討結果の実際は「結果」へ、検討結果の判定について対象者の特性や先行研究を踏まえて尺度として成り立つのかを「考察」で説明されていなければならない。

尺度（測定用具）開発の分類

尺度開発は大きくは次の二つに分類される。一つは研究対象者から収集した質的データを基盤とした尺度の開発（原版）、もう一つは原版とは異なる言語に翻訳した尺度の開発（翻訳版）である。翻訳版尺度の多くは、その名称に「日本語版○○」、「○○（日本語版）」と記載されており、翻訳版であることが理解できる。

尺度開発の方法と開発論文のクリティークのポイント

1）原版

原版の尺度開発が必要となる背景には、既存の尺度では明らかにしたい現象が測定できないという課題がある。その場合は、研究者自身が尺度を開発しなければならない。そのプロセスの一例を表2に示したので、クリティークのポイントとして参考にしていただきたい。

2）翻訳版

翻訳版の尺度開発が必要となる背景には、その国の言語で使用可能な既存の尺度では、明らかにしたい現象が測定できないという課題がある。翻訳版の尺度は、前述した原版の尺度が存在しない限り開発することはできないが、翻訳版尺度の開発に着手するまでには、いくつかの課題をクリアしなければならない。例えば、原版の尺度がどのような特性（理論や概念枠組み、項目形成の根拠など）を持っているのか、原版の尺度開発の方法

表2　原版の尺度開発のプロセスの一例

1) 明らかにする（測定する）現象を同定＜何を測定するのか、その対象はどのような人なのか（健康状態・年齢・性別など）、現象を測定する場など＞し、測定する現象の概念を明確にする
2) 既存の尺度で 1) の現象は測定ができない背景を明確にする（尺度開発の意義）＊1) と 2) は同時進行であることが多い
3) 測定する現象を①研究対象者の事実から質的にデータを得る、②先行研究や専門家からのデータを得る、または①と②の混合
4) 3) を分析し、測定しようとしている現象と整合性があるのかを先行研究を用いて検討する
5) 尺度開発の基盤である理論的枠組みを構築する（構成概念となるもの）
6) 5) に基づき、尺度の項目を設定し、尺度の原案を作成する
7) 6) の尺度原案を専門家による項目内容の妥当性（内容妥当性）を検討し、修正された尺度（ドラフト版）を作成する
8) プレテストを実施し、統計学的手法により尺度項目の選定をし、5) の理論的枠組みに基づき、尺度項目の内容の修正をする
9) 本調査により信頼性・妥当性を検討する

は適切であるのかなどを、翻訳版開発の必要性とともに文献検討で十分に吟味しなければならない。関心のある現象の測定が可能な原版が複数ある場合、それらの中からどの原版を選定するのかも重要となる。

　これらの課題について論文の「背景」で説明されているかどうかをクリティークすることは、その研究の意義を理解することにつながる。原版尺度の特性や開発の方法が不適切ならば、その尺度の翻訳版を開発することは無意味である。

　翻訳版尺度の開発は、原版と同様に多くの開発プロセスを踏まなければならない[8]。まず、原版の作成者に翻訳版の開発許可を得る必要がある。そして、言語の解釈をはじめ異文化間で生じる相違を可能な限り小さくしながら、原版と同じ現象が測定できるように尺度項目を翻訳し、内容妥当

表3 原版からドラフト版の作成までのプロセスの一例

1）原版の作成者に日本語版開発の承諾を得る
2）原版の各質問項目内容を英語から日本語へ翻訳（2名のバイリンガルが各々翻訳）
3）2）で作成されたものを比較し統合する
4）3）で作成された日本語を英語へ翻訳する ・バックトランスレーション：2）とは異なる2名のバイリンガルが各々翻訳
5）4）を原作者に査読依頼し原版との整合性を検討する
6）5）の結果を踏まえ、翻訳版のドラフト版を作成する
7）6）のドラフト版を用いてプレテストおよび内容妥当性の検証する ・内容妥当性の検証：研究対象者（本調査には参加しないことが望ましい）＋専門家 ・プレテスト：研究の対象者の選定基準を満たす人（本調査には参加しないことが望ましい）

性の検討を経てプレテストで使用するドラフト版を作成する。これには多大な時間と労力を要する。例えば筆者は日本語版LupusPRO[9]の開発にあたって、原版の特性を理解することからドラフト版の作成までに約半年を要した。また、原版と同様のスコアリング設定により、定量的評価方法の統一をしておくことも重要である。この作成プロセス（原版を英語、翻訳版を日本語と仮定）の一例を表3に示したので、クリティークの参考にしてほしい。プレテスト以降の開発プロセスは原版と同様である。

このように開発された翻訳版尺度の使用により、原版やその他の翻訳版を使用した研究との国際比較が可能となり、原版だけでは見いだせないその国の特性や課題が明らかになることは、非常に有用な知見を得ることにつながるであろう。

●引用文献

1）Mokkink, L.B., Terwee, C.B., Patrick, D.L., et al. The COSMIN checklist for assessing the methodological quality of studies on measurement properties of health status measurement instruments: an international Delphi study. Quality of Life Research, 19, 539-549, 2010. DOI: 10.1007/s11136-010-9606-8

2) Mokkink, L.B., Terwee, C.B., Gibbons, E., et al. Inter-rater agreement and reliability of the COSMIS (Consensus-based Standards for the selection of health status Measurement Instruments) checklist. BMC Medical Research Methodology, 10, 82, 2010.

3) Mokkink, L.B., de Vet, H.C.W., Prinsen, C.A., et al. COSMIN risk of baias checklist for systematic reviews of patient-reported outcome measures. Quality of Life Research, 27, 17-179, 2018. DOI: 10.1007/s11136-017-1765-4

4) Prinsen, C.A., Mokkink, L.B., Bouter, L.M., et al. COSMIN guideline for systematic reviews of patient-reported outcome measure. Quality of Life Research, 27, 1147-1157, 2018. DOI: 10.1007/s11136-018-1498-3

5) Terwee, C.B., Prinsen, C.A.C., Chiarotto, A., et al. COSMIN methodology for evaluating the content validity of patient-reported outcome measures: a Delphi study. Quality of Life Research, 27, 1159-1170, 2018. DOI: 10.1007/s11136-018-1829-0

6) Ma, L.L, Wang, Y.Y., Yang, Z.H., et al. Methodological quality (risk of bias) assessment tools for primary and secondary medical studies: what are they and which is better?, Military Medical Research, 7, 7, 2020. DOI: 10.1186/s40779-020-00238-8

7) Fletcher, R.H., Fletcher, S.W.（著）, 福井次矢（監訳）. 臨床疫学 EBM 実践のための必須知識. メディカル・サイエンス・インターナショナル, 2010, p.19-22.

8) Inoue, M., Shiozawa, K., Yoshihara, R., et al. The Japanese LupusPRO: A cross-cultural validation of an outcome measure for lupus. Lupus, 26(8), 849-856, 2017. DOI: 10.1177/0961203316682100

9) Sousa, V.D., Rojjanasrirat, W. Translation, adaptation and validation of instruments or scales for use cross-cultural health care research: A clear and user-friendly guideline. Journal of Evaluation in Clinical Practice, 17, 268-274, 2011. DOI: 10.1111/j.1365-2753.2010.01434x

（井上満代）

3. クリティーク・チェックシートの活用

⑥ システマティックレビュー

チェックシート → p.276

　新たな研究は先行研究の方法・結果・アイデアをもとに構築される。ある特定のテーマでまとめられたレビューを読むことで、当該の研究分野における現時点での知見や動向を知ることができ、また新たな研究課題を見いだすことが可能となる。レビューには、大きく分けてシステマティックレビュー（SR）とナラティブレビュー（NR）がある。その違いを**表1**に示す。

システマティックレビューの特徴

　SRとは、特定の研究課題に答えるため、事前に指定した適合基準を満

表1. ナラティブレビューとシステマティックレビューの違いについて

	システマティックレビュー	ナラティブレビュー
主 題	特異的	広い
選 定	広範な情報源（リソース）明確な検索アプローチ	たいてい詳細に記述されておらず、潜在的に偏りがある
評 価	厳格な批判的評価	通常特定されていない
統 合	量的（しばしば質的）	しばしば質的
結 論	たいていエビデンスに基づく	エビデンスが乏しいことが多い

（文献1より引用改変）

たすすべての研究結果を収集し、バイアスを最小限に抑えるために質の高い研究結果のみを分析して結論を導くもの[2,3]とされている。したがって、SRはある特定の研究課題に対する現時点でのエビデンスを提供することを目的としており、導かれた結果は最高峰のエビデンスとなる。SRを出版する中心的な機関として、医学系はコクラン共同計画、そして看護系ではJoanna Briggs Institute（JBI）が有名である。両者ともSRの執筆要件としての特徴は類似しており、この二つの機関がそれぞれ提供しているマニュアルはSRを学習するうえで役立つ。

　コクラン共同計画が公開しているSRを執筆するためのハンドブックによると、SRには4つの特徴がある[4]。

・明確な適合基準を備えた目的
・適合基準を満たすすべての研究を収集しようとする体系的な検索
・バイアスのリスク評価を通じた研究の質評価
・研究結果の統合

　これらの特徴を満たさなければSRとは言えない。これがNRとの大きな違いである。したがって、これらの4つの特徴がSRのクリティークのポイントといってよいだろう。以下、それぞれの特徴について詳しく述べていく。

SRのクリティークのポイント

1）明確な適合基準を備えた目的

　SRはある特定の研究課題に対する現時点でのエビデンスを提供することを目的とするため、この目的の絞り込みは厳密に定める必要がある。量的研究の場合、絞り込む対象はpopulation（対象者）、intervention（介入方法）、comparison（比較対照）、outcome（アウトカム）（それぞれの頭文字

をとって「PICO（ピコ）」と呼ばれる。p.37を参照）と、それぞれの適合基準を設ける。そして研究デザインもRCTのみとするのか前後比較研究も対象にするのかなど、あらかじめ明確に定めているかがポイントとなる。

2）適合基準を満たすすべての研究を収集しようとする体系的な検索

　医学・看護系の文献を検索するツールとして、MEDLINE、CINAHLをはじめとする数多くのデータベースが世界には存在している。これらのデータベースを利用することはもちろん、UMINなどの臨床試験情報のデータベースなどを用いて、まだ研究論文として輩出されていない研究の結果も収集する。さらに、gray literatureと呼ばれる未出版の文書なども扱う。そのため収集する文献には研究論文だけではなく、学会発表の抄録や記事も該当する。このように、特定の研究課題が含まれると想定されうる、あらゆるデータベースを使用して、漏れのない検索を行うことで、「すべての研究結果」を収集することができる。

　また、文献検索の再現性も重要である。どのようなデータベースを用いて、どのような検索履歴で検索したのか、その検索した日時も記録する。そして、何件の文献がどのような仮定を踏んで絞り込まれていったのかという選定プロセス（フローダイアグラム：図1）を作成し、除外された文献の除外理由も記録する。

3）バイアスのリスク評価を通じた研究の質評価

　SRは研究によるエビデンスを取りまとめてその研究課題の知見を結論づける大きな使命がある。したがって、収集された文献の中から質の高いものだけを選ぶ過程が必要となる。その質評価のチェック項目として、コクラン共同計画ではCochrane risk of bias tool、JBIではJBI Critical Appraisal Checklistが推奨されている。SRでは、そのチェック項目での結果も記録する必要がある。

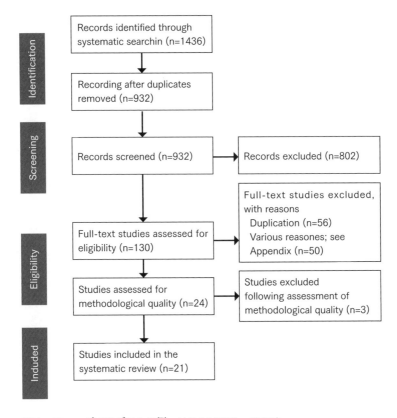

図1　フローダイアグラムの例　（文献6より引用、一部改変）

4）研究結果の統合

　研究課題の知見を結論づける分析方法として、どのように結果を統合したのかを記載する必要がある。SRはその目的によって、対象とする研究デザインを量的研究、質的研究、もしくはその両方（mix-method）とするのかを決めなければならない。量的データを統合することをメタ分析（meta-analysis）、質的データの統合はメタ統合（meta-synthesis）と呼ぶ[5]。メタ分析において、フォレスト・プロット（forest plot）（**図2**）がメインア

Study or Subgroup	Experimental Mean	SD	Total	Control Mean	SD	Total	Weight	Std. Mean Difference IV, Random, 95% CI
Inal 2012	2.78	1.94	60	6.56	1.65	60	7.6%	-2.09 [-2.53, -1.64]
Shilpapriya 2015	1.27	0.78	30	2.73	0.87	30	7.0%	-1.74 [-2.34, -1.14]
Ching 2014	1.25	1.59	36	3.19	1.97	36	7.4%	-1.07 [-1.57, -0.58]
Canbulat 2015b	2.75	2.68	88	5.7	3.31	88	8.0%	-0.98 [-1.29, -0.66]
Canbulat 2015a	1.38	1.92	52	3.42	3.1	52	7.8%	-0.79 [-1.18, -0.39]
Moadad 2016	2.31	2.46	24	4.38	2.93	26	7.1%	-0.75 [-1.33, -0.17]
Baxter 2011	2.8	2.94	40	4.54	3.5	41	7.6%	-0.53 [-0.98, -0.09]
Bahorski 2015	2.13	2.92	32	2.38	2.75	38	7.5%	-0.09 [-0.56, 0.38]
Sermet 2016	1.63	1.62	118	1.67	1.6	118	8.2%	-0.02 [-0.28, 0.23]
Potts 2017	3.5	3.4	114	3.4	3.4	110	8.2%	0.03 [-0.23, 0.29]
Raslan 2017	1.61	2.23	93	1.48	2.12	93	8.1%	0.06 [-0.23, 0.35]
Elbay 2015	1.367	1.402	60	1.1	1.179	60	7.9%	0.20 [-0.15, 0.56]
Roeber 2011	42	32.1	44	31.5	34.3	46	7.7%	0.31 [-0.10, 0.73]
Total (95% CI)			791			798	100%	-0.55 [-0.92, -0.18]

Heterogeneity: Tau² = 0.42; Chi² = 151.22, df = 12 (P < 0.00001); I² = 92%
Test for overall effect: Z = 2.93 (P = 0.0003)

Favours [exerimental] Fabours [control]

図2 フォレスト・プロットの例（文献6より引用）

ウトカムになるが、その他にも出版バイアスを示す funnel plot、影響要因
によって論文を分けたうえで結果を統合する stratified analysis、影響要因
で分けたグループ同士の違いを示す subgroup analysis など、研究目的に
沿った分析方法を選択しているかどうかもクリティークのポイントである。

SRのクリティーク・チェックリストについて

　SRの評価基準としては、PRISMA声明（Preferred Reporting Items for
Systematic Reviews and Meta-Analyses Statement）が広く知られてい
る。SRはこれに沿って書くことが推奨されている。上記の４つの特徴を
含め、レビューとしての体裁が整えられているかどうか、記載内容の一貫
性を確認するうえで、このチェックリストを活用してほしい。

●引用文献
1) Cook, D.J., Mulrow, C.D., Haynes, R.B. Systematic reviews: synthesis of best
　　evidence for clinical decisions. Annals of Internal Medicine, 126(5), 376-80, 1997.
　　DOI: 10.7326/0003-4819-126-5-199703010-00006

2）Antman, E.M., Lau, J., Kupelnick, B., et al. A comparison of results of meta-analyses of randomized control trials and recommendations of clinical experts: Treatments for myocardial infarction. JAMA, 268, 240-248, 1992. DOI: 10.1001/jama.1992.03490020088036

3）Oxman, A.D., Guyatt, G.H. The science of reviewing research. Annals of the New York Academy of Sciences, 703, 125-133, 1993. DOI: 10.1111/j.1749-6632.1993.tb26342.x

4）Higgins, J.P.T., Thomas, J., Chandler, J., et al, V.A. (editors). Cochrane Handbook for Systematic Reviews of Interventions version 6.0 (updated July 2019). Cochrane, 2019. (https://www.training.cochrane.org/handbook)[2020.6.3確認]

5）Clarke, J. What is a systematic review? Evidence-Based Nursing, 14(3), 64-64, 2011. DOI:10.1136/ebn.2011.0049

6）Ueki, S., Yamagami, Y., Makimoto, K. Effectiveness of vibratory stimulation on needle-related procedural pain in children a systematic review. JBI Database of Systematic Reviews and Implementation Reports, 17(7), 1428-1463, 2019. DOI: 10.11124/JBISRIR-2017-003890.

（植木慎悟・松中枝理子）

〈クリティーク・チェックシート〉

編集可能なクリティーク・チェックシートを
Webから自由にダウンロードできます。

jnapcdc.com/cq

●ケーススタディのクリティーク・チェックシート（2020.6.1改訂）

抄読する論文の掲載誌名：　　　　　　　　　　（IF：　　　　／　雑誌のランキング：　　　　）

抄読する論文の被引用回数：

発表者氏名：

発表日：

抄読する理由：

	チェック項目	チェック（○△×）	チェックの根拠（記載の箇所を示すだけではNG）
タイトル	論文の内容を示したタイトルとなっているか		
抄録	全文の内容を要約できているか		
背景	雑誌の投稿規定にそって、事例研究の目的や事例の特徴が明記されているか		
	事例を紹介する必要性について記載されているか		
	リサーチクエスチョン、もしくは目的を明確に示せているか		
	投稿する雑誌の読者を想定して記述しているか		
方法	前向き・後ろ向きなどデータ収集方法を記述しているか		
	看護ケアの評価の場合、今回新たに実施したケアの内容を時系列で具体的に示しているか		
	研究目的に沿って、用いた診断基準や介入方法を具体的に記述できているか		
事例紹介	医学的・社会的背景や家族背景、年齢、性別、職業など必要に応じて詳細な記述があるか		
	診断名、合併症、治療内容（薬剤）、検査データは記述されているか（治療内容や検査データは、時系列に変化を示せているか）		
	研究目的に沿わない不必要な情報はないか		

倫理的配慮	研究について倫理委員会の承認を得ているか		
	（大きな研究の一部である場合）事例発表に関して患者または意思決定代理人の同意を得ているか		
結果（経過）	経過を介入前から時系列に示せているか		
	看護ケアの評価の場合、患者の経過とアセスメントを具体的に示しているか		
	評価手法は明確に示せているか		
	図表や写真を用いて視覚的にアピールし、効果的に使用できているか		
	図表と文章との重複や相違がないか		
考察	事例のユニークさや独自性は示せているか		
	事例の状況を多様な側面から解釈し、説明できているか		
	他の同様のケーススタディ（先行研究）との比較はあるか		
	研究結果の一般化はできないが、結果を無理に一般化する考察となっていないか		
	研究の限界について記述できているか		
臨床への示唆	臨床で活用できる示唆が述べられているか		
引用文献	関連のある先行研究が使用されているか		
資金提供者	研究助成などの資金源を記述しており、利益相反の恐れはないか		

Green, B.N., Johnson, C.D. How to write a case report for publication. Journal of Chiropractic Medicine 5(2), 72-82, 2006. をもとに作成。

★チェックシートについてわかりにくいところがある場合は、本書に例を挙げて詳しく説明していますのでぜひ参考にしてください。

● 改訂版・研究手法別のチェックシートで学ぶ **よくわかる看護研究論文のクリティーク** [jnapcdc.com/cq] ●

●観察研究（分析研究）のクリティーク・チェックシート（2020.6.1改訂）

抄読する論文の掲載誌名：　　　　　　　　　　（IF：　　　/ 雑誌のランキング：　　　　）

抄読する論文の被引用回数：

発表者氏名：

発表日：

抄読する理由：

	チェック項目	チェック（○△×）	チェックの根拠（記載の箇所を示すだけではNG）
タイトル	タイトルは本文の内容を適切に表しているか		
抄録	雑誌の投稿規定に沿って、研究の要約が簡潔に記載されているか。		
序論　背景	適切な文献を引用し、この研究テーマについて、既に明らかにされていること、先行研究の限界について記載されているか		
	上記に基づき、この研究の必要性が述べられているか		
目的	先行研究を踏まえて、研究の具体的な目的を明記しているか		
方法　研究デザイン	研究デザインが研究目的に沿ったものであるか		
研究場所	研究場所が明確に記載されているか		
研究期間	研究に関連した日付を明記しているか（危険因子への曝露が疑われた時期や、疾患の発生時期、追跡の開始と終了の時期など）		
対象者	コホート研究：研究対象者の選定基準・除外基準・選定方法・追跡方法について記述しているか		
	症例対照研究：研究対象者（症例群、対照群それぞれ）の選定基準・除外基準・選定方法について記述しているか		

項目	チェック内容		
	横断研究：研究対象者の選定基準・除外基準・選定方法について記述しているか		
変数	従属変数・独立変数（危険因子も含む）の定義を明確に定義しているか		
データソース／測定方法	関連する各変数に対して、データの情報源（医療記録など）、測定・評価方法の詳細を記述しているか		
	2つ以上の群がある場合は、測定方法の比較可能性について明記しているか		
標本数	研究の対象者数がどのように決められたかを説明しているか		
バイアス（偏り）	バイアス（偏り）を最小限にする方法があればすべて示しているか 例）横断研究：サンプリングバイアス（標本は無作為に選ばれたか） 症例対照研究：情報バイアス コホート研究：参加バイアス（研究に参加した人と、しなかった人）		
統計学的手法	統計学的手法は研究デザイン、目的に沿って適切であるか		
	交絡の調整方法が明記されているか		
倫理的配慮	倫理的配慮は記載されているか		
結果　対象者	研究対象者の選定から、分析するまでの各段階で参加者の人数を示しているか		
	研究対象者の選定から、分析するまでの各段階において研究不参加（脱落者など）の理由を記述しているか		
	コホート研究では、フローチャートを用いて記述しているか（記載されているほうがよい）		
データの記述	参加者の特徴（例：人口統計学的特徴や臨床的特徴など）や主な変数に関して、表など適切に記載しているか		

	各変数について欠損値を記述しているか		
	コホート研究では、追跡期間を平均および合計で要約しているか		
アウトカム（評価指標）	主要変数の記述統計と統計学的分析を、適切に記述しているか		
図表	図表が適切に用いられているか。文章と表の数字は一致しているか		
結果の要約	研究目的に関する主要な結果を要約しているか		
結果の解釈	目的、先行研究の結果、その他の関連するエビデンスを考慮し、慎重で総合的な結果の解釈を記載しているか		
	本研究で得られた新たな知見に対し、文献を用いて結果を支持する根拠を提示しているか、結果を支持しない解釈についても検討し、反論しているか		
限界	潜在的なバイアス（偏り）や交絡の問題を考慮し、研究の限界を議論しているか		
一般化可能性（外的妥当性）	研究結果を一般化できる可能性について議論しているか（他の対象者や場所などにどれだけ応用できるかという可能性）		
実践への示唆	結果が実践（政策・教育・臨床など）にどのように活用されるべきかについて記載されているか		
研究資金について	研究助成などの資金源を記述しており、利益相反の恐れはないか。（研究内容に照らし合わせて、研究資金の有無の妥当性も確認する）		
	現在の研究のもとになっている大規模研究が資金がある場合、研究資金のところに記載しているか		

Vandenbroucke, J.P., von Elm, E., Altman, D.G., Götzsche, P.C., Mulrow, C.D., et al. STROBE Initiative. Strengthening the Reporting of Observational Studies in Epidemiology (STROBE) : explanation and elaboration. Epidemiology, 18(6), 805-35, 2007. をもとに作成。

★チェックシートについてわかりにくいところがある場合は、本書に例を挙げて詳しく説明していますのでぜひ参考にしてください。

note

● 改訂版・研究手法別のチェックシートで学ぶ **よくわかる看護研究論文のクリティーク** [jnapcdc.com/cq] ●

●介入研究のクリティーク・チェックシート（2020.6.1 改訂）

抄読する論文の掲載誌名：　　　　　　　　　　　　　　　　（IF：　　　　／ 雑誌のランキング：　　　）

抄読する論文の被引用回数：

発表者氏名：

発表日：

抄読する理由：

		チェック項目	チェック （○△×）	チェックの根拠 （記載の箇所を示すだけはNG）
タイトル		タイトルは研究内容を適切に示しているか		
抄録		雑誌の投稿規定に沿って、研究の要約が簡潔に記載されているか		
序論	背景・目的	適切な文献を引用し、この研究テーマについて、既に明らかにされていること、先行研究の限界について記載されているか		
		上記に基づき、この研究の必要性が述べられているか		
		用いられる介入が有効と思われる理由（文献検討）を記述しているか		
		具体的な目的または仮説を記述しているか		
方法	研究デザイン	研究デザインが明記してあるか。目的に適した研究デザインであるか		
	対象者	対象者の選択基準と除外基準を記述しているか		
		データを収集した場所の記述はあるか		
	研究期間	参加者の募集期間（あれば追跡期間）を特定する日付があるか		
	介入	再現可能となるような詳細な各群の介入についての説明があるか。実際についてどのように実施されたかが記述してあるか		

項目			チェック内容	
アウトカム（評価指標）			目的を達成するのに適切なアウトカム（介入の評価指標）の説明があるか。いつ、どのように評価されたかが記述されているか	
標本数			サンプルサイズ（標本数）の設定方法が記述されているか	
無作為化	順番の作成		何を用いて（乱数表など）無作為化をしたかの記述があるか	
	割り付け		各群の振り分け方法の記述があるか（個人ごとに振り分けたか、施設ごとに振り分けたかなど）	
	盲検化の割り付け		・対象者が介入群・対照群のどちらに割り付けされたか、そして対象者、研究者（評価者含む）の割り付けが盲検化されているか ・盲検化されていた場合、対象をどの群に振り分ける時、誰がどの群に割り付けされたかがわからないようにしているか（対象者・研究者・評価者など）	
	無作為の実施		第三者（治療や評価に携わらない人）が参加者を無作為に割り付けしているか	
統計学的手法			介入の効果の検証に用いられた統計学的手法が記述されているか。RCTの場合はITTを行っているか。（推奨）RCTの場合はNNT（Number needed to treat 必要数）を算出しているか	
倫理的配慮			倫理的配慮の記述の有無（倫理委員会からの承認と承認番号を記述していることが望ましい）	
結果	参加者の流れ（フローチャートを強く推奨）		介入群と対照群について、それぞれ選定基準、除外基準、RCTや比較対照研究の場合は各群に振り分けられた人数が記述されているか	
			各群の脱落者数と脱落の理由が記載されているか	
	人口学的・臨床的特徴		各群の基礎情報や臨床的な特性を示す表があるか	

● 改訂版・研究手法別のチェックシートで学ぶ　よくわかる看護研究論文のクリティーク [jnapcdc.com/cq] ●

アウトカム（評価指標）の結果の提示	それぞれのアウトカム（介入の評価指標）について、各群の結果（前後比較研究の場合は前後の結果）が記述されているか
	RCT、比較対照研究の場合、介入のエフェクト・サイズ（効果量）の計算結果とその95%信頼区間の記載があるか
考察	想定していない結果：各群のすべての重要な副作用、また意図しない効果の有無は記述されているか
	解釈：結果の解釈、有益性と有害性のバランスはどうだったか。他のエビデンスとの関連を記述しているか。本研究で得られた新たな知見に対し、文献を用いて結果を支持する根拠を提示しているか。結果を支持しない解釈についても検討し、反論しているか
	限界：前後比較研究の場合：介入以外のアウトカムに与える影響要因（時間経過に伴う治療方針の変化や、ガイドラインの導入など）や、プラセボ効果、ホーソン効果（研究参加者が通常以上のコンプライアンスをしたり、医療者が通常以上の治療成果を上げようとすることなど）が混入している可能性をすべて記述しているか
	比較対照研究の場合：両群の要因に偏りがある可能性を記述しているか。盲検化されていないことで施行バイアスおよび検出バイアス以外の要因が混入しなかったか。両群の間に介入以外のバイアスが混入していることを記述しているか
	RCTの場合：バイアスが混入している可能性を考察しているか。また、大規模研究の場合、データの一部分だけを用いて分析し有意差が出たところのみを記述していないか
	一般化可能性（外的妥当性）：今回の研究結果が一般化したい集団にも当てはまるかどうかを考察しているか
	実践への示唆：結果が、実践（政策、教育、臨床など）にどのように活用されるべきかについて記載されているか
資金提供者	研究助成などの資金源を記述しており、利益相反の恐れはないか（研究内容に照らし合わせて、研究資金の妥当性も確認する）

現在の研究のもとになっている大規模研究がある場合、資金のところに記載しているか

Schulz, K.F., Altman, D.G., Moher, D. for the CONSORT Group. CONSORT 2010 Statement: updated guidelines for reporting parallel group randomized trials. British Medical Journal, 340, 698-702, 2010. をもとに作成。

★チェックシートについてわかりにくいところがある場合は、本書に例を挙げて詳しく説明していますのでぜひ参考にしてください。

note

● 改訂版・研究手法別のチェックシートで学ぶ よくわかる看護研究論文のクリティーク [jnapcdc.com/cq] ●

● 質的研究（記述・質的研究全般）のクリティーク・チェックシート（2020.6.1改訂）

抄読する論文の掲載誌名：　　　　　　　　　　（IF：　　　　／雑誌のランキング：　　　）

抄読する論文の被引用回数：

発表者氏名：

発表日：

抄読する理由：

		チェック項目	チェック（○△×）	チェックの根拠（記載の箇所を示すだけではNG）
タイトル		タイトルは研究のテーマや研究方法論／研究デザインを示しているか		
抄録		雑誌の投稿規定に沿って、研究の要約が簡潔に記載されているか		
序論		適切な文献を引用し、この研究テーマについて、既に明らかにされていること、先行研究の限界について記載されているか		
		上記に基づき、この研究の必要性が述べられているか		
		リサーチクエスチョンは対象者の主観的体験や関連する要因を記述／探求するという質的記述的研究の原則に沿って明確に述べられているか		
目的		研究で明らかにしたいことは目的として明確に記述されているか		
方法	研究デザイン	質的記述的研究は研究目的にふさわしいものか		
		選択した研究デザインを用いる適切な根拠が、適切な引用文献を用いて述べられているか		
	サンプリング	目的に沿った適切な対象者を選択しているか		
	データ収集方法	収集したデータの種類は研究目的に対して適切か（例：インタビューデータ、ルーティンデータ、会話データ、テキストデータ、観察データ）		

区分	チェック項目			
	データ（分析も含む）の信用可能性（credibility）の検証方法を記述しているか（例：トライアンギュレーションやメンバー・チェック、ピア・デブリーフィングなど）			
	データ収集の手順は明確に記述されているか			
	研究目的に合った十分な量のデータが収集されているか（例：対象者数、インタビューの時間・回数、収集したデータ量の明確な根拠など）			
データ分析	分析方法の選択理由は適切で明確に記述されているか			
	データの種類と分析における原則や手順は十分に記述されているか（例：逐語録など）			
	選択した分析方法（例：質的内容分析、あるいは主題分析など）に従って、データの熟読、コード化、カテゴリー化（あるいはテーマ構築まで）がなされたと判断できる記述があるか			
倫理的配慮	対象者に対する研究の説明は適切に行われたか			
	対象者の同意を得ているか			
	倫理委員会の承認を受けているか			
結果	対象者の特徴が記述されているか			
	データ収集に関する結果が記述されているか（例：インタビュー時間や回数、人数など）			
	分析結果は抽出したカテゴリーやテーマを軸に詳細で明確に記述されているか			
	研究結果は研究目的と一致しているか			
	オリジナルデータからの引用は適切で十分な量が含まれているか			

考察	引用したオリジナルデータは関連するカテゴリーやテーマを支えていると判断できるか			
	予想に反した/矛盾した結果についても記述されているか			
	データ分析、結論のつながりは明確であるか			
	主な研究結果は先行研究を背景に考察されているか			
	研究結果の転用可能性について記述されているか			
	研究の限界やさらなる研究の必要性について記述されているか			
引用文献	その研究分野における重要で専門的な情報が網羅されているか			
	先行文献は適切に文中に提示または引用されているか			
資金提供者	研究助成などの資金源を記述しており、利益相反の恐れはないか（研究内容に照らし合わせて、研究資金の有無の妥当性も確認する）			

〈参考文献〉

1) Belotto, M.J. Data analysis methods for qualitative research: managing the challenges of coding, interrater reliability, and thematic analysis. The Qualitative Report, 23(11). 2622-2633, 2018.
2) Bengtsson, M. How to plan and perform a qualitative study using content analysis. NursingPlus Open, 2, 8-14, 2016.
3) Castleberry, A., Nolen, A. Thematic analysis of qualitative research data: Is it as easy as it sounds? Currents in Pharmacy Teaching and Learning, 10(6), 807-815, 2018.
4) Cypress, B.S. Rigor or reliability and validity in qualitative research: perspectives, strategies, reconceptualization, and recommendations. Dimensions of Critical Care Nursing, 36(4), 253-63, 2017.
5) Kim, H., Sefcik, J.S., Bradway, C. Characteristics of qualitative descriptive studies: a systematic review. Research in Nursing & Health, 40(1), 23-42, 2017.
6) Sandelowski, M. Whatever happened to qualitative description? Research in Nursing & Health, 23(4), 334-340, 2000.
7) Sandelowski, M. What's in a name? Qualitative description revisited. Research in Nursing & Health, 33(1), 77-84, 2010.

★チェックシートについてわかりにくいところがある場合は、本書に例を挙げて詳しく説明していますのでぜひ参考にしてください。

note

● 質的研究（グラウンデッド・セオリー：GT）のクリティーク・チェックシート（2020.6.1 改訂）

(IF：　　　　 / 雑誌のランキング：　　　　)

抄読する論文の掲載誌名：

抄読する論文の被引用回数：

発表者氏名：

発表日：

抄読する理由：

	チェック項目	チェック（○△×）	チェックの根拠（記載の箇所を示すだけでは NG）
タイトル	タイトルは研究のカギとなるテーマや研究方法論／デザイン（GT）を示しているか		
抄録	雑誌の投稿規定に沿って、研究の要約が簡潔に記載されているか		
序論	適切な文献を引用して、この研究テーマについて、既に明らかにされていること、先行研究の限界について記載されているか		
	上記に基づくとき、この研究の必要性が述べられているか		
目的	タイトルは研究のカギとなるテーマや研究方法論／デザイン（GT）を示しているか（注：Glaser & Strauss のオリジナル GT では必ずしも先行研究を発展したものでなくても良しとされたが、近年のメタ統合の普及の影響で先行研究を踏まえた研究と変化した）		
	研究を明らかにしたいことが明確で、最終的に中範囲理論の抽出／構築を目的としているか		
方法　研究デザイン	GT は研究目的にふさわしいものか		
	どの研究者による GT を選択したのか、適切な引用文献をつけて選択した根拠を記述しているか		
サンプリング	理論的サンプリングが使用されたと判断できる記述があるか		
データ収集方法	収集したデータの種類は研究目的に対して適切か（例：インタビューデータ、ルーインタビューデータ、会話データ、テキストデータ、観察データ）		

項目	チェック内容
	研究目的に合ったデータ収集方法が用いられているか（例：半構造化インタビュー、In-depthインタビューなどのほか、データ収集のタイミングや回数、時間なども含む）
	データ（分析も含む）の信用可能性（credibility）の検証方法を記述しているか（例：トライアンギュレーションやメンバー・チェック、ピア・デブリーフィングなど）
	データ収集の手順は明確に記述されているか（例：逐語録を作成する）
	研究目的に合った十分な量のデータが収集され（例：対象者数、インタビューの時間・回数など）データ飽和の記述があるか
データ分析	選択したGTに基づく分析方法が説明されているか
	継続比較分析が実施されたと判断できる記述があるか
	コード化、カテゴリー化、理論の抽出（あるいは構築）の過程が、選択したGTアプローチに沿って適切に行われたと判断できる記述があるか
倫理的配慮	対象者に対する研究の説明は適切に行われたか
	対象者の同意を得ているか
	倫理委員会の承認を受けているか
結果	対象者の特徴が記述されているか
	データ収集に関する結果が記述されているか（例：インタビュー時間や回数、人数など）
	分析結果は抽出したカテゴリーやテーマを軸に詳細で明確に記述されているか
	最終的な結果は詳細な記述ではなく、理論として提示されているか
	研究結果は研究目的と合致しているか

項目	チェック内容
	オリジナルデータからの引用は適切で十分な量が含まれているか
	引用したオリジナルデータは関連するカテゴリーやテーマを支えていると判断できるか
	予想に反した／矛盾した結果も考慮した理論が導き出されたか
考察	データ、分析、結論のつながりは明確であるか
	主な研究結果は先行研究を背景に説明され考察されているか
	研究結果の転用可能性について記述されているか
	研究の限界やさらなる研究の必要性について記述されているか
引用文献	その研究分野における重要で専門的な情報が網羅されているか
	先行文献は適切に文中に提示または引用されているか
資金提供者	研究助成などの資金源を記述しており、利益相反の恐れはないか。(研究内容に照らし合わせて、研究資金の有無の妥当性も確認する)

〈参考文献〉
1) Ali, N., May, S., Grafton, K. A systematic review of grounded theory studies in physiotherapy. Physiotherapy Theory and Practice, 1-31, 2018.
2) Achora, S., Matua, G.A. Essential methodological considerations when using grounded theory. Nurse Researcher, 23(6), 31, 2016.
3) Cooney, A. Rigour and grounded theory. Nurse Researcher, 18(4), 17-22, 2011.
4) Cypress, B.S. Rigor or reliability and validity in qualitative research: perspectives, strategies, reconceptualization, and recommendations. Dimensions of Critical Care Nursing, 36(4), 253-263, 2017.

★チェックシートについてわかりにくいところがある場合、本書に例を挙げて詳しく説明していますのでぜひ参考にしてください。

note

● 改訂版・研究手法別のチェックシートで学ぶ よくわかる看護研究論文のクリティーク [jnapcdc.com/cq]

●質的研究（現象学）のクリティーク・チェックシート（2020.6.1改訂）

抄読する論文の掲載誌名：　　　　　　　　　　（IF：　　　／ 雑誌のランキング：　　　）

抄読する論文の被引用回数：

発表者氏名：

発表日：

抄読する理由：

	チェック項目	チェック （○△×）	チェックの根拠 （記載の箇所を示すだけではNG）
タイトル	タイトルは研究のカギとなる研究テーマや研究方法論／研究デザイン（現象学的研究）を示しているか		
抄録	雑誌の投稿規定に沿って、研究の要約が簡潔に記載されているか		
序論	文献レビューは十分に行われているか。このトピックについて、既に知られていることは何か（先行研究で分かっていること、まだわかっていないこと）について記載されているか		
	リサーチクエスチョンは先行研究を発展させた内容であるか		
	研究の必要性が明確に記述されているか		
	生きられた経験を明らかにするという現象学の基本に沿ったリサーチクエスチョンが明確に述べられているか		
目的	対象がその現象をどのように経験し意味づけしているのか深い理解を目的としているかについて記載されているか		
方法　研究デザイン	現象学は研究目的にふさわしいものか		
	どの哲学者による現象学の考えを選択したか適切な説明がある（フッサール、ハイデッガー、メルロ・ポンティなど）		
	どの研究者による現象学的研究アプローチを選択したのか、どのような根拠で選択したのかの記述されているか（van Manen, Giorgi, Colazzi など）		

	項目		
	本研究で使用した現象学、及び現象学的研究アプローチの適切な引用文献が記述されているか		
サンプリング	目的に沿った適切な対象者を選択しているか		
データ収集方法	主要データはグループインタビューや観察ではなく、個別インタビューにより収集されたか		
	体験についての語りを促進するため、オープンエンドクエスチョンや自由会話、In-depthインタビュー方法などが用いられたか		
	データ（分析も含む）の信用可能性（credibility）の検証方法を記述しているか（例：トライアンギュレーションやメンバー・チェック、ピア・デブリーフィングなど）		
	データ収集の手順は明確に記述されているか（例逐語録を作成し）		
	研究目的に合った十分な量のデータが収集されたと判断できる記述があるか（例：対象者数、インタビューの時間・回数など）		
データ分析	選択した現象学的研究アプローチに基づく分析方法が説明されているか		
	※フッサールを選択した場合は現象学的還元を考慮したか、ハイデッガーやガダマーなどフッサール以外の現象学を選択した場合は、研究者の存在が研究に及ぼす影響を理解し分析したかについて記載されているか		
	データ分析は選択した現象学的研究アプローチに沿って適切に行われたと判断できる記述があるか		
倫理的配慮	対象者に対する研究の説明は適切に行われたか		
	対象者の同意を得ているか		
	倫理委員会の承認を受けているか		

結果	結果の解釈に必要な対象者の特性が記述されているか
	データ収集に関する結果が記述されているか（例：インタビュー時間や回数、人数など）
	分析結果は抽出したサブテーマ、テーマを軸に詳細で明確に記述されているか
	データは表面的な記述の集合体ではなく、十分な解釈がなされたか（フッサールではエッセンス）
	研究結果は研究目的と合致しているか
	オリジナルデータからの引用は適切で十分な量が含まれているか
	引用したオリジナルデータは関連するサブテーマやテーマを支えていると判断できるか
	予想に反した／矛盾したデータも考慮したテーマが導き出されたか
考察	データ、分析、結論のつながりは明確であるか
	主な研究結果は先行研究を背景に説明されているか
	研究結果の転用可能性について記述されているか
	研究の限界やさらなる研究の必要性について記述されているか
引用文献	その研究分野における重要で専門的な情報が網羅されているか
	先行文献は適切に文中に提示または引用されているか
資金提供者	研究助成などの資金源を記述しており、利益相反の恐れはないか（研究内容に照らし合わせて、研究資金の有無の妥当性も確認する）

〈参考文献〉
1) Cypress, B.S. Rigor or reliability and validity in qualitative research: perspectives, strategies, reconceptualization, and recommendations. Dimensions of Critical Care Nursing, 36(4), 253-263, 2017.

2) Errasti-Ibarrondo, B., Jordan, J.A., Diez-Del-Corral, M.P., et al. Conducting phenomenological research: rationalizing the methods and rigour of the phenomenology of practice. Journal of Advanced Nursing, 74(7), 1723-1734, 2018.

3) McConnell-Henry, T., Chapman, Y., Francis, K. Member checking and Heideggerian phenomenology: a redundant component. Nurse Researcher, 18(2), 28-37. 2011.

4) Pringle, J., Drummond, J., McLafferty, E., et al. Interpretative phenomenological analysis: a discussion and critique. Nurse Researcher, 18(3), 20-4, 2011.

5) Pereira, H.R. Rigour in phenomenological research: reflections of a novice nurse researcher. Nurse Researcher, 19(3), 16-9, 2012.

★チェックシートについてわかりにくいところがある場合は、本書に例を挙げて詳しく説明していますのでぜひ参考にしてください。

note

● 改訂版・研究手法別のチェックシートで学ぶ　よくわかる看護研究論文のクリティーク [jnapcdc.com/cq] ●

●尺度開発研究のクリティーク・チェックシート (2020.6.1改訂)

(IF：　　　／雑誌のランキング：　　　)

抄読する論文の掲載誌名：

抄読する論文の被引用回数：

発表者氏名：

発表日：

抄読する理由：

		チェック項目	チェック(○△×)	チェックの根拠(記載の箇所を示すだけではNG)
タイトル		タイトルは本文の内容を適切に表しているか		
抄録		雑誌の投稿規定に沿って、研究の要約が簡潔に記載されているか		
序論	背景	新しい尺度の必要性が先行研究の限界とともに述べられているか		
	目的	下記の3つを含めた目的が明確に述べられているか 1) 測定するものの名前と尺度のバージョン 2) 対象集団 3) 関心のある測定の特性		
方法	患者立脚型アウトカム測定(PROMs*)	測定する構造の明確な説明をしているか		
		患者立脚型のアウトカム測定(PROMs*)が開発された対象集団の説明を含む、対象者のアウトカム測定の開発プロセスの明確な説明があるか		
		構成概念の元になっているものは明確でなければならない：使用する理論、概念、概念枠組みまたは疾患モデルを提供するか、測定する構成概念を定義するための明確な根拠があるか		
		患者立脚型のアウトカム測定の構造およびそのスコアリングに関する説明の手順が明確か		
		翻訳版の尺度開発の場合： 1) 原版の開発者への翻訳版の開発の許可を得ているか		

	対象者	2)原版から翻訳版が作成される翻訳のプロセス(逆翻訳を含む)が明確にされているか
		使用状況(使用用途:研究用・実践用など)、使用の場所(病院または自宅など)の明確な説明があるか
		患者を選択するための、病状および年齢、性別、言語または国、設定などの特性の観点からの内外の基準の明確な説明があるか
		研究対象の患者を選択するために使用される研究デザインの明確な説明があるか(例:利便性・連続またはランダム)
		標本として抽出された者が、年齢、性別、重要な疾患の特性(例:重症度・状態・期間)に関して対象のアウトカム測定が使用される対象集団を示しているかどうかを説明しているか
	妥当性	以下の妥当性が検討されているか ・内容妥当性 ・構成概念妥当性 ・異文化間の妥当性/測定の不変性 ・基準関連妥当性
	信頼性	以下の信頼性が検討されているか ・内的整合性 ・信頼性 ・測定誤差
	反応性	以下の反応性(測定された構造の経時的な変化を検出する測定結果の機能)が検討されているか ・反応性
	統計学的手法	統計学的手法は目的に沿って適切であるか
倫理的配慮		倫理的配慮は記載されているか

結果	対象者	研究対象者の選定から、分析するまでの各段階で参加者の人数を示しているか		
	データの記述	参加者の特徴（例：人口統計学的特徴や臨床的特徴など）や主な変数に関して、表などで適切に記載しているか		
	図表	各妥当性、信頼性の検証の結果を記述しているか		
		図表が適切に用いられているか、文章と表の数字は一致しているか		
考察	結果の要約	開発された尺度の総合的な評価について述べられているか		
	結果の解釈	研究目的、その他の関連するエビデンスを考慮し、慎重で総合的な結果の解釈を記載しているか		
		結果から他の解釈を考慮し、反論しているか		
	限界	潜在的なバイアスの問題を考慮し、研究の限界を議論しているか		
	実践への示唆	開発された尺度の活用について適切に述べられているか		
研究資金について		研究助成などの資金源を記述しており、利益相反の恐れはないか（研究内容に照らし合わせて、研究資金の有無の妥当性を確認する）		
		現在の研究のもとになっている大規模研究がある場合、研究資金のところに記載しているか		

Mokkink, LB, et al. COSMIN study design checklist for patient-reported outcome measurement instruments version July 2019. (https://www.cosmin.nl/wp-content/uploads/COSMIN-study-designing-checklist_final.pdf）より内容を適宜抜粋。

★PROMs：patient-reported outcome measures といって、本書では「患者立脚型アウトカムの測定」としている。患者報告アウトカムと訳していることもあるが、患者の状態を患者視点で測定するということを示しているためこのように訳している。基本的に患者を対象として（看護）介入を行い、その介入のアウトカムを患者の視点で測定し、その結果をもとにさらなる研究を計画する。これらのアウトカム評価は患者や研究者や臨床家、関係者が扱う。

★チェックシートについてわかりにくいところがある場合は、本書に例を挙げて詳しく説明していますのでぜひ参考にしてください。

note

● 改訂版・研究手法別のチェックシートで学ぶ よくわかる看護研究論文のクリティーク [jnapcdc.com/cq] ●

●レビューのクリティーク・チェックシート（2020.6.1改訂）

(IF：　　　　　　／雑誌のランキング：　　　　　)

抄読する論文の掲載誌名：

抄読する論文の被引用回数：

発表者氏名：

発表日：

抄読する理由：

	チェック項目	チェック（○△×）	チェックの根拠
タイトル	レビューの内容を示したタイトルとなっているか		
抄録	レビューの種類が明確に記載されているか（※特にシステマティック・レビュー：SR やメタ分析の場合は明記されているか）		
	雑誌の投稿規定に沿って、研究の要約が簡潔に記載されているか		
序論	このトピックについて、既に知られていることは何か（先行研究でわかっていること、まだわかっていないこと）について記載されているか		
	このレビューの必要性が記載されているか		
	レビューの目的を明確に示せているか（※SRの場合は、さらに対象者、介入、比較対照、アウトカム、研究デザインが明確に特定されているか）		
方法	レビュー対象論文の選定基準が記載されているか（研究デザインや言語など）		
	レビュー対象論文を検索するためのソース（CINAHL, MEDLINE, 医中誌などのデータベース、その他レビュー対象論文を同定した方法）が記載されているか		
	検索データソースから具体的にどのように検索したのかが記載されているか（使用したシソーラスやキーワード、絞りこみ方法など）		
	レビュー対象論文の選定プロセスが記載されているか（※SRはこのプロセスが非常に重要である）		

項目	チェック内容		
	※SRではレビュー対象論文で取り扱われている変数のリスト、定義、および前提やその前提を単純化したものが記載されているか		
	各レビュー対象論文の結果の統合方法が記載されているか（※SRの場合、論文結果を要約している主要な測定結果や統合した方法が記載されているか）		
	累積したレビュー対象論文間における、統合した結果に影響を与えるバイアス（公表バイアスや選択バイアスなど）のリスクの評価について記述しているか注）		
結果	選定された論文の数や除外した論文の数、理由が記載されているか（※SRではフロー図で明確に除外や選定された論文の数や論文内容の記述が必要である）		
	選定された論文の特徴が簡単に記載されているか		
	選定された論文間のバイアスのリスクの評価についての結果が記載されているか		
	レビューのメインとなる結果が簡単に要約されているか		
考察	研究デザイン、アウトカムレベル（バイアスのリスクなど）、およびレビューのレベルにおける限界（論文検索の限界や公表バイアスなど）が記載されているか		
	レビューによる結果（特にSRの場合）が、実践（政策、教育、臨床など）にどのように活用されるべきかについて記載されているか		
	レビューの結果の総合的な解釈や今後に必要な研究について記載されているか		
資金提供者	研究助成などの資金源を記述しており、利益相反の恐れはないか（研究内容に照らし合わせて、研究資金の有無の妥当性も確認する）		
	現在の研究のもとになっている大規模研究がある場合、資金のところに記載しているか		

※はSR（システマティックレビュー）に特有のもの／注）バイアスについては「第Ⅳ章／3．クリティークの活用 ③介入研究」、および「第Ⅲ章／3．研究手法ごとのクリティーク ②量的研究」を参照／Moher, D., Liberati, A., Tetzlaff, J., Altman, D.G.; The PRISMA Group. Preferred reporting items for systematic reviews and meta-analyses: the PRISMA statement. PLoS Medicine, 6(6), 2009. をもとに作成。
★チェックシートについてわかりにくいところがある場合は、本書に例を挙げて詳しく説明していますので、ぜひ参考にしてください。

●改訂版・研究手法別のチェックシートで学ぶ『よくわかる看護研究論文のクリティーク』[jnapdc.com/cq] ●

第V章

例題論文を用いたクリティークの実際

この章では実際のクリティーク事例を紹介する。質的研究以外は日本人研究者の論文で、いずれも海外の英文誌に採択されたものを本人にクリティークしてもらった。例えば、小児科の看護師だった著者が臨床での実践に疑問を抱きシステマティックレビューを実施するに至ったものなど、研究内容自体が読者のテーマや方法検討の参考になるだろう。また、本書で紹介しきれないものを特設サイト(jnapcdc.com/cq)で公開しているのでぜひ参考にしてほしい。注意したいのは、チェックシートに○△×を記入するだけで、クリティークできたような気になってはいけないことだ。評価の判断がしっかりと根拠に基づいており、説得力あるものになっているかどうか振り返ってみよう。それには、抄読会などグループで話し合いをしてみるのが一番よい学習方法である。

1. 事例研究

〈クリティーク対象論文〉

「Assessment and care of visuospatial disorientation in a mixed dementia patient: A case study using objective measurements」(混合型認知症患者における視空間認知障害の評価とケア：客観的指標を用いた事例研究)

〈掲載誌〉

Psychogeriatics, 16(4), 227-282

・雑誌のインパクトファクター：1.518

・論文の被引用回数：1回

〈発表者（主著者）／発表年〉

山田絵里／2016年

〈抄読する理由〉

筆者が大学院在籍中に初めて執筆した論文で、当時は指導の下で完成させることに必死だった。今回、チェックシートを用いてクリティークすることで、改めて論文の細部を振り返ることにより、今後の研究活動に生かしていきたいと考えた。

〈チェックシートを用いたクリティーク〉

使用シート：ケーススタディ（p.250）

	チェック項目	チェック (○△×)	チェックの理由 (記載箇所を示すだけではNG)
タイトル	論文の内容を示したタイトルとなっているか	○	タイトル中には、ケーススタディであること、対象者が視空間認知障害のある混合型認知症患者であること、客観的指標を用いた評価とケアを行ったことが示され、内容を概ね網羅している。介入の内容やアウトカムに関する記載がないため、若干、具体性に欠ける印象を受けるが、字数制限内(40 words)では難しいと考えられる。
抄録	全文の内容を簡潔に要約できているか	○	本研究論文全体の内容を要約していた。事例の紹介、研究方法、介入内容と介入前後の変化についても言及されており、今回の研究で明らかとなった結果から臨床への示唆を述べることができている。
	雑誌の投稿規定に沿って、事例研究の目的や事例の特徴が明記されているか	△	研究の目的という形式で明記されていないが、客観的指標を用いた介入の評価の意義について記載されている。また、投稿規定に沿った文字数の制限内で、事例の特徴がわかりやすく記載されている(2020年2月5日に改変された投稿規定では、ケースレポートには抄録の作成が課されていない)。
背景	事例を紹介する必要性について記載されているか	○	視空間認知障害に関する先行研究は症例報告が多くみられるものの、コミュニケーションに問題のない患者を対象としていた。しかし、本研究では重度の認知症で精神発達遅滞のある患者を対象としており、先行研究では報告されていない事例であることが記載されている。
	リサーチクエスチョン、もしくは目的を明確に示せているか	△	研究の目的という形式で明記されているわけではないが、患者の残存機能を簡便な方法で評価すること、客観的指標を用いて徘徊や睡眠障害に対する介入を評価することといった目的につながる記載が

			確認される。記載方法については、少し工夫してもよいのかもしれない。
	投稿する雑誌の読者を想定して記述しているか	○	「Psycogeriatrics」は日本老年精神医学会の機関誌であり、読者に老年精神医学を専門とする医師が多く、看護、心理、福祉分野の専門家も含まれる。混合型認知症患者を対象とした本研究は、患者の病態から日常のケアとその評価までを報告しており、網羅的に読者を想定した記述になっていると言える。
方法	前向き、後ろ向きなどデータ収集方法を記述しているか	○	IC タグモニタリングシステムとアクチウォッチを用いて歩行距離や滞在場所、睡眠時間を測定し、看護記録とともに評価した。そのため、研究デザインとしては1症例に対する後ろ向きのケーススタディであったことがわかる。
	看護ケアの評価の場合、今回新たに実施したケアの内容を時系列に具体的に示しているか	○	Figure 3 にて、患者の抱える問題や内服薬、1日の歩行距離の変化、介入を行ったタイミングについて全体像が示されている。加えて、本文中にもいつ、どのような介入を行ったかについて具体的な記述がある。
	研究目的に沿って、用いた診断基準や介入方法を具体的に記述できているか	○	事例の紹介においては MMSE（本事例では測定不可）や CDR に関する記載されており、CT 画像の読影結果、脳波について診断基準が明記されている。介入方法に関しても、何時にどのような環境下で実施されたものなのかが具体的に記述されている。
事例紹介	医学的・社会的背景や家族背景、年齢、性別、職業など必要に応じて詳細な記述があるか	○	入院に至った経緯や自宅での生活状況に加え、家族背景、性別、職業についても詳細に記述されている。
	診断名、合併症、治療内容（薬剤）、検査データ記述されているか（治療内容や検査データは、時系列に変化を示せてい	○	CASE PRESENTATION の中で、診断名、合併症、治療内容（薬剤）、必要な検査データについて記載されている。時系

	るか）		列変化については、Figure 3 で図示されている。
	研究目的に沿わない不必要な情報はないか	○	特になし。
倫理的配慮	研究についての倫理委員会の承認を得ているか	△	研究者の所属組織、および研究施設での倫理委員会で承認を得て実施しているが、本文中に記載がない。
	（大きな研究の一部である場合）事例発表に関しての患者または意思決定代理人の同意を得ているか	△	意思決定代理人の同意を得ているが、本文中に記載がない。
結果（経過）	経過を介入前から時系列に示せているか	○	入院に至った経緯から入院中の状況について、本文中および Figure 3 において、介入前から時系列で示すことができている。
	看護ケアの評価の場合、患者の経過とアセスメントを具体的に示しているか	○	患者の経過とアセスメントについて、本文中に介入内容毎に具体的に記述されている。同時に、評価に用いた IC タグやアクチウォッチの結果についても図表や具体的な数値を含めて記述することができている。
	評価手法は明確に示せているか	○	それぞれの介入において、何を基準にどのように評価したのかについて具体的に記述されており、対象となる患者の状況にはよるものの再現性が高いものと考えられる。
	図表や写真を用いて視覚的にアピールし、効果的に使用できているか	○	時系列の変化を一目でわかるようにまとめられていることに加え、視空間認知障害と視力障害のある患者に対して効果的であった色の工夫についても、カラー写真を用いてわかりやすく示すことができている。
	図表と文章との重複や相違がないか	△	図表と文章との相違はないが、内服薬の種類や内容の変更に関しては、時系列に図示したものと、文章で説明した内容が重複している部分がみ

			られる。
考察	事例のユニークさや独自性は示せているか	○	コミュニケーション能力や認知能力に重度の障害がある患者の残存機能を評価する際のちょっとした工夫や介入を行う際の観察の視点について、看護師の細やかな気づきが効果的な介入につながり、その効果を客観的指標を用いて評価することができた一例として、独自性が示されていると考えられる。
	事例の状況を多様な側面から解釈し、説明できているか	○	混合型認知症、視空間認知障害、コミュニケーションや認知機能、視力障害を持つ患者の状況について、実施したさまざまな介入の評価をもとに多様な側面から解釈し、説明することができている。
	他の同様のケーススタディ（先行研究）との比較はあるか	○	先行研究を引用して、比較することができている。
	研究結果の一般化はできないが、結果を無理に一般化する考察となっていないか	○	患者の残存機能に焦点を当ててアセスメントすることの大切さや客観的指標を用いて介入の評価を行うことの重要性について言及されているが、無理に一般化する考察になっているとは考えられない。
	研究の限界について記述できているか	○	睡眠時間に関して、アクチウォッチで得られた情報からは睡眠時間が有意に増加したとはいえず、これは睡眠時間のモニタリング期間が短かったことが考えられる、と記載されている。
臨床への示唆	臨床で活用できる示唆が述べられているか	△	一般化できるものではないが、同じような問題を抱える患者に対してケアを考える際に活用できる内容が記載されている。ICタグモニタリングシステムの開発についていくつかの論文が引用されていた[1-3]が、臨床で活用するための具体的な方略に関する考察は十分にできていなかった。

| 引用文献 | 関連のある先行研究が使用されているか | ◯ | 投稿規定に沿った方法で、適切な先行研究が記載されている。 |
| 資金提供者 | 研究助成などの資金源を記述しており、利益相反の恐れはないか | ◯ | ACKNOWLEDGMENTS の中で、研究助成の資金源に関する記述があり、利益相反の恐れはない。 |

〈概要と総評〉

　視空間認知障害のある混合型認知症患者に対する残存機能のアセスメントと徘徊や睡眠障害に対するケアについて、ICタグモニタリングシステムやアクチウォッチなどの客観的指標を用いて評価した研究である。

　本研究は、これまでの先行研究とは異なり、コミュニケーション上の問題を抱えた視空間認知障害、混合型認知症による重度の認知機能障害、精神発達遅滞を合併する患者を対象とした症例報告である。多くの場合、認知症患者の徘徊や睡眠障害に対する薬物療法や看護ケアなどの介入の評価については、患者自身から情報を得ることが難しく、看護師やスタッフによる観察に基づいて実施される。しかし本研究では、ICタグモニタリングシステムやアクチウォッチといった客観的指標を用いることで、徘徊の距離や睡眠時間の変化を知り、それを看護師の観察記録を併せて評価することができた。このことから、より信頼性のある適切な介入とその評価が行われることが示された。また、患者の残存機能を評価する際には看護師の細やかな観察力が活かされており、看護の力と客観的指標をうまく組み合わせることで、科学的根拠に基づいた看護実践の構築に繋がっていくことが期待される。

〈評者の感想〉

　6年前に初めて筆者が執筆した研究論文を読み返すことで、データに真摯に向き合うこと、その先にある患者や看護師の思いを考えることの大切さ、そして研究を論文として形にすることの難しさについて、改めて考え

直す機会となった。

　チェックシートを用いて論文をクリティークすることは、執筆中には気づかなかった視点を見いだすことができ、改善点を今後の論文執筆につなげることができると感じた。また、論文を読む際の注目すべき視点が明らかとなり、スムーズな内容理解につながることも考えられるため、このチェックシートはいろいろな場面で活用することができるだろう。

（山田絵里）

Column　抄読会成功の秘訣は「コメント必須」

　「他にないですか？　Aさんは？」私たちの文献抄読会でファシリテータがよく言う言葉である。これを受けた参加者は積極的にコメントをする、というのが今では当たり前の風景だ。しかし以前はこうではなかった。沈黙だけが続き、学部生の講義のごとく当てられないよう視線を逸らすといった光景がそこにはあった。

　これではいけないと思い、わからないことでも単なる感想でもよいので「絶対にコメントする」ことを義務づけた。指導教員も一緒に机を囲むので学生の緊張度は高まっている。教員やファシリテータはそれがどんなに基本的な内容でも批判したりせず、受け入れる雰囲気をつくるよう努めた。そのうちにこのルールは定着し、今では学生はみんな何か言わないと参加した気にならないらしい。

　クリティークは最初から理路整然とできるものではない。特に修士や学部生なら当然である。気の利いたことを言おうと思ってはいけない。本当はよくわからないのに、わかったふりをして周りに合わせたりしてもいけない。クリティークする時に最も大切なことは、その論文に興味を持つということだ。そして自分がわからないところに対して素直になることだ。自分だけだと思っている気持ちを抄読会で言葉にすると、意外にみんな同じことを考えていたりする。アウトプットが大事で、それがなければいくら考えていたとしても、考えていないことと一緒なのである。

2. 郵送調査

〈クリティーク対象論文〉

「Preparedness for protecting the health of community-dwelling vulnerable elderly people in eastern and western Japan in the event of natural disasters」（東日本と西日本の在宅虚弱高齢者における自然災害時の健康管理の備え）

〈掲載誌〉

Journal of Community Health Nursing, 33(2), 107-116
・雑誌のインパクトファクター：0.333
・論文の被引用回数：4回

〈発表者（主著者）／発表年〉

塚崎恵子／2016年

〈抄読する理由〉

　投稿前に何度も推敲し、自分ではこれがベストの内容であると自信をもって投稿した論文であるが、時期をおいて改めてクリティークすることで欠点に気づき、論文作成能力を向上したかった。また、本研究テーマの課題を振り返ることで今後の研究の発展を計画したかった。

〈チェックシートを用いたクリティーク〉

　使用シート：観察研究（p.252）

		チェック項目	チェック (○△×)	チェックの理由 （記載箇所を示すだけでは NG）
タイトル		タイトルは本文の内容を適切に表しているか	△	本研究は、東日本大震災以降の在宅虚弱高齢者の備えの課題を明らかにすることを目的としたものである。東日本、自然災害、備え、在宅虚弱高齢者というキーワードが入っており、研究の意義と狙いが明らかである。しかし、研究方法が不明確であり、郵送法による横断調査であることを追記したほうがよい。
抄録		雑誌の投稿規定に沿って、研究の要約が簡潔に記載されているか	×	150words の字数制限のため詳細は記載できないが、東日本と西日本で異なる実態と課題があることを予測して比較した研究である。結果的に共通の課題が多かったが、一部異なった実態も示されたことがわかるように加筆する必要があった。
序論	背景	適切な文献を引用し、この研究テーマについて、すでに明らかにされていること、先行研究の限界について記載されているか	○	自然災害が多発している国内外において、在宅虚弱高齢者の備えが重要であることと、日本では介護予防プランは制度化されているが、災害時の健康管理の備えは個人の考えに負うところが大きいという問題を提起している。そして、東日本大震災以降の先行研究は限られた対象の報告であることと、地域包括支援センターが災害時の支援活動に貢献する可能性について先行研究を引用して論じている。
		上記に基づき、この研究の必要性が述べられているか	○	全国の課題を明らかにして、災害時の健康管理の備えの制度化やシステム化を図っていくための研究が必要であることが述べられている。
	目的	先行研究を踏まえて、研究の具体的な目的を明記しているか	○	東日本大震災以降の限られた地域や施設の備えに関する先行研究の結果を踏まえて、全国の在宅虚弱高齢者の自然災害の備えと支援を明らかにすることを明記している。

方法	研究デザイン	研究デザインが研究目的に沿ったものであるか	○	国内の実態を明らかにするため、全国の地域包括支援センターに郵送法による質問紙調査を行ったことは研究目的に沿っている。
	研究場所	研究場所が明確に記載されているか	○	地域包括支援センターの概要が明確に記載されている。
	研究期間	研究に関連した日付を明記しているか（危険因子への曝露が疑われた時期や、疾患の発生時期、追跡の開始と終了の時期など）	○	
	対象者	**コホート研究**：研究対象者の選定基準・除外基準・選定方法・追跡方法について記述しているか	非該当	
		症例対照研究：研究対象者（症例群、対照群それぞれ）の選定基準・除外基準・選定方法について記述しているか	非該当	
		横断研究：研究対象者の選定基準・除外基準・選定方法について記述しているか	×	対象施設を抽出する際、サテライトを除外したことを記述していない。
	変数	従属変数・独立変数（危険因子も含む）の定義をしているか。潜在的な交絡因子を明確に定義しているか	△	被災経験と今後の災害に対する危機感が異なる東日本と西日本において、備えの相違を明らかにすることが目的であり、対象施設の設置主体や要支援高齢者数などの交絡因子についても調査を行っている。しかし、以上の定義について明確に記載していない。
	データソース／測定方法	関連する各変数に対して、データの情報源（医療記録など）、測定・評価方法の詳細を記述しているか	○	詳細に記述している。
		2つ以上の群がある場合は、測定方法の比較可能性について明記している	○	47都道府県を東日本と西日本の2地域に分けて、備えの相違を χ^2 検定で比較したことを明記している。
	標本数	研究の対象者数がどのように決められたかを説明しているか		東日本と西日本それぞれの施設数、回収率、検出力と効果量

			×	を考慮して、調査協力を依頼する対象施設数を決めたことを明記すべきである。
	バイアス（偏り）	バイアス（偏り）を最小限にする方法があればすべて示しているか。例）横断研究：サンプリングバイアス（標本は無作為に選ばれたか）、症例対照研究：情報バイアス、コホート研究：参加バイアス（研究に参加した人と、しなかった人）	○	全国の実態を明らかにするため、県別層化無作為抽出したことが記載してある。
	統計学的手法	統計学的手法は研究デザイン、目的に沿って適切であるか	△	今回は東日本と西日本間の実態を単変量解析で比較し、2地域の相違を分析した。さらに、多変量解析により他の要因間の関係も含めて分析し、地域による影響を分析することが望ましい。
		交絡の調整方法が明記されているか	×	交絡因子についても比較したことが明記されていない。
倫理的配慮		倫理的配慮は記載されているか	○	
結果	対象者	研究対象者の選定から、分析するまでの各段階で参加者の人数を示しているか	△	東日本と西日本それぞれの回収率が記載してあるが、有効回答率は示されていない。
		研究対象者の選定から、分析するまでの各段階での研究不参加（脱落者など）の理由を記述しているか	△	回答があった施設のうち、一部の項目が未回答の施設も分析対象にしたことを記述していない。
		コホート研究では、フローチャートを用いて記述しているか（記載されているほうがよい）	非該当	
	データの記述	参加者の特徴（例：人口統計学的特徴や臨床的特徴など）や主な変数に関して、表などで適切に記載しているか	○	施設の概要、管轄地域や担当の要支援高齢者の特徴、交絡因子、従属変数、独立変数に関して記載している。
		各変数について欠損値を記述しているか	△	各変数の総数は記述してあるので欠損値は算出できるが、欠損値としては明記されていない。
		コホート研究では、追跡期間を平均および合計で要約しているか	非該当	

	アウトカム（評価指標）	主要変数の記述統計と統計学的分析を、適切に記述しているか	○	表と文中のどちらかに記述、および重要な結果は両者に適切に記述している。
	図表	図表が適切に用いられているか。文章と表の数字は一致しているか	○	重要な結果を表に示している。
考察	結果の要約	研究目的に関する主要な結果を要約しているか	○	東日本と西日本の災害の備えの特徴、管轄地域の災害支援体制と災害情報管理の現状と課題、高齢者の防災の自助力と地域住民の共助力の主要な結果を要約している。
	結果の解釈	目的、先行研究の結果、その他の関連するエビデンスを考慮し、慎重で総合的な結果の解釈を記載しているか	○	目的に沿った主要な結果について、国内外の先行研究の結果と比較しながら結果を解釈している。
		本研究で得られた新たな知見に対し、文献を用いて結果を支持する根拠を提示しているか。結果を支持しない解釈についても検討し、反論しているか	△	西日本の備えの課題について、東日本との比較、および先行研究の結果と比べて検討している。しかし、東日本でも不十分な点が示されたことと、2地域で同じ課題が示された点に関する検討が少ない。
	限界	潜在的なバイアス（偏り）や交絡の問題を考慮し、研究の限界を議論しているか	×	地域包括支援センターを調査対象としたことは、管轄地域全体の虚弱高齢者の健康に関する情報を最も把握して関連機関の連携の中核であることと、災害時に支援の拠点になり得ることも検討する目的があり、調査対象にしたことは適切である。しかし、実態が「わからない」と回答した施設もあることから、高齢者本人や地域の実態と相違があり得ることも議論すべきである。
	一般化可能性（外的妥当性）	研究結果を一般化できる可能性について議論しているか（他の対象者や場所などにどれだけ応用できるかという可能性）	△	回収率が20.5%と少なく、3県の実態が不明であることは明記してある。加えて、回答施設は災害の備えに関心が高い施設に偏っていることが予想され、国内全体の備えは本結果より低い可能性があることも明記したほうがよい。

	実践への示唆	結果が実践（政策、教育、臨床など）にどのように活用されるべきかについて記載されているか	○	地域包括支援センターが虚弱高齢者の災害時の健康管理の支援にも重要な役割を担える可能性があることと、そのための国の制度化やシステム化などの方略が必要であることを示唆している。
研究資金について		研究助成などの資金源を記述しており、利益相反の恐れはないか（研究内容に照らし合わせて、研究資金の有無の妥当性も確認する）	△	本研究は科学研究費で実施したことは記載してあるが、利益相反の恐れがないことも明記したほうがよい。
		現在の研究のもとになっている大規模研究がある場合、研究資金のところに記載しているか	非該当	

〈概要と総評〉

　在宅で生活している虚弱高齢者の自然災害時の健康管理に必要な備えを明らかにするため、国内全域の地域包括支援センターに郵送法による質問紙調査を行った。そして、被災体験や災害状況が異なる東日本と西日本の相違を比較して、日本全域の備えの課題を検討した研究である。

　本研究は、以下の2点において貢献していると考える。

1) 今回調査対象とした地域包括支援センターは、管轄地域全体の虚弱高齢者の健康に関する本人、家族、地域住民、医療・保健・介護などの関連機関の情報を最も把握している。今回、44都道府県の地域包括支援センターから調査協力を得ることができ、全国の虚弱高齢者における災害時の健康管理の備えの実態と課題を示すことができた。

2) 地域包括支援センターは、地域で生活している虚弱高齢者の毎日の生活と健康を支援するさまざまな関連機関の連携の中核を担っている。本研究結果より、さらに災害時に援護を必要とする虚弱高齢者の支援の拠点となり得る可能性を示した。

〈評者の感想〉

　東日本大震災で被災した方たちへの支援と復興に、多くの人たちが尽力している姿を見て、自分も少しでも役に立ちたいと思い取り組んだ研究だった。地域包括支援センターの皆様からの一つひとつの回答に重みを感じ、自由記載欄には被災時のたいへんなご苦労や、新たな災害の危険と対策についての考えや思いを詳細に記載していただいた。

　調査させていただいた者として、分析結果を国内外に広く発信していく責任を感じた研究であった。そのため、研究当初から東日本と西日本の備えに相違があり、両者の特徴と課題を明らかにしたいと考え、2群間で比較した。

　しかし今回クリティークした結果、そもそも地域差があるのか、他の要因との関係も含めて分析する必要があることに気づいた。また、タイトル・要約の不備、対象の除外基準・標本数設定の根拠・交絡因子の調整方法の未記入、結果の限界と一般化に関する考察が不足していたことを学んだ。

（塚崎恵子）

3. 尺度を用いた測定

〈クリティーク対象論文〉

「Prevalence of incontinence among cognitively impaired older residents in long-term care facilities in East Asia: A cross-sectional study」(東アジアの介護施設に入所している認知機能障害がある高齢者における失禁の有病率：横断的研究)

〈掲載誌〉

Geriatrics and Gerontology International, 19(5), 444-450

・雑誌のインパクトファクター：2.118
・論文の被引用回数：2回

〈発表者（主著者）／発表日〉

樋上容子／2019年

〈抄読する理由〉

　用いた尺度が主として失禁をとらえる目的で測定されたものでなく、失禁の頻度が得られないという限界があった。また各国で用いられている翻訳版の尺度は、スコア付けなどが微妙に異なっているという衝撃的な事実にも対峙した。加えて、国際研究のため不足しているデータを後から収集できないという状況があった。そのため、これまで経験したことのない限界に出会いながらも、引用文献を丁寧に読み深めることで、なんとか形にできた思い入れのある論文である。振り返ることで論文執筆の学びを深め

たいと考えた。

〈チェックシートを用いたクリティーク〉
　使用シート：観察研究（p.252）

		チェック項目	チェック （○△×）	チェックの理由 （記載箇所を示すだけでは NG）
タイトル		タイトルは本文の内容を適切に表しているか	○	タイトルに a cross-sectional study と記載があり、研究デザインを示しているとともに、研究場所や調査対象者、調査内容を示すことができていた。
抄録		雑誌の投稿規定に沿って、研究の要約が簡潔に記載されているか	○	投稿規定の字数制限は 250 words であり、その中で項目に沿って必要な内容が記載されていた。
序論	背景	適切な文献を引用し、この研究テーマについて、すでに明らかにされていること、先行研究の限界について記載されているか	○	文献レビューに基づき、研究背景について概念図（図 1）を用いて認知機能障害のある者の失禁の種類や関連要因について説明されていた。そのうえで、先行研究ではそれぞれに認知機能障害のある者の失禁の有病率には差があったが、それは失禁の定義やアセスメントの方法が標準化されていなかったためである、という研究の限界が記載されていた。
		上記に基づき、この研究の必要性が述べられているか	○	本研究の必要性について、「失禁は認知機能障害のある者だけでなく、介護負担をもたらし、転倒・転落に関連した事故にも繋がり医療安全の問題に関連する。今後数年間で、東アジア諸国は医療・介護従事者の不足に直面する可能性が高い為、失禁を予防することは施設入所や医療・介護者の燃え尽きを防ぐために重要である」、「我々の知る限りでは、東アジア諸国の認知機能障害のある施設入所者の失禁の有

				病率を調べた体系的な調査はない」と記載されており、そのために実態調査が必要であることが記載されていた。
	目的	先行研究を踏まえて、研究の具体的な目的を明記しているか	○	背景の最後のセンテンスに記載されていた。
方法	研究デザイン	研究デザインが研究目的に沿ったものであるか	△	本研究は、東アジア諸国における認知機能障害がある者の行動・心理的症状の種類や有病率を調査するために日本・韓国・中国・台湾・タイを含む東アジアの7つの調査場所で行われた国際共同研究プロジェクトの1部であった。そして、本研究は、この国際共同研究のセカンダリーアナリシスであり、失禁の有病率の判定にBarthel Indexを用いた。しかしながら、Barthel Indexでは失禁の頻度が調査できないため、結果のさらなる解釈には限界があったが、この点については、研究の限界の項目に記載されていた。
	研究場所	研究場所が明確に記載されているか	○	字数制限があるため詳細はデータ収集の方法は先に出版された本プロジェクトの研究を引用した。近年、投稿規定により論文の字数制限が厳しくなっており、大規模研究プロジェクトではまずプロトコル論文が発行され、それを引用する手法がよく用いられている。詳細は引用文献を用いながらも、本研究の結果の解釈に必要であると考えられた情報は、settingの項目に記載されていた。
	研究期間	研究に関連した日付を明記しているか（危険因子への曝露が疑われた時期や、疾患の発生時期、追跡の開始と終了の時期など）	△	開始月から終了月までの記載はあるが、日付までは記載されていなかった。
	対象者	**コホート研究**：研究対象者の選定基準・除外基準・選定方法・追跡方法について記述しているか	非該当	

		症例対照研究：研究対象者（症例群、対照群それぞれ）の選定基準・除外基準・選定方法について記述しているか	非該当	
		横断研究：研究対象者の選定基準・除外基準・選定方法について記述しているか	○	国際共同研究プロジェクトの選定基準、除外基準に基づいて対象者を設定しており、詳細に記載されていた。
	変数	従属変数・独立変数（危険因子も含む）の定義をしているか。潜在的な交絡因子を明確に定義しているか	○	認知機能を評価するMini Mental State Examination、認知症重症度を評価するClinical Dementia Rrating、日常生活動作を評価するBarthel Index（BI）について記載されていた。BIのbowel function、bladder function、toilet useの3つのサブスケールは、失禁の代用尺度として使用されており、そのスコアリングについても詳細に記され、ここに失禁の定義が示されていた。
	データソース／測定方法	関連する各変数に対し、データの情報源（医療記録など）、測定・評価方法の詳細を記述しているか	×	各尺度の説明と、調査開始時に測定されたと記載されていたが、誰が測定したかについては言及されていなかった。
		2つ以上の群がある場合は、測定方法の比較可能性について明記しているか	非該当	
	標本数	研究の対象者数がどのように決められたかを説明しているか	○	サンプルサイズは各サイトで100に設定されたが、その理由として、認知症患者の行動・心理症状に関する横断調査のシステマティックレビューのサンプルサイズが平均100であったからと記載されていた。
	バイアス（偏り）	バイアス（偏り）を最小限にする方法があればすべて示しているか。例）横断研究：サンプリングバイアス（標本は無作為に選ばれたか）、症例対照研究：情報バイアス、コホート研究：参加バイアス（研究に参加した人と、しなかった人）	×	認知機能障害のある者の失禁の実態について、国際協力を得ることは難しく、コンビニエンスサンプルであった。そのため、バイアスを最小限にする方法はとれていなかった。

	統計的手法	統計学的手法は研究デザイン、目的に沿って適切であるか	○	統計手法は、分析を進める段階に沿って、1つずつ記載されていた。
		交絡の調整方法が明記されているか	×	交絡は記載されていなかった。
倫理的配慮		倫理的配慮は記載されているか	○	記述されていた。
結果	対象者	研究対象者の選定から、分析するまでの各段階で参加者の人数を示しているか	×	全対象者数と除外者数について、記載されていなかった。
		研究対象者の選定から、分析するまでの各段階での研究不参加（脱落者など）の理由を記述しているか	×	上記同様、記載されていなかった。
		コホート研究では、フローチャートを用いて記述しているか（記載されているほうがよい）	非該当	
	データの記述	参加者の特徴（例：人口統計学的特徴や臨床的特徴など）や主な変数に関して、表などで適切に記載しているか	○	研究対象者の特徴は表1を用いて記載されていた。
		各変数について欠損値を記述しているか	○	表1の認知症の診断について、4つの研究サイトにおいて大部分が認知症の病名を診断されておらず、unknown として記載されていた。
		コホート研究では、追跡期間を平均および合計で要約しているか	非該当	
	アウトカム（評価指標）	主要変数の記述統計と統計学的分析を、適切に記述しているか	△	統計解析について、10 independent variables の詳細が記載されていなかった。「表1に示した変数である年齢・性別・CDR スコア・認知症のタイプ3種類・MMSE・合併症3種類の計10変数」と詳細に記載したほうが良かった。その他の統計解析は系統立てて記載されていた。
	図表	図表が適切に用いられているか。文章と表の数字は一致しているか	○	図表は問題なく記載されていた。

考察	結果の要約	研究目的に関する主要な結果を要約しているか	○	考察の第1パラグラフに、「本研究は、アジアの7サイトにおいて認知機能障害があり施設入所した自立移動可能な人々の尿失禁と便失禁、尿・便失禁のの有病率を調査し、尿失禁/便失禁の有病率は研究サイトによって大きく異なり、認知症重症度は尿・便失禁両方のタイプの失禁の主要な予測因子であった」と記載されていた。
	結果の解釈	目的、先行研究の結果、その他の関連するエビデンスを考慮し、慎重で総合的な結果の解釈を記載しているか	○	第2パラグラフでは、「失禁の有病率と唯一関連するのは認知症重症度であり、先行研究の結果と一致した。しかし先行研究で言われていたが女性であることは最終モデルでは因子として残らず先行研究と異なっていた」として、先行研究の結果と比較しながら、記載されていた。以降のパラグラフでも同様に、先行研究では認知症のタイプが失禁と関連しているとされたが本研究では異なっていたこと、そして、同様に合併症に関すること、薬剤の影響に関することについてなど、先行研究の結果と本研究結果の同異を比較しながら考察されていた。
		本研究で得られた新たな知見に対し、文献を用いて結果を支持する根拠を提示しているか。結果を支持しない解釈についても検討し、反論しているか		
	限界	潜在的なバイアス（偏り）や交絡の問題を考慮し、研究の限界を議論しているか	×	バイアスを考慮した限界については記載されていなかった。
	一般化可能性（外的妥当性）	研究結果を一般化できる可能性について議論しているか（他の対象者や場所などにどれだけ応用できるかという可能性）	×	一般化の限界について記載されていなかった。
	実践への示唆	結果が実践（政策、教育、臨床など）にどのように活用されるべきかについて記載されているか		掲載雑誌は医学系雑誌のため、投稿規定では実践への示唆は項目立てて記載する必要はなかった。臨床への示唆としては、東アジア各サイトにおける失禁の高い有病率を示しながら、進行した認知症の方が多い入所施設では、尿・便

			並存失禁が高い有病率であり、今後数十年で認知症の人が急増することが予測されており、介護負担軽減のために効果的な失禁ケアの開発が急務であることが記載していた。また、認知症の病型が診断されていない"老人性認知症"の方が多く、これは認知症は自然老化の一部であるというアジア諸国では依然として一般的な考え方であり、認知症の病型に関する情報を入手することは依然として困難な可能性が高いため、認知症症状の兆候および失禁に基づいて失禁ケアを開発する必要があるとの示唆が記載されていた。
研究資金について	研究助成などの資金源を記述しており、利益相反の恐れはないか。(研究内容に照らし合わせて、研究資金の有無の妥当性も確認する)	○	記載されていた。
	現在の研究のもとになっている大規模研究がある場合、研究資金のところに記載しているか	○	記載されていた。

〈概要と総評〉

　国際共同で実施した研究論文で、東アジア諸国における認知症の行動・心理的症状の種類や有病率を調査するために日本・韓国・中国・台湾・タイを含む東アジアの7つの調査場所で行われた国際共同研究データのセカンダリーアナリシスであった。

　そのため、欲しいデータを十分に集められないというセカンダリーアナリシスのデメリットを補うべく、背景や研究方法を丁寧に書けていたと考える。しかしながら、結果について除外者や脱落者の特徴が不足しており、この点が丁寧に示せていればさらなる考察もできた可能性があった。

〈評者の感想〉

　本研究は、私が初めて参画した国際共同研究プロジェクトであった。研究の過程で、各国の研究者が集まり意見交換をする場があり、そこでは各国の排泄ケアの実態や違い、文化的背景の影響について共有し学ぶことができた。

　今回、執筆論文のクリティークを進める中で、その意見交換の場で得た排泄ケアの実際についての記述がなく、国際共同研究の醍醐味である文化的背景の違いに関する考察が不足していたことに気づくことができた。投稿規定の厳しい字数制限がある中で、目的に沿って優先順位を付けながら結果を絞っていくわけだが、結果の選定について改善の余地があったのではないかと考える。クリティークは、すればするほど学びがある。今後の研究活動へつなげていきたい。

（樋上容子）

4. 追跡調査

〈クリティーク対象論文〉

「Three-year follow-up study of physical activity, physical function, and health-related quality of life after total hip arthroplasty」(股関節全置換術後の身体活動、身体機能、健康に関連する QOL についての3年間の追跡調査)

〈掲載誌〉

The Journal of Arthroplasty, 35(1), 198-203

・雑誌のインパクトファクター：3.524
・論文の被引用回数：0回

〈発表者（主著者）／発表年〉

松永由理子／ 2019年

〈抄読する理由〉

人工関節手術患者の身体活動量に関する研究では、術後1年までの身体活動量の改善については報告されているが、術後に身体活動量が増加するかどうかは明確な根拠が示されていない。本研究では術後の身体活動量を中長期的に評価し、術後3年まで身体活動量が増加していることを示した文献であるため選定した。

〈チェックシートを用いたクリティーク〉

使用シート：観察研究（p.252）

		チェック項目	チェック (○△×)	チェックの理由 (記載箇所を示すだけでは NG)
タイトル		タイトルは本文の内容を適切に表しているか	○	人工股関節全置換術(以下、THA)後 3 年間の追跡調査と記載されていた。
抄録		雑誌の投稿規定に沿って、研究の要約が簡潔に記載されているか	○	雑誌の投稿規定に沿って、背景、方法、結果、結論が簡潔に記載されていた。
序論	背景	適切な文献を引用し、この研究テーマについて、すでに明らかにされていること、先行研究の限界について記載されているか	○	THA 後の身体活動量は人工関節の緩みなどの合併症を予防するとともに、肥満や心血管疾患の予防に繋がることが記載されていた。THA 後の主観的な身体機能や健康関連 QOL の改善、歩行能力は向上しているが、THA 後 1 年までの身体活動量は術前と同じレベルか低いことが示されている。これまでの研究では、研究デザインや身体活動量の測定機器の違いがあること、潜在的な交絡因子が調整されていないことによる制限があることが記載されていた。
		上記に基づき、この研究の必要性が述べられているか	○	先行研究では THA 後 1 年までを対象にしたものであり、THA を受けることによって、活動レベルが増加するかを明らかにするためには 3 年以上の中長期的な観察期間が必要であると記載されていた。
	目的	先行研究を踏まえて、研究の具体的な目的を明記しているか	○	1)THA 患者の加速度計で測定した歩数と活動強度、主観的な身体機能および健康関連 QOL を評価し、THA 前、術後 1 年、3 年の変化を明らかにすること、2)術前の患者特性を変数とした術後の PA 改善の予測因子を検証することの 2 つが記載されていた。
方法	研究デザイン	研究デザインが研究目的に沿ったものであるか	○	前向き観察研究で、術前、術後 1 年、3 年、5 年の 4 時点での身体活動量測定と質問紙調査を行ったと記載されていた。

研究場所	研究場所が明確に記載されているか	△	九州地域の大学病院と記載されている。なぜ、この施設を選んだかは記載されていない。
研究期間	研究に関連した日付を明記しているか(危険因子への曝露が疑われた時期や、疾患の発生時期、追跡の開始と終了の時期など)	○	患者が THA を受けた期間が記載されていた。また、方法に術前、術後 1 年、3 年、5 年の 4 時点で調査をしたと記載されていた。
対象者	**コホート研究**:研究対象者の選定基準・除外基準・選定方法・追跡方法について記述しているか	○	THA 待機リストから参加者を募り、研究に参加同意した 176 名が含まれた。対象者の選定基準は、(1) 初回 THA 予定、(2) 在宅で生活している人とした。対象者の除外基準は、追跡期間に同側または反対側の下肢関節手術を受けた人とした。上記の内容が記載されていた。
	症例対照研究:研究対象者(症例群、対照群それぞれ)の選定基準・除外基準・選定方法について記述しているか	非該当	
	横断研究:研究対象者の選定基準・除外基準・選定方法について記述しているか	非該当	
変数	従属変数・独立変数(危険因子も含む)の定義をしているか。潜在的な交絡因子を明確に定義しているか	○	研究方法に調査項目を記載していた。身体活動量の評価指標は、先行研究に基づいて、一日の歩数と中高強度の活動(MVPA、>= 3.6 MET)の時間(min/week)としたと記載されていた。主観的な身体機能は Oxford Hip Score (OHS) 日本語版を用い、包括的健康関連 QOL は Short Form 8 score (SF-8) で評価したと記載されていた。データ分析に線形混合モデルの従属変数は歩数および MVPA で、独立変数は術前の年齢、BMI、OHS、SF-8 MCS と就業状況としたと記載されていた。
データソース/測定方法	関連する各変数に対し、データの情報源(医療記録など)、測定・評価方法の詳細を記述しているか	○	身体活動量は一軸の加速度内蔵型活動計 (Lifecorder EX) で測定し、質問紙調査は OKS と SF-8 を用いたと記載されていた。この 2 つの尺度はいずれもよく使用される尺度であることから、詳細については省略されている。年齢、性別、診断名、術式、併存疾患は診療録から情報を得て、就業

			状況については質問紙で尋ねたと記載されていた。
	2つ以上の群がある場合は、測定方法の比較可能性について明記しているか	非該当	
標本数	研究の対象者数がどのように決められたかを説明しているか	○	サンプルサイズを算出し、84名（20％のドロップアウトを含め101名）が必要であったと記載されていた。
バイアス（偏り）	バイアス（偏り）を最小限にする方法があればすべて示しているか。例）横断研究：サンプリングバイアス（標本は無作為に選ばれたか）、症例対照研究：情報バイアス、コホート研究：参加バイアス（研究に参加した人と、しなかった人）	○	参加バイアスを最小限にするために、身体活動量測定と質問紙調査への参加によって3群に分類：（1）術前のみの参加者（術前のみ参加群）、（2）術後1年までの追跡ができた参加者（1年追跡群）、（3）術後3年までの追跡ができた参加者（3年追跡群）し、アウトカムの比較をしている。身体活動量測定について、測定バイアスが出やすい最初の2課と最後の1日のデータを除いて、7日間のデータを分析したと記載されていた。
統計学的手法	統計学的手法は研究デザイン、目的に沿って適切であるか	○	3時点で測定された反復測定のデータは線形混合モデルを用いて分析したと記載されていた。線形混合モデルは、術前の値（切片）と術前から術後3年までのアウトカムの変化（傾き）から対象者間と対象者内の差をみることができる。また、変化（傾き）に影響する要因を明らかにするための適切な分析方法である。
	交絡の調整方法が明記されているか	○	線形混合モデルでは、年齢、BMI、OHS、SF-8 MCSを独立変数としたと記載があり、これらの変数が調整されている。
倫理的配慮	倫理的配慮は記載されているか	○	所属の倫理委員会の承認を受け、実施している。直接的なケアに関与していない者が研究目的と概要、方法について説明し、参加の自由性、個人情報の保護、データの公表について説明して同意を得たと記載されている。

結果	対象者	研究対象者の選定から、分析するまでの各段階で参加者の人数を示しているか	○	Figure 1 のフローチャートに質問紙調査と身体活動量測定の各時点での参加者の人数が示されている。
		研究対象者の選定から、分析するまでの各段階での研究不参加（脱落者など）の理由を記述しているか	○	Figure 1 のフローチャートに脱落の理由が示されている。
		コホート研究では、フローチャートを用いて記述しているか（記載されているほうがよい）	○	Figure 1 に示されている。
	データの記述	参加者の特徴（例：人口統計学的特徴や臨床的特徴など）や主な変数に関して、表などで適切に記載しているか	○	患者の特性は、全参加者と調査への参加状況別（3群）の結果を表 1 に示している。身体活動量の交絡因子の BMI や就業状況についても記載されていた。
		各変数について欠損値を記述しているか	×	術前か術後 3 年の変化をみるための分析は、術前から術後 3 年まで追跡できた患者の身体活動量と質問紙調査のデータを用いたと記載されていた。しかし、各変数の欠損値については記述されていなかった。
		コホート研究では、追跡期間を平均および合計で要約しているか	○	追跡期間は THA 後 5 年であるが、術後 5 年での脱落率が高かったため、今回の研究では術前から術後 3 年までを報告することが記載されていた。
	アウトカム（評価指標）	主要変数の記述統計と統計学的分析を、適切に記述しているか	○	歩数は術後 1 年が最大の変化であったが、MVPA は術後 3 年まで増加していたこと、患者報告アウトカムは術後 1 年で改善していたことが記載され、表 2 に示されていた。追跡状況の違いによる術前から術後 3 年までのアウトカムの比較を表 3 に示し、全体的には各時点での 3 群間の差はなかったと記載されていた。THA 後の身体活動量の予測因子について表 4 に示し、歩数の改善の予測因子は年齢のみであったが、MVPA の改善の予測因子は年齢が若いこ

				と、OHS が高く痛みや身体機能の状態が良いこと、精神的健康感が高いことであったと記載されていた。
	図表	図表が適切に用いられているか。文章と表の数字は一致しているか	△	追跡状況の違いによる術前から術後 3 年までのアウトカムの比較については、多い情報を表にまとめられていた。文章と表の数字は一致していたが、表 2 のタイトルに患者報告アウトカムについて示されていなかった。
考察	結果の要約	研究目的に関する主要な結果を要約しているか	○	考察の最初に、THA 後 3 年まで追跡したこの前向き研究では、歩数、MVPA、主観的な身体機能、健康関連 QOL を調査した。私たちは 2 つの PA 指標の改善に違いがあることを見出した。歩数の改善は術後 1 年が最大で、MVPA の改善は術後 3 年が最大であった。術前から術後 3 年の MVPA の改善の予測因子として、年齢が若いこと、身体機能が高いこと、精神的健康感が高いことであったが、歩数の変化の予測因子は年齢のみであったと記載されていた。
	結果の解釈	目的、先行研究の結果、その他の関連するエビデンスを考慮し、慎重で総合的な結果の解釈を記載しているか	○	THA 後の PA に関するシステマティックレビューでは、術後 1 年での PA の改善については明確な根拠が示されていない。本研究との違いについて、先行研究の対象者がより肥満傾向であることが説明されていた。肥満は、変形性関節症患者の痛みや機能障害、合併症などの臨床結果の悪化に関連があることが報告されていて、THA 後の PA にも影響を与える可能性があることが記載されていた。
		本研究で得られた新たな知見に対し、文献を用いて結果を支持する根拠を提示しているか。結果を支持しない解釈についても検討し、反論しているか		WHO で推奨されている PA のガイドラインに達していた患者の割合いは約 20% で、質問紙によって評価した研究の約 50−67% の患者の割合より低いが、この割合は、加速度

				計で評価した健康な高齢者の割合の約2倍である。自記式質問紙によるPA測定では過大評価やリコールバイアスによる影響の可能性があり、将来の研究ではTHA患者の適切な活動レベルを調べる必要があることが記載されていた。
	限界	潜在的なバイアス(偏り)や交絡の問題を考慮し、研究の限界を議論しているか	○	術後5年までの縦断調査を試みたが、術後5年の身体活動量測定の脱落率は高かった。人工関節手術患者の加速度計によるPA評価の研究では、術後1年の脱落率は10.0－26.5%で、本研究の術後1年での脱落率は14.4%とその範囲内にあった。術前から術後3年までの3時点でのアウトカムは、追跡状況による3群で違いはなく、四分位範囲の重なりがあることから、群間の違いより群内の違いがより大きいことが考えられると記述されていた。また、日本の一施設での調査であり一般化の限界はあるが、調査を行った3次病院ではすべてのケアが管理されていたことが記載されていた。
	一般化可能性(外的妥当性)	研究結果を一般化できる可能性について議論しているか(他の対象者や場所などにどれだけ応用できるかという可能性)	△	一般化できる可能性について記載はないが、術後1年までの身体活動量、主観的な身体機能、健康関連QOLは先行研究と大差がなかったことは記載されていて、標的母集団を代表していると考えられ、一般化の可能性はある。
	実践への示唆	結果が実践(政策、教育、臨床など)にどのように活用されるべきかについて記載されているか	○	本研究の結果は身体活動量の観察を少なくとも3年間は追跡する必要があることを示唆している。参加者間でのPAの回復の実質的な違いは、個別的な回復のための計画の必要があることが記載されていた。
研究資金について		研究助成などの資金源を記述しており、利益相反の恐れはないか(研究内容に照らし合わせて、研究資金の有無の妥当性も確認する)	○	研究助成としてJSPS KAKEN-HI Grant-in-Aid for Young Scientists (B) 24792561を受けたと記載されていた。

	現在の研究のもとになっている大規模研究がある場合、研究資金のところに記載しているか	非該当	

〈概要と総評〉

　人工股関節全置換術後の身体機能や歩行能力の改善と比べて、術後1年までの身体活動量の変化は小さく、術後に身体活動量が増えるかは明らかでない。本研究では日常生活での身体活動量を術前から術後5年まで測定し、中長期的な身体活動量の改善を示したことは意義がある。また、人工股関節全置換術後の身体活動量の改善には、年齢、術前の主観的な身体機能および精神的健康感が関連しており、個別的な介入が必要な対象者の選定に役立つと思われる。

　人工関節手術患者の加速度計で身体活動量を測定した研究では、術後1年の脱落率は10.0〜26.5%で、本研究の術後3年までの脱落率はその範囲内にあったが、術後5年の脱落率は64.5%と高かった。低い参加率は対象者の偏りなどから結果に誤差が出る可能性があるため、参加率が保たれている術後3年までの報告としたことは妥当であったと考える。

〈評者の感想〉

　本書のチェックシートに沿って関連する文献クリティークを行い、論文執筆時においても活用した。多くの指導を受けたため、必要な内容の記載はできていると考えていたが、改めてクリティークをして自分で気づいていなかった不明確な表現や内容の不足などが明確になった。

（松永由理子）

5. 介入研究

〈クリティーク対象論文〉

「Effectiveness of aromatherapy in decreasing maternal anxiety for a sick child undergoing infusion in a paediatric clinic」（小児科クリニックにおいて点滴中の病児に母親がもつ不安の軽減に対するアロマテラピーの効果）

〈掲載誌〉

Complementary Therapies in Medicine, 22(6), 1019-1026
- 雑誌のインパクトファクター：1.979
- 論文の被引用回数：7回

〈発表者（主著者）／発表年〉

植木慎悟／2014年

〈抄読する理由〉

筆者が執筆した初めての研究論文で、研究を実施した後から方法の甘さに気づいたという反省があった。介入研究の厳密性がいかに困難であるかを思い知らされたことから取り上げた。

〈チェックシートを用いたクリティーク〉

使用シート：介入研究（p.256）

		チェック項目	チェック (○△×)	チェックの理由 (記載箇所を示すだけでは NG)
タイトル		タイトルは研究内容を適切に示しているか	×	研究デザインが記載されている方が適切であった。また、アロマセラピーと記載されているが、ユズの香りを用いた吸入法であることがわかるようなタイトルにすべきである。
抄録		雑誌の投稿規定に沿って、研究の要約が簡潔に記載されているか	○	記載している内容は投稿規定に従っている。
序論	背景・目的	適切な文献を引用し、この研究テーマについて、既に明らかにされていること、先行研究の限界について記載されているか	△	SR が増えた影響で詳細な文献レビューはあまりしなくなった傾向もあるが、SR の引用はない。アロマの効果について、「不安を含めた精神的ストレス」を挙げているが、その効果について先行研究を挙げながらこの分野の現時点での研究の限界までは語られていない。
		上記に基づき、この研究の必要性が述べられているか	○	メインアウトカムとしての母親の不安に介入する必要性が述べられている。
		用いられる介入が有効と思われる理由（文献検討）を記述しているか	○	多くの有効性が検証されているラベンダーの有効成分がゆずにふくまれていることや、日本人になじみのある香りであることが記載されている。
		具体的な目的または仮説を記述しているか	○	序論の文末に研究目的が記載されている。
方法	研究デザイン	研究デザインが明記してあるか。目的に適した研究デザインであるか	△	本文に記載がないが abstract に記載されている。介入の効果検証であれば RCT が適しているが、介入の性質上ブラインドはできず、今回の比較対象試験が適当であるとしたことが記載されている。
	対象者	対象者の選択基準と除外基準を記述しているか	○	選択基準と除外基準について記載されている。
		データを収集した場所の記載はあるか	○	データ収集を行った病院の詳細について記載している。

研究期間		参加者の募集期間（あれば追跡期間）を特定する日付があるか	○	2012年12月から2013年3月と記載されている。
介入		再現可能となるような詳細な各群の介入の説明があるか。実際にいつどのように実施されたかが記述してあるか	○	介入環境（空間の大きさ、室温、ベッドの大きさ、換気する時間）、介入の機器の詳細（ディフューザーのスペック）、アロマオイルの詳細（オイルの種類、滴下量、生産地、認定の有無）についての記載があり、再現性はある。
アウトカム（評価指標）		目的を達成するのに適切なアウトカム（介入の評価指標）の説明があるか。いつどのように評価されたかが記述されているか	△	不安がメインアウトカムである。不安は主観的な感情であり、妥当性のある自記式質問尺度を使用している。しかし、効果検証する上で、ブラインドされず介入・対照の割当がわかる対象者はホーソン効果により結果を操作しやすくなる。身体的な客観データも評価対象にすべきであると考えるが、臨床現場で装着を依頼するのは困難なため現状が研究の限界かと考える。
標本数		サンプルサイズ（標本数）の設定方法が記述されているか	○	記載されている。
無作為化	順番の作成	何を用いて（乱数表など）無作為化をしたかの記述があるか	×	介入の部屋か対照の部屋かを知らない看護師が割り当てたとしているが、どのようなルールで割り当てていたのか記載がない。
		各群の振り分け方法の記述があるか（個人ごとに振り分けたか、施設ごとに振り分けたかなど）	○	個人ごとの振り分けであることが記載している。
	割り付けの盲検化	・対象者が介入群、対照群のどちらに割り付けされたか、そして対象者、研究者（評価者含む）の割り付けが盲検化されているか ・盲検化されていた場合、対象者を各群に振り分ける時、誰がどの群に割り付けされたかわからないようにしているか（対象者・研究者・評価者など）	×	香りという介入の性質上、対象者の盲検化はできない。しかし、評価者の盲検化は可能だったと考えられる。

	割り付け の実施	第三者（治療や評価に携わら ない人）が参加者を無作為に 割り付けしているか	×	割当者の盲検化はされていな い。
	統計学的手法	介入の効果の検証に用いられ た統計学的手法が記述されて いるか。RCTの場合はITTを 行っているか。推奨：RCTの 場合はNNT（Number need- ed to treat：治療必要数）を 算出しているか	○	メインアウトカムについて、二 元配置分散分析を用いている ことが記載されており、適切な 効果検証の方法である。ITTを 用いたことも記載されている。
倫理的配慮		倫理的配慮の記述の有無（倫 理委員会からの承認と承認番 号を記述していることが望ま しい）	△	倫理委員会の承認を得たこと は記載しているが、どのよう に配慮をしたかの記載はな い。香りではあるが、極微量成 分が体内に入ることによるア ナフィラキシーの可能性も否 定できない。その際の配慮に ついて記載すべきである。承 認番号も記載はない。
結果	参加者の流れ （フローチャー トを強く推奨）	介入群と対照群について、そ れぞれ選定基準、除外基準の 項目ごとの人数が記載されて いるか。RCTや比較対照研究 の場合は各群に振り分けられ た人数が記述されているか	○	フローチャートに従って、各 時期における人数および除外 された理由について記載され ている。
		各群の脱落者数と脱落の理由 が記載されているか	○	
	人口学的・ 臨床的特徴	各群の基礎情報や臨床的な特 性を示す表があるか	○	表1に記載があり、介入群と 対照群の各項目の比較がなさ れている。
	アウトカム （評価指標）の 結果の提示	それぞれのアウトカム（介入 の評価指標）について、各群の 結果（前後比較研究の場合は 前後の結果）が記述されてい るか	○	図2に平均値および95%CI の記載がある。
		RCT、比較対照研究の場合、介 入のエフェクト・サイズ（効 果量）の計算結果とその95% 信頼区間の記載があるか	○	効果量について、偏イータ二 乗の値が記載されている。ま た、単純主効果の値として表 2に95%CIの記載がある。
	想定して いない結果	各群のすべての重要な副作 用、または意図しない効果は あったかが記述されているか	○	香りによる有害事象はなかっ たことが記載されている。意 図しない効果については、自 由回答内にリラックス環境を 整えたことに対する感謝や点

				滴を受けた子どももリラックスしているように見えたという言葉が得られていた。
考察	解釈	結果の解釈、有益性と有害性のバランスはどうだったか、他のエビデンスとの関連を記述しているか。本研究で得られた新たな知見に対し、文献を用いて結果を支持する根拠を提示しているか。結果を支持しない解釈についても検討し、反論しているか	△	結果として、アロマの効果が統計的に有意であったことが記載されている。介入の有害性について注意する必要性は記載されているが、介入の簡便さから臨床に受け入れられやすいという特徴の記載があり、臨床への示唆について考察している。今回の効果がなぜ現れたのかについて、プラセボ効果の可能性も考察されている。しかし、今回なぜユズが不安軽減に至ったのかというメカニズムについては検討不足である。
	限界	**前後比較研究の場合**：介入以外のアウトカムに与える影響要因（時間経過に伴う治療方針の変化や、ガイドラインの導入など）や、プラセボ効果、ホーソン効果（研究参加者が通常以上のコンプライアンスの努力をしたり、医療者が通常以上の治療成果を上げようとすることなど）が混入している可能性をすべて記述しているか	非該当	
		比較対照研究の場合：両群に偏りがある可能性を記述しているか。両群の間に介入以外の要因がなかったか。盲検化されていないことで施行バイアスおよび検出バイアスが混入していることを記述しているか	○	ランダマイズしていないことによる選択バイアスの混入および盲検化されていないことを限界として挙げている。
		RCTの場合：バイアスが混入している可能性を考察しているか。また、大規模研究の場合、データの一部分だけを用いて分析上有意差が出たところのみを記述していないか	非該当	
	一般化可能性（外的妥当性）	今回の研究結果が一般化したい集団にも当てはまるかどうかを考察しているか	○	限界として、一施設でしか実施していないため他の集団でも同様の結果が出るとは限らないことが記載されている。

	実践への示唆	結果が、実践（政策、教育、臨床など）にどのように活用されるべきかについて記載されているか	○	吸入という誰もが簡単に統一した環境を作ることができる今回の介入は臨床に受け入れられやすいことが記載されている。
資金提供者		研究助成などの資金源を記述しており、利益相反の恐れはないか（研究内容に照らし合わせて、研究資金の有無の妥当性も確認する）	○	資金源について記載されている。
		現在の研究のもとになっている大規模研究がある場合、資金のところに記載しているか	非該当	

〈概要と総評〉

　介入研究としては方法論に甘いところがあったが、ユズという日本由来の精油を使ったアロマセラピーという、題材の新奇性から採択された論文という印象がある。無作為化がされていないこと、ユズの有効性を検証する方法としては、バイアスの混入が多すぎることが欠点として挙げられる。

　研究について知らされていない看護師が、介入か対照かを適当に割り振るというだけでは無作為とは言えない。なぜなら「先ほどはこちらの部屋だったから、次はもう一方の部屋にしよう」というように、割り振る看護師の意図が反映されてしまうからである。そうした操作をいかに制御して無作為を構築したのか、という手段を明確にしなければならない難しさを知った研究であった。

　また「限界」に記載されているが、対照群を「アロマセラピーを行わない」と設定したことで、ユズではなく他の香りでも同様の結果が出たのではないかという疑問が残る。そして、プラセボ効果の影響がどの程度だったのかが、この研究だけでは不明である。

〈評者の感想〉

　対象者は受診時・点滴時の2時点でデータ収集する関係上、1,000人を

超える受診患者に直接手渡しでアンケートを渡した労力や、二元配置分散分析を用いるというところに目新しさを感じていたが、そもそも無作為化をしていれば受診時のデータ収集は不要であり、介入研究の難しさを思い知る経験であった。

（植木慎悟）

Column 「コメント必須」からの「チェックシート」作成からの……元に戻る

　前のコラム（p.287）で書いたように、文献抄読会をやってもなかなかコメントが出ないので、研究方法論を読みながら学べるようにという理由で、私たちはクリティーク・チェックシートをつくったのだ。そうすれば何をどこで言えばよいかがわかるだろうと考えたが、予想どおりそれなりに説明すべきことや意見の違いなどが聞かれるようになり、確かに発言は増えた。が……それだけだった。それでいいのかもしれないが、私は「何か違う」にずっと悩まされた。「この論文は参考になりますね」「全然ダメでしたね」と言われても、「だから、何？」という気持ちで、とにかく何かをちゃんと勉強をしたくて始めた文献抄読会が、面白くなくなってしまったことがあった。

　おそらく、その理由は「楽しく」なかったから。「こんなデータをどんなふうに集めたんだろう」「コストかかりすぎませんか」「これ、うちで同じ対象者を集められるかな」……という臨場感のあるワクワクさがないとダメだと気づいたのだ。実のところ、そういう楽しさをうまく拾い上げて学生の意識につなげることの繰り返しで、クリティカルシンキングの能力も徐々についていく。楽しさがなければ続くこともない。ぜひファシリテーターの人にはそれを心がけてほしい。

6. 質的研究（記述・質的研究全般）

〈クリティーク対象論文〉

「The meaning of seasonal changes, nature, and animals for adolescent girls' wellbeing in northern Finland: A qualitative descriptive study」（フィンランド北部における思春期の女性にとって、季節の変化や自然、動物たちはウェルビーイングにどのような意味をもつのか：質的記述的研究）

〈掲載誌〉

International Journal of Qualitative Studies on Health & Well-Being, 11, Article 30160
 ・雑誌のインパクトファクター：1.424
 ・論文の被引用回数：21回

〈発表者（主著者）／発表年〉

Varpu Wiens ／ 2016年

〈抄読する理由〉

多感な女性の思春期は、身体・精神的変化や社会的変化が大きく起こる時期でもある。そのような対象者のwell-beingに周りの季節の移ろいなどの自然環境がどのような意味を持つのか、自然豊かなフィンランドでの研究結果に興味を持ちつつ、質的記述的研究がどこまでwell-beingを示すことができるのかにも興味を持った。

		チェック項目	チェック (○△×)	チェックの理由 （記載箇所を示すだけでは NG）
タイトル		タイトルは研究のテーマや研究方法論／研究デザインを示しているか	○	対象者や研究デザイン、明らかにしたい内容が示されている。
抄録		雑誌の投稿規定に沿って、研究の要約が簡潔に記載されているか	○	well-being における環境の影響を示唆しており研究目的がはっきりとしている。質的研究と明記はないが半構造化されていることから方法も示されているといえる。
序論		適切な文献を引用し、この研究テーマについて、すでに明らかにされていること、先行研究の限界について記載されているか。これに基づき、この研究の必要性が述べられているか	△	さまざまな環境要因が well-being に影響を与えることが先行研究により示されており、また少女は少年よりも劣っていると感じやすいという先行研究を示すことで特に少女に介入する必要があるとしている。先行研究の限界については明らかにしていない。
		リサーチクエスチョンは対象者の主観的体験や関連する要因を記述／探求するという質的記述的研究の原則に沿って明確に述べられているか	○	対象者自身からインタビューによる情報を収集。
目的		研究で明らかにしたいことは目的として明確に記述されているか	○	研究の目的として「北フィンランドの少女の気分に対する自然、環境、動物の影響を明らかにする」と明記されている。
方法	研究デザイン	質的記述的研究は研究目的にふさわしいものか	○	テーマとして漠然としやすい内容をデータ分析対象者の経験や主観をまとめており、質的研究がふさわしい。インタビューも対象者が問題を正しく理解できるよう十分な説明を実施している。
		選択した研究デザインを用いる適切な根拠が、適切な引用文献をもとに述べられているか	×	引用なし。

	サンプリング	目的に沿った適切な対象者を選択しているか	△	実施したとあるがもう少し詳細の記述うがあってもよい。目的サンプリングをしたと引用文献も提示しているが、なぜコンビニエンスサンプリングではなく、目的サンプリングにあったのかを書くべきであった。
	データ収集方法	収集したデータの種類は研究目的に対して適切か（例：インタビューデータ、グループインタビュー、会話データ、テキストデータ、観察データ）	○	インタビューを実施。質的に分析することからも適切であるといえる。生活経験の多様性からも半構造化されたインタビューが適切であるといえる。
		データ（分析も含む）の信用可能性（credibility）の検証方法を記述しているか（例：トライアンギュレーションやメンバー・チェック、ピア・デブリーディングなど）	○	プレテストも行い問題の理解度を図ることで精度を上げている。
		データ収集の手順は明確に記述されているか	○	北フィンランド、年齢など対象者の選定を研究目的に沿って選定。選定方法は対象者の周囲の人物などから紹介を得るなど明確である。
		研究目的に合った十分な量のデータが収集されているか（例：対象者数、インタビューの時間・回数、収集したデータ量の明確な根拠など）	△	インタビューについて理解できるまで説明したとあるが具体的な回数などがない。時間については、限界に記載あり。
	データ分析	分析方法の選択理由は適切で明確に記述されているか	○	内容分析について引用を用いて説明し、研究目的に準じたデータ収集と思われる。
		データの種類と分析における原則や手順は十分に記述されているか（例：逐語録など）	△	逐語録は不十分。対象者自身の発言をそのまま記載はされている。
		選択した分析方法（例：質的内容分析、あるいは主題分析など）に従って、データの熟読、コード化、カテゴリー化、（あるいはテーマ構築まで）がなされたと判断できる記述があるか	○	詳細な記載あり。内容について熟読されており適切に実施されている。
	倫理的配慮	対象者に対する研究の説明は適切に行われたか	○	対象者、保護者に説明、同意を得て変更も可能と説明済み。

		対象者の同意を得ているか	○	未成年であることから保護者の同意も必要になっている。書面による同意を得ている。望めばいつでも研究への参加をやめることができることも説明していることから十分配慮できているといえる。
		倫理委員会の承認を受けているか	○	病院の倫理委員会の承認を得ている。
結果		対象者の特徴が記述されているか	△	結果に記載されていないが、方法のところの対象者の選定基準にはあり。
		データ収集に関する結果が記述されているか（例：インタビュー時間や回数、人数など）	×	詳細なし。
		分析結果は抽出したカテゴリーやテーマを軸に詳細で明確に記述されているか	○	3つのカテゴリーごとに詳細に記載。
		研究結果は研究目的と一致しているか	○	目的は「北フィンランドの少女の気分に対する自然、環境、動物の影響を明らかにする」で、自然、季節の変化、動物のカテゴリーごとの結果を導いている。
		オリジナルデータからの引用は適切で十分な量が含まれているか	○	カテゴリーごとに先行研究を考慮した結果を導いている。
		引用したオリジナルデータは関連するカテゴリーやテーマを支えていると判断できるか	○	インタビューの回答をそのまま提示していることから、結果の解釈を裏づけているといえる。
		予想に反した／矛盾した結果についても記述されているか	×	詳細なし。
考察		データ、分析、結論のつながりは明確であるか	○	対象者の発言をデータ化しており一貫性のあるつながりがある。
		おもな研究結果は先行研究を背景に説明され考察されているか	○	先行研究を踏まえている。Grahn(2014)らの引用で社会的静寂の重要性を示すことで今回の研究の結果で主張している自然の重要性の裏付けを

			している。
	研究結果の転用可能性について記述されているか	○	調査結果から光療法での少女の健康状態の改善の可能性を示唆することで臨床への貢献があるといえる。
	研究の限界やさらなる研究の必要性について記述されているか	○	限界として記載あり。データの飽和について限界を述べておりインタビュー方法の探求が必要である。
引用文献	その研究分野における重要で専門的な情報が網羅されているか	△	網羅されているか不明。検索式、ツールについての詳細はなし。
	先行文献は適切に文中に提示または引用されているか	○	文中に示されている。
資金提供者	研究助成などの資金源を記述しており、利益相反の恐れはないか。（研究内容に照らし合わせて、研究資金の有無の妥当性も確認する）	○	記載あり。

〈概要と総評〉

　自然の変化が思春期の少女のwell-beingにどのような意味をもつのかという点で、フィンランドの北部のようなダイナミックな環境は非常に特異的である。しかし、本研究の結果は、精神的な問題を抱えやすい年ごろの人に対して、季節によって起こりやすい問題を回避するためのアイデアを生み出すうえで非常に有用であり、日常的に考えうる動物との相互作用も経済的負担が大きいわけではなく、私たちでもドッグセラピーなどの動物を利用した介入が可能であると思われる。

　また、本研究の結果が示す臨床的な意味づけとして、季節や動物など自然との関わりが、人が精神面や身体活動においてポジティブであったりネガティブであったりすることに関係している点が示唆されるため、それにともなう健康への影響についてアセスメントができる。

　質的研究であるため、動物などの効果までは検証はできないことから、

思春期の少女のwell-beingが悪い状態にあるとき、ここから臨床的な対処を考えることは難しい場合もある。

　一方、本研究では季節や自然環境、動物との関わりなど影響を与えると考えられる因子について、半構造化されたインタビューを用いて考察されており、well-beingが良い状態にするために必要な環境づくりに有意義な研究であるといえるだろう。今後の研究として、動物を用いた介入といった実践しやすい方法も示唆されており発展性も期待できる。

〈評者の感想〉

　well-beingの良し悪しというのは主観である。筆者（高橋）は受験勉強の講師として中高生への指導経験があるが、女子生徒らの精神状態は、周囲の者が思いもしないことに影響を受けることもあった。自然環境の変化がもつ意味など、これまでは当たり前のこととしてあまり意識していなかった視点を得た。これらの変化を理解することで生活面や教育面でのアプローチが洗練されると考える。

　今回の文献では臨床的視点だけでなく、日常生活からもアプローチできるため非常に意義が高いと思う。ただし、フィンランド独自の自然に関わる内容も多かったため、より一般化された結果が求められる。

（高橋伸平・山川みやえ）

7. 尺度開発

〈クリティーク対象論文〉

「The Japanese LupusPRO: A cross-cultural validation of an outcome measure for lupus」（日本語版LupusPRO：SLE患者のアウトカム測定用具の異文化間における妥当性―異文化間妥当性）

〈掲載誌〉

Lupus, 26(8), 849-856
- 雑誌のインパクトファクター：2.924
- 論文の被引用回数：6

〈発表者（主著者）／発表年〉

井上満代／2017年

〈抄読する理由〉

本論文は、全身性エリテマトーデス（SLE）患者の生活の質（QOL）を定量的に評価できる尺度＜LupusPRO＞の日本語版の開発論文である。尺度開発（翻訳版の開発を含む）に必要な要素やプロセスを踏まえて開発された尺度であるかを改めてクリティークすることで、本尺度の課題を再認識することにつながると考えた。

〈チェックシートを用いたクリティーク〉

使用シート：尺度開発研究（p.272）

		チェック項目	チェック (○△×)	チェックの理由 （記載箇所を示すだけでは NG）
タイトル		タイトルは本文の内容を適切に表しているか	○	SLE のアウトカムを測定する尺度の日本語版の開発であることが表されていた。
抄録		雑誌の投稿規定に沿って、研究の要約が簡潔に記載されているか	○	目的・方法・結果・結論で記載されており、尺度開発過程と信頼性・妥当性が確保された尺度であったことが記載されていた。
序論	背景	新しい尺度の必要性が先行研究の限界とともに述べられているか（翻訳版の場合：開発の必要性が明確にされているか）	○	これまでに開発された尺度とその中で LupusPRO が他の尺度では測定できない概念が測定できることが述べられていた。さらには、日本語版が存在しないことにより、日本の SLE 患者の QOL が明らかになっていないことが述べられていた。
	目的	次の 3 つを含めた目的が明確に述べられているか。 1）測定するものの名前と尺度のバージョン 2）対象集団 3）関心のある測定の特性	○	1）SLE 患者が直接報告する形式のアウトカムである PRO（Patient-Reported Outcome）を 測 定 する LupusPRO[1) という名称の尺度であること、2）その測定が必要な対象集団が日本の SLE 患者であること、3）その尺度の信頼性と妥当性を検討すること、が目的として述べられていた。
方法	患者立脚型アウトカム測定（PROMs*） ［*p.274 を参照］	測定する構造の明確な説明をしているか	○	原版に基づき尺度の概念モデルの記載がされていた。本尺度では 12 下位概念・43 項目で構成され、そのうち 30 項目が健康関連 QOL であり、13 項目が間接的な健康関連 QOL の内容であることが説明されていた。
		患者立脚型のアウトカム測定（PROMs）が開発された対象集団の説明を含む、対象者のアウトカム測定の開発プロセスの明確な説明があるか	○	この研究で対象となった SLE 患者の選定基準、除外基準が明確に記載されており、各プロセスにおける調査対象の人数やリプロダクティブに関連した年齢により 2 群に分けた際の属性などが明確にされていた。

		構成概念の元になっているものは明確でなければならない：使用する理論、概念枠組みまたは疾患モデルを提供するか、測定する構成概念を定義するための明確な根拠があるか	○	本論文は日本語版 LupusPRO の開発論文であり、原版の構成概念のモデルとの適合度（確証的因子分析）を測定していた。
		患者立脚型のアウトカム測定の構造およびそのスコアリングに関する説明の手順が明確か	△	各項目を 5 段階のリッカートスケールで評価し、各下位概念は 0 点が最も QOL が低く、100 点が最も QOL が高いというスコアリングになることが記載されていた。しかし、そのスコアリングの詳細は記載されておらず、単純に各スコアの和が下位概念のスコアになるのかなどの記載はなかった。
		翻訳版の尺度開発の場合： 1）原版の開発者への翻訳版の開発の許可を得ているか 2）原版から翻訳版が作成される翻訳のプロセス（逆翻訳を含む）が明確にされているか	○	1）LupusPRO の原版の開発者に日本語版の開発の許可を得ていたことが記載されていた。2）日本語版が尺度開発の翻訳ガイドライン[2]に添って開発されたことが記載されていた。
		使用状況（使用用途：研究用・実践用など）、使用場所（病院または自宅など）の明確な説明があるか	×	記載はなかった。考察では使用場所の記載はあるが、研究方法の内容として記載する必要があった。
	対象者	患者を選択するための、病状および年齢、性別、言語または国、設定などの特性の観点からの内外の基準の明確な説明があるか	○	研究対象者となった患者の選定基準と除外基準が説明されていた。日本語版の開発の対象として日本での調査であること、患者が通院している病院の規模についても説明されていた。
		研究対象の患者を選択するために使用される標本の抽出方法の明確な説明があるか（例：便宜抽出法・リストから連続して抽出・無作為抽出）	○	外来に継続して通院している患者が選定基準に沿って選定され、筆頭者によってコンタクトがとられたことが記載されていた。
		標本として抽出された者が、年齢、性別、重要な疾患の特性（例：重症度・状態・期間）に関して対象者のアウトカム測定が使用される対象集団を示しているかどうかを説明して	○	標本として抽出された対象者の年齢や性別は SLE 患者の特性を反映していた。多くの SLE 患者は寛解期にあるため外来通院中の患者を選定していることが望ましい。さらには、が

		いるか		んのターミナル期や関節リウマチのような他の膠原病を有している患者を除外していたことは SLE の QOL を評価するうえで適切であった。
	妥当性	以下の妥当性が検討されているか ・内容妥当性 ・構成概念妥当性 ・異文化間の妥当性／測定の不変性 ・基準関連妥当性	○	内容妥当性：各質問項目の内容妥当性を専門家が評価し、内容妥当性係数により検討されていた。 異文化間の妥当性／測定の不変性：翻訳版の開発のプロトコルに沿って原版が測定しているQOLと同等の意味内容になるよう異文化間の妥当性と測定の不変性が検討されていた。 基準関連妥当性：構成概念妥当性として、収束妥当性を他のQOL尺度（SF-12）や疾患活動性との相関係数を用いて検討されていた。
	信頼性	以下の信頼性が検討されているか ・内的整合性 ・信頼性 ・測定誤差	○	内的整合性：クロンバックα係数を用いて検討されていた。 信頼性：再テスト法を用いて尺度の安定性が検討されていた。 測定誤差：多重比較検定におけるタイプⅡエラーの増加があるため、タイプⅡエラーの調整をしていないことが記載されていた。
	反応性	以下の反応性（測定された構造の経時的な変化を検出する測定能力）が検討されているか。 ・反応性	×	反応性の検討のためには異なる2時点における得点の変化（介入の前後など）について有無を検証する必要がある。本論文では尺度の反応性は検討されていない。
	統計学的手法	統計学的手法は目的に沿って適切であるか	○	尺度開発として信頼性と妥当性の検討に必要な手法がとられていた。
倫理的配慮		倫理的配慮は記載されているか	○	筆頭者の所属機関と研究協力施設の倫理審査委員会での承認を得ていること、筆頭者が対象者に口頭で研究説明し、自署にて同意を得たことが記載されていた。
結果	対象者	研究対象者の選定から、分析		研究対象者の選定基準を満た

		するまでの各段階で参加者の人数を示しているか	○	していた研究対象者は211名、除外基準と照合し、207名となり、分析対象は205名であったことが人数の減少の理由とともに示されていた。
	データの記述	参加者の特徴（例：人口統計学的特徴や臨床的特徴など）や主な変数に関して、表などで適切に記載しているか	○	表1に参加者の属性や臨床所見が記載されており、参加者の特性が理解できるものであった。
		各妥当性、信頼性の検討の結果を記述しているか	○	研究方法で記載されている検討方法に対応し、検定結果が数値で記述されていた。
	図表	図表が適切に用いられているか、文章と表の数字は一致しているか	○	尺度開発として信頼性と妥当性の検討結果が図表により記載されていた。表1は対象者の属性と臨床所見が全参加者とSLEのQOLを阻害するリプロダクティブを考慮した年齢区分により記載さていた。表2は日本語版LupusPROとSF-12の記述統計であり、SLE患者のリプロダクティブ年齢区分によるQOLの特性が明らかにされていた。表3は信頼性と妥当性の検討結果、表4は確証的因子分析の結果であり、各表は研究目的に沿ったものであった。また、文章と表の数字は一致していた。
考察	結果の要約	開発された尺度の総合的な評価について述べられているか	○	研究目的である尺度の信頼性と妥当性が確保され日本語版LupusPROが実用可能であることが記述されていた。
	結果の解釈	研究目的、その他の関連するエビデンスを考慮し、慎重で総合的な結果の解釈を記載しているか	○	SLE患者のQOLの阻害要因となるリプロダクティブに関連した年齢を2群に分け、QOLの比較をしていた。心理的側面のQOLは50歳以上群の方が未満群よりもQOLが有意に低く、先行研究を支持するものであった。しかし、新たな見解（50歳以上群の方が以下群よりもストレスコーピングにおけるQOLが有意に高い）があり、SLE患者のQOL向上への示唆が得られていた。

		結果から他の解釈を考慮し、反論しているか	○	本調査と再テストにおいて尺度を使用した場所が異なることにより、対象者のQOLに影響を及ぼしていた可能性について言及していた。LupusPROの他言語の翻訳版においても尺度使用の場所の記載がなかったことが記載されていた。また、日本語版の開発研究の対象者は他の翻訳版の対象者よりも年齢が高く罹病期間が長く属性の違いについて述べられていた。
	限界	潜在的なバイアスの問題を考慮し、研究の限界を議論しているか	○	研究対象者が西日本に限定されていること、疾患活動性と臓器障害をSLEDAIのみで評価していることが記載されていた。さらに先行研究において、臨床所見とLupusPROは弱い相関であることが記載されていた。
	実践への示唆	開発された尺度の活用について適切に述べられているか	○	さらにSLE患者のQOLの予測因子の調査が必要であることが提言されていた。開発されたLupusPROを用いてという一文があればさらによかった。
研究資金について		研究助成などの資金源を記述しており、利益相反の恐れはないか（研究内容に照らし合わせて、研究資金の有無の妥当性も確認する）	○	筆頭者が所属する大学からのリサーチアシスタントとしての奨学金が研究助成となっていることが記載されていた。
		現在の研究のもとになっている大規模研究がある場合、研究資金のところに記載しているか	非該当	

〈概要と総評〉

　SLE に特異的な QOL を、アウトカムとして評価できる LupusPRO の日本語版開発を目的とした研究。尺度開発における信頼性と妥当性の検討の実際が記述されている。

　SLE 患者の QOL 評価は一般的な QOL 尺度では測定できず、日本語で

使用できる SLE に特異的に開発されたものがなかったが、この日本語版 LupusPRO の開発により、そうした課題の克服が可能になった。今後はさまざまな言語の LupusPRO との国際比較による日本の SLE 患者特性が明確になることを期待できる。

　日本語版 LupusPRO は 2017 年に開発され、臨床で実用されているが、クリティークでも明らかになった限界も抱えている。今後は尺度の洗練に向けたさらなる研究が必要である。

〈評者の感想〉

　筆者は SLE 患者と関わる中で、QOL を数値化（定量的評価）することが重要であると考えていた。そこで既存の SLE に特異的な QOL 尺度において、何がどの程度優れているのかをクリティークし、LupusPRO に行き着いた。異文化間の妥当性を検討するため多くのステップをクリアし、尺度の信頼性と妥当性が確保されたときの高揚感は忘れることができない。本尺度は多くの SLE 患者と医療者の支援により開発されたが、改めてクリティークしてみると、開発過程でクリアしていない事柄に気づき、尺度の洗練に必要な課題をとらえることができて有意義であった。

● 引用文献

1) Jolly, M., Pickard, A.S., Block, J.A, et al. Disease-specific patients reported outcome tool for the systemic lupus erythematosus. Seminars in Arthritis and Rheumatism, 42, 56-65, 2012.
2) Sousa, V.D., Rojjanasrirat, W. Translation, adaptation and validation of instruments or scales for use cross-cultural health care research: a clear and user-friendly guideline. Journal of Evaluation in Clinical Practice, 17, 268-274, 2011.

（井上満代）

8. システマティックレビュー

〈クリティーク対象論文〉

「Impact of breastfeeding and/or bottle-feeding on surgical wound dehiscence after cleft lip repair in infants: A systematic review」（乳児における口唇形成術後の創離開に及ぼす、直接授乳とボトル授乳の影響：システマティックレビュー）

〈掲載誌〉

Journal of Cranio-Maxillofacial Surgery, 47(4), 570-577
・雑誌のインパクトファクター：1.942
・論文の被引用回数：1回

〈発表者（主著者）／発表年〉

松中枝理子／2019年

〈抄読する理由〉

本論文はThe Joanna Briggs Institute（JBI）の方法論に基づく量的研究のシステマティックレビュー（SR）であることから、SRの中でも最も一般的なものとして取り上げた。また筆者が初めて執筆した英語論文であり、推敲に推敲を重ねて掲載に至ったが、少し時間をおいて改めてクリティークすることで客観的に振り返り、自身の論文作成能力を向上させたいと考えた。

〈チェックシートを用いたクリティーク〉

使用シート：レビュー（p.276）

	チェック項目	チェック （〇△×）	チェックの理由 _{（記載箇所を示すだけでは NG）}
タイトル	レビューの内容を示したタイトルとなっているか	△	PICO のうち、P（対象者）：乳児、I（介入）：直接授乳もしくはボトル授乳、O（アウトカム）：創離開と明記されていたが、C（比較対照）がタイトル内に明記されていない。
	レビューの種類が明確に記載されているか（※特にシステマティック・レビュー：SR やメタ分析の場合は明記されているか）	〇	タイトル内に、A systematic review と明記されていた。
抄録	雑誌の投稿規定に沿って、研究の要約が簡潔に記載されているか	△	▶序論・目的は抄録内に明記されていた。▶方法について、検索データソースは抄録内に記載されていた。しかし、レビュー対象論文の選定基準は抄録内に明記されていなかった。P（対象者）、I（介入）、O（アウトカム）は目的の箇所から読み取ることはできるが、明記されておらず、C（比較対照）は抄録内で触れられていなかった。レビュー対象論文の評価については、2名のレビュアーで critical appraisal に基づいて評価したと明記されていた。統合方法は記載されていなかった。▶結果について、レビュー対象論文の選定基準を満たした論文は5件であったことが明記されており、本 SR の目的である口唇形成術後に直接授乳もしくはボトル授乳の患児に創離開を認めなかったことが明記されていた。▶限界は抄録内に明記されていなかった。▶結論として、主要結果から介入群と対照群を比較した際、口唇形成術後の授乳方法が創離開に影響する可能性は低いため、口唇形成術後の直接授乳

			とボトル授乳の制限は不必要であることが明記されていた。▶以上のことから、抄録に関して、方法ではレビュー対象論文の選定基準、PICOの明記、統合方法の記載が必要であり、限界も明記される必要があった。しかし、序論と目的は明記されており、目的に即した結果と結論が記載されているため、抄録内容の一貫性は確保できていた。
序論	このトピックについて、すでに知られていることは何か（先行研究で分かっていること、まだわかっていないこと）について記載されているか	○	序論で、口唇口蓋裂の発生頻度、治療方法、口唇口蓋裂に伴う授乳の困難さと授乳方法を提示した上で、本SRのテーマである口唇形成術後の授乳方法について介入群と対照群を明記し、口唇形成術後の授乳方法が国や医療施設によって異なることを記載していた。
	このレビューの必要性が記載されているか	○	口唇形成術後の授乳方法が国や医療施設によって異なることを示し、本SRのテーマに関する先行研究のSRの限界から、本研究の必要性を明記できていた。
	レビューの目的を明確に示せているか（※SRの場合は、さらに対象者、介入、比較対照、アウトカム、研究デザインが明確に特定されているか）	△	レビューの目的には、P（対象者）、I（介入）、O（アウトカム）、研究デザインは明記されているが、C（比較対照）は明記されていなかったため、C（比較対照）をレビューの目的内に明記する必要があった。
方法	レビュー対象論文の選定基準が記載されているか（研究デザインや言語など）	○	「2.1.5.Type of studies」に、レビュー対象論文の研究デザイン、言語、出版年が明記されていた。
	レビュー対象論文を検索するためのソース（CINAHL、MEDLINE、医中誌などのデータベース、その他レビュー対象論文を同定した方法）が記載されているか	○	「2.2.Search strategy」に、PubMed、CINAHL、EMBASE、Cochrane Central Register of Controlled Trials（CETRAL）の4つの検索データソースを利用して2017年に検索し、一般出版されていない文書などであるGray literatureの検索はMednar

			で検索をしたことが明記されていた。
	検索データソースから具体的にどのように検索したのかが記載されているか（使用したシソーラスやキーワード、絞りこみ方法など）	△	「2.2.Search strategy」に使用したシソーラスやキーワードが記載されていたが、絞り込み方法は記載されていなかった。絞り込み方法について、表を用いて SR 内に記載しておくことで、結果の再現性を保つことができるため、本 SR の妥当性がより高まると言える。
	レビュー対象論文の選定プロセスが記載されているか（※SR はこのプロセスが非常に重要である）	○	「2.3.Study selection」に検索データソースで得た論文を本 SR に含めるかどうか2名以上のレビューアーで検討することが明記されていた。さらに「2.4.Assessment of methodological quality」に検索データソースで得た論文の質を評価する方法を明記していた。
	※SR ではレビュー対象論文で取り扱われている変数のリスト、定義、および前提やその単純化したものが記載されているか	○	「2.1.4.Outcomes」にアウトカムの内容、評価方法、評価時期が明記されていた。
	各レビュー対象論文の結果の統合方法が記載されているか（※SR の場合、論文結果を要約している主要な測定結果や統合した方法が記載されているか）	×	各レビュー対象論文の結果の統合方法は記載されていなかった。
	累積したレビュー対象論文間における、統合した結果に影響を与えるバイアス（公表バイアスや選択バイアスなど）のリスクの評価について記述しているか注）	×	累積したレビュー対象論文間における、統合した結果に影響を与えるバイアス（公表バイアスや選択バイアスなど）のリスクの評価について記載されていなかった。
結果	選定された論文の数や除外した論文の数、理由が記載されているか（※SR ではフロー図で明確に除外された論文や選定された論文の数や内容の記述が必要である）	○	選定された論文の数や除外した論文の数、理由が、「3.1.Study inclusion」と Fig.1 に明記されていた。

	選定された論文の特徴が明確に記載されているか	○	選定された論文の特徴について、「3.2.Methodological quality」とTab.1とTab.2に選定された論文の質について明記されていた。「3.5.Characteristics of included studies」とTab.3とTab.4に、選定された論文のサンプルサイズ、介入方法、アウトカムが明記されていた。さらに、選定された論文から抽出されたアウトカムである創離開の発生数の結果はTab.5に記載されていた。
	選定された論文間のバイアスのリスクの評価についての結果が記載されているか	×	選定された論文間のバイアスのリスクの評価についての結果は記載されていなかった。
考察	レビューのメインとなる結果が簡単に要約されているか	○	考察の第1段落に、口唇形成術後の患児に授乳方法による創離開は生じなかったことが明記されており、口唇形成術後の直接授乳とボトル授乳は創部に影響する可能性は低いことが記載していた。
	研究デザイン、アウトカムレベル（バイアスのリスクなど）、およびレビューのレベルにおける限界（論文検索の限界や公表バイアスなど）が記載されているか	△	研究デザインやアウトカムに関しては考察の第5段落に限界が記載されているが、論文検索の限界や公表バイアスに関しては記載されていなかった。
	レビューによる結果（特にSRの場合）が、実践（政策、教育、臨床など）にどのように活用されるべきかについて記載されているか	○	口唇形成術後の患児に授乳方法による創離開は生じなかったことから、口唇形成術後の直接授乳とボトル授乳が創部に影響する可能性は低い。したがって、口唇形成術後の直接授乳とボトル授乳の制限は不要であることが明記されていた。
	レビューの結果の総合的な解釈や今後に必要な研究について記載されているか	○	レビューの結果の総合的な解釈については「5. Conclusions」で口唇形成術後に授乳方法による創離開が生じる可能性は低いこと、口唇形成術後に啼泣やベッドからの転落を予防しながら直接授乳やボトル授乳を実施することで創離開を誘発する可能性は低いことが記

			載されていた。今後に必要な研究については、口唇形成術後の創離開の発生率が極めて低いことを理由に今後の大規模なRCTの実施の必要性はないことが明記されていた。
資金提供者	研究助成などの資金源を記述しており、利益相反の恐れはないか（研究内容に照らし合わせて、研究資金の有無の妥当性も確認する）	○	「Funding」に研究助成などの資金源はないことを明記していた。
	現在の研究のもとになっている大規模研究がある場合、資金のところに記載しているか	非該当	資金のところに、現在の研究のもとになっている大規模研究の有無についての記載はなかったが、現在の研究のもとになっている大規模研究はないので、この項目は本研究をクリティークするうえで非該当であった。

〈概要と総評〉

　本SRから、口唇形成術後の患児に授乳方法による創離開は生じなかったため、口唇形成術後の直接授乳とボトル授乳が創部に影響する可能性は低く、口唇形成術後の直接授乳とボトル授乳の制限は不必要であることが示唆された。

　feasibility（実行可能性）については、口唇形成術前の直接授乳とボトル授乳を手術後も継続するため、実行可能性は十分にある。appropriateness（妥当性）については、レビュー対象論文である5件の論文の質は低く、レビュー対象論文数も少なく、バイアスに関する検討がなされていないため、本SRの妥当性が十分であるとは言い切れない。meaningfulness（有意義性）については、口唇形成術後の直接授乳とボトル授乳の制限という患児やその養育者にとって苦痛を伴うケアに関する検討がなされていることから、本SRの有意義性はある。effectiveness（有効性）については、メタ分析などの統計手法を用いて結果の統合が行われていないが、口唇形成術後の創離開の発生率が極めて低いことを示していることから、本SR

の有効性はあると言える。

〈評者の感想〉
　本SRを執筆した際には、JBIが推奨するSRの方法論に則り、臨床現場で勤務しながら感じていた疑問である、口唇形成術後の直接授乳とボトル授乳の創離開への影響を、客観的なデータから示すことができたと考えていた。しかし、レビューのチェックシートに沿ってクリティークすると、タイトルや抄録にPICOが十分反映されていないこと、SRとして必要な検索式や統合方法の記載がないこと、バイアスに関する検討がなされていないことなどに気づくことができた。
　執筆するにあたり何度も推敲を重ねたが、独りよがりな視点に陥っていたことに気づき、論文を執筆する際にチェックシートを活用できていれば、包括的な視点から論文を推敲することができたと感じる。改めてクリティーク・チェックシートの有用性を実感することができた。

（松中枝理子）

索 引

あとがき

　初版の刊行後、さまざまな立場の方々が本書を購入され、参考にされ
ていることを聞いた。とりわけ実践家の方々からのメッセージは、クリ
ティークを普及させたい筆者らからすると格別に嬉しいものだった。論文
を読むことが苦手な人でも、クリティークを実践すれば自身が研究や臨床
で抱いた疑問の解決にもつなげられる。それは本当に心躍る作業だ。筆者
自身がそのように感じてきたことが、たくさんの人にも体験してもらえて
いるのだろうと思うと感慨深い。

　今回この第2版を出版することができたのは、クリティークの重要性を
多くの研究者や学生、臨床家にわかってもらえた結果だと思う。そう考え
ると、筆者らが目指してきたEBP（evidence-based practice──根拠に
基づく実践）の中でのSDM（shared decision making）が、日常的に浸透
していく日もきっと間近だと楽観的に捉えることができる。

　この新しい版では、継続して行っている文献抄読会での「尺度開発の論
文も読めるようになりたい」という要望に応えることを意識しつつ、EBP
をさらに奨励するため、チェックシートにする研究方法論を増やし、多彩
な研究論文のクリティークに役立ててもらえるように内容を組み立てた。

　本書の刊行にあたっては、短期間にもかかわらず執筆を快諾してくれた
方々に感謝の意を伝えたい。文献抄読会をずっと継続してくれている人も
多く、その貴重な営みを十分に再現できる内容になったと自負している。

　また、当初からクリティークの重要性を十分に理解し、私たちの取り組
みを形にしてくれた日本看護協会出版会の村上陽一朗氏にも、初版に引き
続き多くのご尽力をいただいた。「活字」を通して看護実践に貢献したいと
いう村上氏の情熱には限界がなく、その熱意によってなんとか刊行まで至
ることができた。この場を借りて感謝を伝えたいと思う。

山川みやえ

研究手法別のチェックシートで学ぶ よくわかる看護研究論文のクリティーク 第2版

〈検印省略〉

2014年6月20日　第1版第1刷発行
2019年4月20日　第1版第6刷発行
2020年6月30日　第2版第1刷発行
2022年7月10日　第2版第3刷発行

編著：牧本清子・山川みやえ
発行：株式会社 日本看護協会出版会
　　　〒150-0001 東京都渋谷区神宮前5-8-2 日本看護協会ビル4階
　　　注文・問合せ／書店窓口●tel.0436-23-3271 fax.0436-23-3272
　　　編集●tel.03-5319-7171
　　　website●https://www.jnapc.co.jp
装丁・本文デザイン・DTP：編集部
帯・カバー イラストレーション：谷山彩子
印刷：株式会社 フクイン